G. J. Müller, H.-P. Berlien (Hrsg.)
Fortschritte in der Lasermedizin 18

V. Prapavat
Anwendung der experimentellen Systemanalyse
zur Informationsgewinnung aus Streulicht im Frühstadium
entzündlich-rheumatischer Veränderungen

Prapavat

Anwendung der experimentellen Systemanalyse zur Informationsgewinnung aus Streulicht im Frühstadium entzündlich-rheumatischer Veränderungen

18 Müller · Berlien (Hrsg.)
Fortschritte in der Lasermedizin

Laser- und Medizin-Technologie Berlin

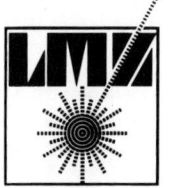

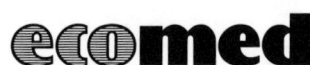

ecomed Umweltinformation

Dieses Buch wurde auf chlor- und säurefrei gebleichtem Papier gedruckt. Unsere Verlagsprodukte bestehen aus umweltfreundlichen und ressourcenschonenden Materialien.

Wir sind bemüht, die Umweltfreundlichkeit unserer Werke im Sinne wenig belastender Herstellverfahren der Ausgangsmaterialien sowie Verwendung ressourcenschonender Rohstoffe und einer umweltverträglichen Entsorgung ständig zu optimieren. Dabei sind wir bestrebt, die Qualität beizubehalten bzw. zu verbessern.

Schreiben Sie uns, wenn Sie hierzu Anregungen oder Fragen haben.

Die Deutsche Bibliothek – CIP-Einheitsaufnahme

Prapavat, Viravuth:
Anwendung der experimentellen Systemanalyse zur Informations-
Gewinnung aus Streulicht im Frühstadium entzündlich-rheumatischer
Veränderungen / Prapavat. – Landsberg : ecomed, 1998
    (Fortschritte in der Lasermedizin ; 18)
    Zugl.: Berlin, Techn. Univ., Diss., 1997
    ISBN 3-609-51440-X

V. Prapavat
Anwendung der experimentellen Systemanalyse zur Informationsgewinnung aus Streulicht im Frühstadium entzündlich-rheumatischer Veränderungen
Dissertation; Technische Universität Berlin (D83)
G. J. Müller, H.-P. Berlien (Hrsg.)
Fortschritte in der Lasermedizin 18

© 1998 ecomed verlagsgesellschaft AG & Co. KG
Rudolf-Diesel-Str. 3, 86899 Landsberg
Telefon 0 81 91/125-0, Telefax 0 81 91/125-292, Internet: http://www.ecomed.de

Druck: Zentrale Universitätsdruckerei der Freien Universität Berlin
Printed in Germany 510 440/398255
ISBN 3-609-51440-X

Vorwort

In den vergangenen 15 Jahren sind die invalidisierenden chronischen Krankheiten zu einem wesentlichen Thema der gesundheits- und sozialpolitischen Diskussion geworden, wodurch vor allem die rheumatischen Krankheiten und Beschwerden des Bewegungsapparates ins Zentrum der Aufmerksamkeit gerückt sind. Wesentliche Voraussetzung für eine erfolgversprechende Therapie derartiger Erkrankungen ist die Sicherstellung eines frühzeitigen Beginns, in dem noch keine irreversiblen Knochen- und Knorpelveränderungen eingetreten sind.

Im Gegensatz zu dieser Forderung einer frühzeitigen Diagnose entzündlich-rheumatischer Gelenkerkrankungen ermöglichen jedoch die routinemäßig eingesetzten diagnostischen Verfahren zumeist nur die Darstellung von weit fortgeschrittenen Prozessen. Die Anwendung alternativer Methoden, wie z.B. der Magnetresonanztomographie, sind aufgrund ihrer Anwendungskosten und -dauer nur vereinzelt möglich. Aus dieser Sicht besteht ein aktueller klinischer Bedarf an neuen einfach zu bedienenden und kostengünstigen Verfahren, deren Signal die Bewertung der frühen funktionellen Veränderungen im Gelenk ermöglicht und die Information zur Überwindung der diagnostischen Lücke liefert.

Das frühe Stadium einer entzündlich-rheumatischen Gelenkerkrankung ist im wesentlichen durch eine aggressive Wucherung der Kapselinnenhaut und eine Eintrübung der Gelenkflüssigkeit gekennzeichnet. Im Rahmen dieser Arbeit wird zu Beginn experimentell bewiesen, daß diese pathologisch bedingten Änderungen im Gelenk zu einer meßbaren Abweichung der optischen Eigenschaften führen. Auf der Basis dieser Erkenntnis hat der Autor in hervorragender Weise die Grundlagen für ein Diagnoseverfahren erarbeitet, das dem Arzt erstmals ein einfaches, in der Routine einsetzbares Verfahren zur Identifikation einer frühen entzündlich-rheumatischen Gelenkerkrankung in die Hand geben wird. Anhand der Erzeugung und Bewertung der charakteristischen Streulichtverteilungen wird ein Durchleuchtungssystem und Bewertungsmodell entwickelt, das die gewebeoptischen Veränderungen bei einer entzündlich-rheumatischen Erkrankung nutzt, um eine frühe Zustandsbewertung durchführen zu können.

Berlin, im Februar 1998

Die Herausgeber

Inhalt

1 Einleitung

In den vergangenen 15 Jahren sind die invalidisierenden chronischen Krankheiten zu einem wesentlichen Thema der gesundheits- und sozialpolitischen Diskussion geworden. Damit sind auch und vor allem die rheumatischen Krankheiten und Beschwerden des Bewegungsapparates ins Zentrum der Aufmerksamkeit gerückt. Entzündlich-rheumatische Krankheiten machen innerhalb der Gruppe der Krankheiten der Bewegungsorgane zwar zahlenmäßig nur einen kleinen Teil aus (unter 2%), sind jedoch bei den Kosten der Langzeittherapie und bei dem vorzeitigen Ausscheiden aus dem Erwerbsleben von großer Bedeutung. So müssen etwa ein Drittel der Patienten mit **rheumatoider Arthritis** (RA), dem häufigsten Vertreter entzündlich-rheumatischer Erkrankungen, bereits innerhalb der ersten beiden Jahre der Krankheit ihre Berufstätigkeit aufgeben [RASPE/92, CORBETT/93]. Schon aus dieser Sicht gewinnen frühzeitige Diagnostikverfahren und Therapieverlaufskontrollen ständig an Bedeutung.

Die konventionelle Diagnose der rheumatoiden Arthritis beinhaltet im wesentlichen die Anamnese und den klinischen Befund, der sich aus der Berücksichtigung von Art und Lokalisation der Gelenkveränderungen zusammensetzt. Zusätzlich werden Labor- und Röntgenbefunde herangezogen [HETTENKOFER/89]. Aus therapeutischer Sicht sind insbesondere die frühen klinischen Phasen der Erkrankung von Interesse, da zu diesem Zeitpunkt noch keine irreversiblen Knochen- und Knorpelveränderungen eingetreten sind [HARRIS/90]. Der Beginn einer Therapie in diesem frühen Krankheitsabschnitt erhöht signifikant die Wahrscheinlichkeit, das Fortschreiten der Krankheit (Progression) zu verzögern, so daß eine Funktionseinschränkung des Bewegungsapparates vermieden werden kann [SHARP/91].

⇒ Das Einleiten einer Therapie zum frühstmöglichen Zeitpunkt erfordert eine *frühzeitige* Zustandsbewertung und Diagnose.

Dies ist aufgrund der Klinik der rheumatoiden Arthritis mit den konventionell eingesetzten diagnostischen Verfahren jedoch nicht oder nur mit geringer Aussagekraft möglich, da z.B. der Röntgenkontrast gerade erst bei Knochen- und Knorpelveränderungen erhöht ist. Hier fehlt es an Markern, welche die Progression und Aggressivität der Erkrankung anzeigen [BOERS/95]. Zunehmend wird heute auf die sehr aufwendige und teure Kernspintomographie in Verbindung mit Kontrastmitteln zurückgegriffen, die aber keine Alternative für ein therapiekontrollierendes Verfahren darstellen kann. In der Medizin besteht deshalb der akute Bedarf einer methodisch-apparatetechnischen Lösung, dessen Signal sensitiv auf frühe entzündlich-rheumatische Veränderungen reagiert und die Information zur Überwindung der diagnostischen Lücke liefert.

Aus diesem Grund wird im Rahmen dieser Arbeit ein Verfahren entwickelt, das auf der Basis der Erzeugung und Bewertung von systemcharakterisierenden Streulichtverteilungen die **gewebeoptischen** Veränderungen bei einer entzündlich-rheumatischen Erkrankung nutzt, um eine frühzeitige Zustandsbewertung durchführen zu können. Es wird ein an die RA-Diagnose angepaßtes **Durchleuchtungssystem** und **Bewertungsmodell** entwickelt, das dem Arzt diagnostisch verwertbare Informationen liefert. Da sich die Symptome der zu bewertenden rheumatoiden Arthritis vor allem an den Fingergelenken (ca. 80%) manifestieren [GORDON/94], erfolgen die experimentellen Untersuchungen an Fingergelenken und Gelenkmodellen.

1.1 Stand der Forschung

Noch heute ist das Röntgen das in der klinischen Routine am weitesten verbreitete bildgebende Verfahren zur Zustandsbewertung entzündlich-rheumatischer Gelenkveränderungen. Betrachtet man jedoch die pathophysiologischen Stadien der rheumatoiden Arthritis (s. Tab. 2.1-5, S. 13), so stellt man fest, daß der radiologische Befund nur der resultierende Effekt eines weit fortgeschrittenen Prozesses ist [HARRIS/90, SHARP/95, BOERS/95, MULHERIN/96]. Die früheren Stadien, die in einer entzündlichen Reaktion eine Veränderung der Gelenkflüssigkeit und eine aggressive Wucherung der Kapselinnenhaut (**Synovialis**) verursachen, können nicht diagnostiziert werden. Aus diesem Grund konzentriert sich die medizinische Forschung darauf, neue Methoden zu entwickeln oder bestehende Verfahren zu modifizieren, um eine frühere Diagnose durchführen und die Prognose der Erkrankung bewerten zu können.

Die bestehenden Ansätze befassen sich vorwiegend mit bildgebenden Verfahren, wobei die Schwerpunkte im Bereich der Kernspintomographie [TERRIER/83], der Sonographie und der Szintigraphie [JAMAR/95, DE BOIS/95] liegen.
Die Anwendung der Kernspintomographie, die zur Zeit zu den vielversprechendsten Ergebnissen führt, ermöglicht die Darstellung des entzündeten Volumens der Synovialis, in dem spezielle kontrastverstärkende Substanzen injiziert werden. Dynamische Meßsequenzen erlauben zudem eine Beurteilung des akuten Entzündungsprozesses [YANAGAWA/93, JEVTIC/95, BORAH/95, LEHTINNEN/96, LEITCH/96, OSTERGAARD/96, PIERRE-JEROME/97]. Aus Sicht eines routinemäßigen Einsatzes, insbesondere bei der therapeutischen Verlaufskontrolle, sind der Anwendung des Verfahrens jedoch Grenzen gesetzt.

Eine weitere Entwicklung stellt die Sonographie dar, die zur Bewertung von entzündlichen Veränderungen an großen Gelenken angewandt wird [SATTLER/94, FIOCCO/96, NEWMAN/96]. Ein diagnostischer Gewinn bei der Untersuchung der kleinen Gelenke der Hand ist jedoch umstritten [SELL/92, LUND/95, LEHTINNEN/96]. Das Problem der Sonographie besteht darin, daß aufgrund der akustischen Eigenschaften des biologischen Gewebes und der Erfassung von Echosignalen nur Grenzschichten und keine Volumeninformationen dargestellt werden können. Das eigentliche Bewertungssignal ist die Dicke der Synovialis, die zwar ein Maß für den Prozeß der RA sein kann, jedoch keine Aussage über deren akuten funktionellen Zustand ermöglicht.

Eine gänzlich andere Informationsquelle steht mit der Bewertung **gewebeoptischer** Veränderungen zur Verfügung.
Schon seit dem Altertum wird versucht mit Hilfe von Licht Informationen über das Innere des menschlichen Körpers zu erhalten. Zu Beginn wurden die zu untersuchenden Körperteile einfach mit dem Licht einer Fackel oder einer Lampe durchleuchtet und das durchscheinende Abbild begutachtet. Die diagnostische Aussagekraft dieser "Bilder" war jedoch immer begrenzt, da wegen der lichtabsorbierenden und lichtstreuenden Eigenschaften des biologischen Gewebes nur oberflächennahe oder stark absorbierende Veränderungen dargestellt werden konnten [CUTLER/28 U. 31, OHLSEN/80]. Eine breite Anwendung lichtoptischer Verfahren gelang seitdem nicht, da einerseits die zur Signalanalyse notwendige Kenntnis über die Lichtausbreitung im biologischen Gewebe fehlte und andererseits der rasante Fortschritt im Bereich der bildgebenden Diagnostik mit ionisierender Strahlung, Ultraschall und Magnetresonanz einsetzte [ROENTGEN/1895, HOUNSFIELD/73, AMBROSE/73, LEDLEY/74, WILD/50, KRAUSE/67, ABRAGAM/61]. Erst in den achtziger Jahren führte die Entwicklung mathematischer Modelle zur Beschreibung und

Berechnung der Lichtausbreitung in biologischem Gewebe [KUBELKA/31 U. 48, ISHIMARU/78, WILSON/83, STAR/88] in Verbindung mit verbesserter Meßtechnik zu einer Wiederentdeckung lichtoptischer Verfahren für den Bereich der medizinischen Therapie [BERLIEN/89, MÜLLER/95] und Diagnostik [BEUTHAN/79U83, MÜLLER/93].

Im Bereich der Diagnostik entstand u.a. der Forschungsschwerpunkt der **Optischen Tomographie**, deren Bezeichnung aus der ursprünglichen Zielsetzung entstand, mit Licht verborgene Strukturen im Inneren des Körpers abbilden zu können, wie es von Röntgenverfahren bekannt ist. Die Lichtausbreitung im biologischem Gewebe ist jedoch neben der *Absorption* hauptsächlich durch eine starke *Streuung* bestimmt. Zu Beginn konzentrierte man sich auf die Realisierung einer ausschließlich morphologisch orientierten Bildgebung. Es wurden zeit- und frequenzaufgelöste Verfahren entwickelt, die auf der Reduzierung der vermeintlichen Störung Streuung basierten und die die Rekonstruktion absorptionsgewichteter Daten vorschlugen. Man erkannte jedoch bald, daß Verfahren, die ausschließlich nicht oder nur gering gestreute Photonen oder die Kohärenzeigenschaft des Laserlichtes zur Auswertung nutzten, nicht nur extreme apparative und finanzielle Anforderungen aufwiesen, sondern auch die gestellten Ziele bzgl. der klinisch erforderlichen Sensitivität, insbesondere bei dicken Gewebeschichten (> 5mm) nicht erreichten. Eine Modifikation der Signalbedeutung bei lichtoptischen Verfahren war erforderlich, da verbesserte Möglichkeiten der Bestimmung gewebeoptischer Eigenschaften [z.B. SCHRÖDER/91, ROGGAN/93U95U97] zeigten, daß pathologische (krankhafte) Veränderungen im Gewebe vielfach zu einer verstärkten Änderung der Streueigenschaften anstatt der Absorption führten. Man stellte fest, daß der Stoffwechsel einen entscheidenden Einfluß auf die Gewebeoptik besitzt und daß diese somit Informationen über den **funktionellen Zustand** des biologischen Systems beinhaltet [MASTERS/93, FERRARI/93]. Aus dieser Sicht bietet sich die Wechselwirkung von Licht mit biologischem Gewebe als diagnostische Informationsquelle zur Bewertung früher entzündlich-rheumatischer Erkrankungen an.

Aus dieser neuen Erkenntnis heraus stellte sich die Frage, wie diese Information unter Berücksichtigung der Streuveränderungen zweckmäßig extrahiert und für diagnostische und therapieunterstützende Zwecke genutzt werden kann. Einige Arbeitsgruppen versuchen, die Information durch analytische Lösungsansätze des sogenannten „*inversen Problems*" zu extrahieren [z.B. ARRIDGE/93, MODEL/95A,B]. Sie beinhaltet die Rekonstruktion der unbekannten optischen Verhältnisse im untersuchten Gewebe aus der Messung der örtlichen oder zeitlichen Photonenverteilung, d.h. einer unmittelbaren Korrelation von Bildinformation und gewebeoptischen Daten. Bevor das inverse Problem angegangen werden kann, ist jedoch das vollständige Verständnis des Vorwärtsproblems notwendig, in dem die Photonenverteilung bei bekannten optischen und geometrischen Parametern berechnet wird. Der Nachteil eines derartig umfassenden und komplexen Lösungsansatzes zeigt sich bereits in aktuellen Arbeiten. Die extreme Rechendauer, die Schwierigkeiten der exakten Anpassung von Randbedingungen sowie der hohe Kostenaufwand apparativer Systeme verhinderten bislang die Entwicklung klinisch einsetzbarer Geräte.

Aus Sicht einer zeit- und kosteneffizienten Informationsgewinnung stellt sich demnach die Frage, ob eine detaillierte Kenntnis der lokalen optischen Verhältnisse für eine diagnostische Bewertung überhaupt notwendig ist. Reicht es für bestimmte medizinische Anwendungsfälle nicht aus, ein Signal zu erzeugen, das den Zustand des zu bewertenden biologischen Systems *charakterisiert* und dem Arzt diagnostisch verwertbare Informationen über *zustandsabhängige* Signale oder Parameter zur Verfügung stellt?

Eine Form dieser Diagnose sind diaphanoskopische Verfahren (Durchleuchtung) die heute in Anwendungsfällen der Augenheilkunde [REIM/93], der Urologie und der Hals-Nasen-Ohren-Heilkunde [BEUTHAN/76, PRAPAVAT/93, LINNARZ/95] eingesetzt werden. Bei diesen Verfahren wird das zu untersuchende biologische System mit kontinuierlich strahlendem (cw: continues wave) Licht bestimmter Wellenlänge durchleuchtet und das austretende gestreute Abbild gemessen. Eine pathologische Veränderung, z.B. entzündlicher oder funktionaler Art, führt zu einer Abweichung der Lichtausbreitung in dem System und resultiert in einer detektierbaren Änderung des Meßsignals. Die Abweichung reicht für eine diagnostisch verwertbare Zustandsbewertung, insbesondere bei einer Therapiekontrolle, aus.

1.2 Einordnung der Arbeit und Inhaltsübersicht

Ziel dieser Arbeit ist die Entwicklung eines lichtoptischen Durchleuchtungs- und Bewertungsverfahrens zur frühzeitigen Diagnose entzündlich-rheumatischer Veränderungen am Finger auf der Basis einer Informationsextraktion aus Streulicht unter Anwendung der experimentellen Systemanalyse. Die Arbeit orientiert sich am aktuellen medizinischen Bedarf neuer Verfahren, mit denen eine Zustandsaussage über frühe entzündlich-rheumatische Veränderungen getroffen werden kann.

Die Erstellung eines lichtoptischen Diagnosesystems gliedert sich in vier unterschiedliche Abschnitte (s. Abb. 1.2-1).

I. Durchleuchtungssystem

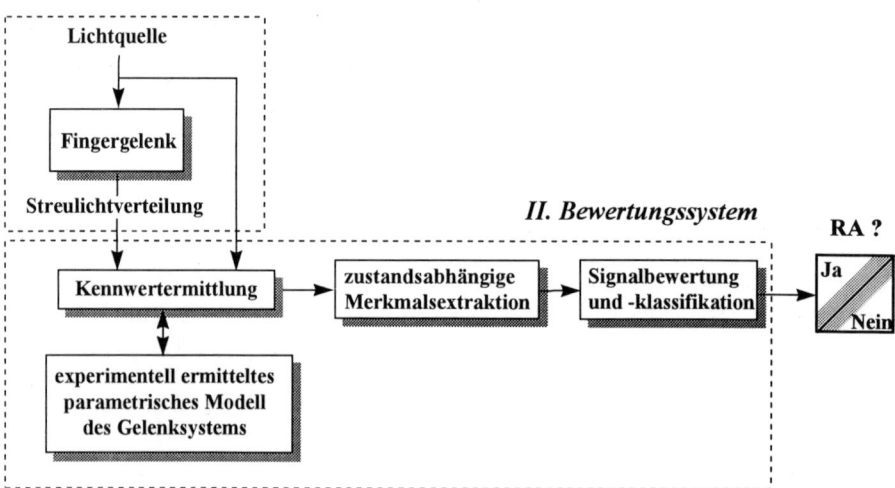

Abb. 1.2-1: Ansatz zur Entwicklung einer methodisch-apparatetechnischen Lösung zum Nachweis von frühen entzündlich-rheumatischen Veränderungen. I: Durchleuchtungssystem; II: Bewertungssystem auf der Basis der experimentellen Systemtheorie

1. Die Grundvoraussetzung für die Konzeption eines diagnostischen und therapieunterstützenden Verfahrens auf der Basis von Licht ist die Kenntnis der optischen Verhältnisse im gesunden und frühen rheumatoid arthritischen Fall. Sie werden quantitativ durch Messung der
   optischen Gewebeparameter bestimmt. Diese Ergebnisse werden in Verbindung mit anatomischen und pathophysiologischen Erkenntnissen dazu verwendet, die Zustände (frühe RA
   und gesund) in Form eines experimentellen *RA-Gelenkmodells* zu simulieren.

2. Auf der Basis der Erkenntnisse anatomischer und pathophysiologischer Veränderungen der
   Theorie der Lichtausbreitung sowie bisheriger technischer lichtoptischer Verfahren, erfolgt
   die Konzeption und Entwicklung eines speziell für die RA-Zustandsbewertung angepaßten
   Durchleuchtungssystems. Die Aufgabe des Durchleuchtungssystems ist es, sicherzustellen,
   daß im meßbaren Streulicht die diagnostisch verwertbaren Informationen vorhanden sind.

3. Die Extraktion der diagnostisch verwertbaren Informationen aus dem Streulicht erfolgt unter Anwendung von Methoden der experimentellen Systemanalyse. Ausgehend von einem
   nichtparametrischen Ein-Ausgangsmodells des Gelenksystems erfolgt eine zustandsabhängige Signalbewertung von Kennwerten der Streulichtverteilung in Abhängigkeit von pathologisch und nicht pathologisch verursachten optischen Änderungen. Die zustandsabhängige
   Merkmalsextraktion   erfolgt   anhand   experimenteller   Untersuchungen   am   RA-
   Gelenkphantom (*in vitro*) sowie anhand einer Patientenstudie (*in vivo*).

4. Um die Informationen anhand von extrahierten Verteilungsmerkmalen für eine diagnostische und therapieunterstützende Bewertung nutzbar zu machen, erfolgt die Formulierung
   einer Klassifikationsvorschrift auf der Basis eines Merkmalsvektors. Es wird die jeweilige
   diagnostische und therapieunterstützende Aussagefähigkeit bewertet. Desweiteren erfolgt
   die Überführung der nichtparametrischen Streulichtverteilung in ein parametrisches Modell.
   In einem Äquivalenzvergleich wird die Abhängigkeit der Koeffizienten des parametrischen
   Modells von den optischen Eigenschaften ermittelt.

2 Experimentelle und theoretische Voraussetzungen

2.1 Eigenschaften des Gelenksystems

2.1.1 Anatomie und Physiologie der Hand und des Gelenkaufbaus

Die Hand gliedert sich in die Handwurzel (Carpus), die Mittelhand (Metacarpus) und die Finger (Digiti). Die Fingerknochen sind kurze Röhrenknochen. Die Finger II - V besitzen jeweils ein Grund-, Mittel- und Endglied (Abb. 2.1-1).

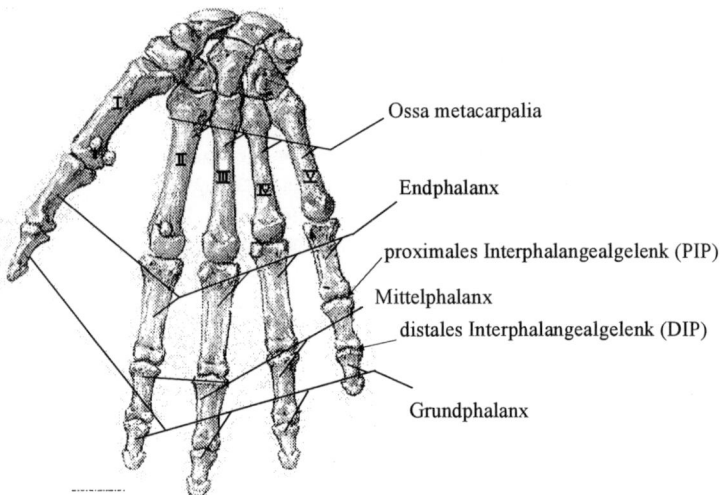

Abb. 2.1-1: Skelett der rechten Hand (Ansicht von palmar) [Netter/87]

Die Fingergrundgelenke lassen sich als Kugelgelenke (3 Freiheitsgrade) mit eingeschränktem Bewegungsspielraum kennzeichnen. Die Mittel- und Endgelenke der Finger (Interphalangealgelenke) sind reine Scharniergelenke (1 Freiheitsgrad), die eine Bewegung um eine Achse im Sinne einer Beugung und Streckung ermöglichen.

- Feinbau der Gelenke

Das charakteristische Merkmal dieser Gelenke ist das Vorhandensein eines flüssigkeitsgefüllten kapillaren Gelenkspaltes, der die Voraussetzung für gute gegenseitige Beweglichkeit der Knochen ist (s. Abb. 2.1-3).

Die Gelenkflächen besitzen einen Knorpelüberzug aus hyalinem Knorpelgewebe (Abb. 2.1-2). Dieser ist unterschiedlich stark und oft auch in den verschiedenen Arealen einer Gelenkfläche ungleich dick. Bei den Fingergelenken beträgt diese im Mittel ca. 0.2mm. Am mächtigsten ist er dort, wo eine starke Schub- und Druckbelastung auftritt. Der Gelenkknorpel sorgt durch eine glatte Oberfläche für eine Herabsetzung der Reibung. Er verteilt den Gelenkdruck auf das unterlagernde Knochengewebe, wobei die Knorpelflächen reversibel deformiert werden.

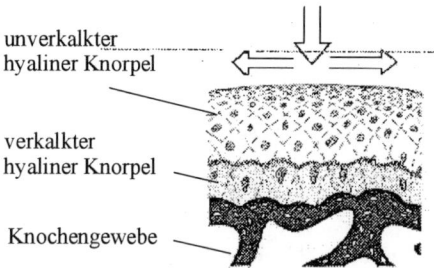

unverkalkter
hyaliner Knorpel

verkalkter
hyaliner Knorpel

Knochengewebe

Abb. 2.1-2: Hyaliner Gelenkflächenknorpel. Die Pfeile geben die Richtung der möglichen Krafteinwirkungen an [SCHIEBLER/87].

Der Gelenkknorpel enthält kollagene Fibrillen und vereinzelt elastische Netze. Da er keine Gefäße besitzt, wird er nicht direkt über eine Blutversorgung ernährt. Die Versorgung erfolgt ausschließlich durch Diffusion aus der Synovia. Da das Regenerationsvermögen des Gelenkknorpels gering ist, neigt er im Alter zur Degeneration [FRICK/87]. Die Elastizität des Gelenkknorpels nimmt im Alter ab, und es kann zu schweren degenerativen Veränderungen kommen. Der Gelenkknorpel ist mit dem Knochen durch eine verkalkte Knorpelzone verbunden, die im Gegensatz zum unverkalkten Knorpel einen Röntgenkontrast besitzt.

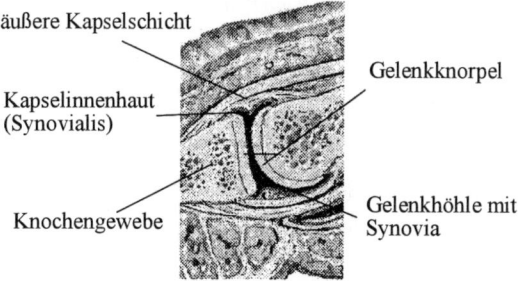

äußere Kapselschicht

Kapselinnenhaut
(Synovialis)

Knochengewebe

Gelenkknorpel

Gelenkhöhle mit
Synovia

Abb. 2.1-3: Darstellung einer Fingergelenkes (distales Interphalangealgelenk - DIP) im Schnitt [NETTER/87]

Das Gelenk wird durch eine Gelenkkapsel allseitig dicht abgeschlossen. Sie besteht aus einer äußeren Faserschicht (*Membrana fibrosa*) und einer an den Gelenkspalt grenzenden Gelenkinnenhaut (*Membrana synovialis*) (s. Abb. 2.1-3).

Die Membrana fibrosa besteht aus kollagenen Fibrillenbündeln und enthält zahlreiche schmerz-
aufnehmende Nervenfasern sowie Sinnesorgane, die über die Gelenkstellung informieren. Sie
wird an beanspruchten Stellen durch Gelenkbänder verstärkt, die die richtige Bewegungsrich-
tung sichern und die Gelenkbewegungen begrenzen. Die **Synovialis** besteht aus zellreichem
Bindegewebe und ist faserärmer als die Außenschicht. Gebietsweise enthält sie Fettzellen und
ist nerven- und gefäßreich. Zur Gelenkhöhle hin verdichten sich die Bindegewebszellen und
bilden einen epithelartigen Verband, der durch Faltenbildung tief in das Innere der Gelenkhöhle
reichen kann. Im Gegensatz zu der Membrana fibrosa besitzt die Gelenkinnenhaut zwei Zellty-
pen. Beide Zellarten synthetisieren Hyaluronsäure und Proteine, die in die Gelenkhöhle als eine
durchsichtige, farblose, viskose Flüssigkeit, die **Synovia** (Gelenkflüssigkeit), abgesondert werden. Sie ist reich an Hyaluronsäure und sorgt für die Herabsetzung der Reibung an den Gelenkflächen und für die Ernährung des Gelenkknorpels [STAUBESAND/80, TITTEL/90].

- Synovia (Gelenkflüssigkeit)

Sie enthält neben Fetttropfen, abgeschilferten Zellen und Zelltrümmern auch in wechselnder
Menge abgerissene Zotten. Chemisch handelt es sich um ein Blutplasmadialysat, das zusätzlich
noch etwa 1-2% von den Synovialzellen ausgeschiedene polymerisierte Hyaluronsäure enthält,
die vornehmlich für die Viskosität bestimmend ist. In der Tab. 2.1-1 sind die Normalwerte der
Synovialflüssigkeit dargestellt.

Tab. 2.1-1:   Normalwerte der Synovialflüssigkeit [HETTENKOFER/89, PLENERT/79, GREI-
LING/79, HAMERMAN/58, SCHUMACHER/89, FREEMOUNT/91, PFISTER/89]

Parameter	Normalwerte
Aussehen, Farbe	strohgelb
Trübung	klar
Volumen in ml (Kniegelenk)	< 3,5 (0,3-3,5)
Viskosität (Fadenrißlänge)	> 3cm
Leukozyten pro µl	100-200
(davon) Granulozyten in %	ca. 75
Proteine in g/l	10-20
Harnstoff in mg/l	150
Harnsäure in mg/l	30-70
pH-Wert	7,4

2.1.2 Pathologie der rheumatoiden Arthritis (RA)

Unter dem Oberbegriff „Rheuma" werden eine Vielzahl unterschiedlicher Erkrankungen zusammengefaßt, die vor allem den Bewegungsapparat betreffen. Schmerz und Funktionsstörun-
gen des Bewegungsapparates zeigen sich primär im Bereich der Gelenke, aber auch an Sehnen,
Muskeln, Nerven und Gefäßen. Häufig handelt es sich um eine Systemerkrankung des Bindegewebes oder um Stoffwechselstörungen. In der Rheumatologie findet man verschiedene Klas-
sifikationen. Nach z.B. THEWS lassen sich folgende Hauptgruppen der rheumatischen Erkran-

kungen unterscheiden. Tab. 2.1-2 faßt die wesentlichen Erkrankungen der jeweiligen Gruppen zusammen.

Tab. 2.1-2:   Übersicht rheumatischer Erkrankungen [THEWS/91]

Entzündlich-rheumatische Erkrankungen (ca. 20%)	Degenerative-rheumatische Erkrankungen (ca. 40%)	Extraartikuläre-rheumatische Erkrankungen (ca. 40%)

• Rheumatoide Arthritis (RA)
 • Rheumatisches Fieber
 • Spondylitis ankylosans
 • Pararheumatische Erkrankungen, z.B.:
   – Kristallsynovitiden (Gicht u. Chondrokalzinose
   – Lupus erythematodes
 • Infektarthritiden
	• Arthrosis deformans
	 • Degenerative Veränderungen der Wirbelsäule
	 • Chondrosen, z.B.:
	   – Osteochondrosen
	   – Spondylosen
	   – Spondylarthrosen
		• Muskelrheumatismus
		 • Bursitis
		 • Tendinitis und Tendovaginitis
		 • Panniculitis

Die **rheumatoide Arthritis** (RA) stellt die häufigste entzündliche Systemerkrankung des Bindegewebes dar. Die Symptome manifestieren sich vor allem an den Gelenken und dort zu 80% an den Fingergelenken. Die Krankheitsursache der RA ist noch nicht vollständig geklärt. Nach bisherigem Wissensstand handelt es sich um eine Autoimmunerkrankung, als dessen Auslöser die immunologische Verarbeitung einer unbekannten Noxe (Ursache) (eventuell Bakterien, Viren, möglicherweise eine Permeabilitätsstörung oder mechanische Zellschädigung) vermutet wird. Die unbekannte Noxe bewirkt eine entzündliche Reaktion in der Kapselinnenhaut, die zu einer Antigenfreisetzung führt und damit das hormonale und zelluläre Abwehrsystem aktiviert. Unter dem Einfluß des Entzündungsprozesses beginnt das Synovialgewebe zu wuchern und wird ebenso wie die Knorpeloberfläche mit Fibrin überzogen. Es bildet sich ein zottenförmiges Granulationsgewebe, das man als **Pannus** bezeichnet. Lysosomale Enzyme zerstören die Knorpelschicht, so daß in späteren Stadien die knorpelfreien Gelenkflächen miteinander verschmelzen. Weitere Folgen sind herdförmige Knochenzerstörung und Schrumpfung der Gelenkkapsel durch Narbenbildung [MENNIGER/83, HERMANN/85]. Der klinische Verlauf kann z.B. nach STEINBROCKER in vier Stadien eingeteilt werden:

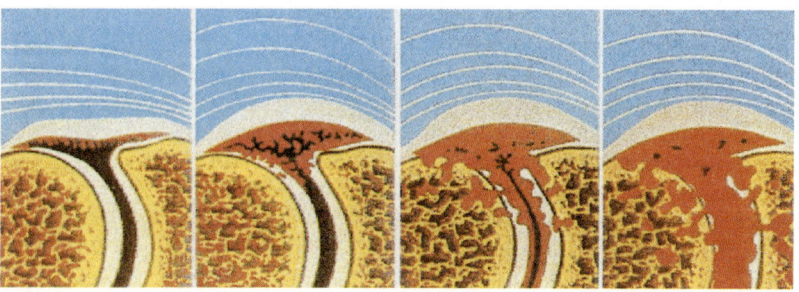

Abb. 2.1-4:   Darstellung   der   vier   Stadien   der   entzündlichen   Erkrankungen [STEINBROCKER/49]

- *Stadium I:*

Die Entzündung der Kapselhaut bewirkt eine Veränderung der Permeabilität der Synovialis, wodurch vermehrt Flüssigkeit und größere Zellen in den Gelenkspalt eindringen können. Die Synovia trübt sich, und die Gelenkkapsel schwillt an. Aus diesem Grund sind für das Anfangsstadium meist Schwellungen der kleinen und mittleren Gelenke mit schmerzhafter Bewegungshinderung typisch. Besonders häufig werden die Fingergrundgelenke und Fingermittelgelenke befallen.

- *Stadium II:*

Infolge einer vermehrten Bindegewebsproliferation entsteht ein aggressives Bindegewebe der Synovialis, der sogenannte Pannus (s. Abb. 2.1-5), das sich innerhalb des Kapselraumes sowie der Gelenkflächen ausbreitet. Dieser *röntgenologisch nicht erkennbare* Vorgang charakterisiert im eigentlichen Sinne eine rheumatoide Arthritis, da das Pannusgewebe die Folgeschäden am Gelenk verursacht. In diesem Stadium ist die Funktion der Gelenke jedoch erst geringfügig eingeschränkt, so daß eine frühzeitige Therapie eine Behinderung verzögern oder sogar verhindern kann, falls eine gesicherte Diagnose zu diesem Zeitpunkt möglich ist

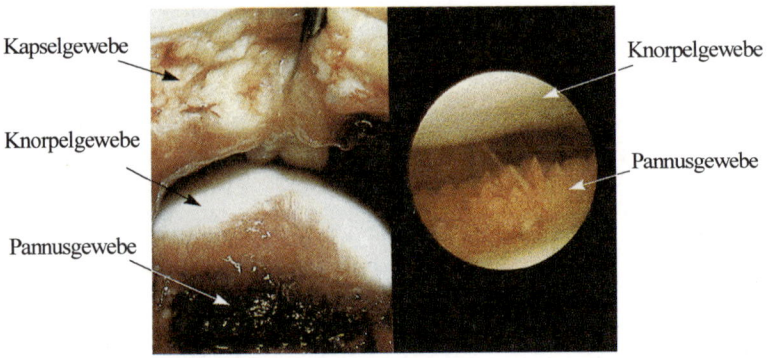

Kapselgewebe

Knorpelgewebe

Knorpelgewebe

Pannusgewebe

Pannusgewebe

Abb. 2.1-5:   Stark proliferierendes Bindegewebe der Synovialis (Pannus) breitet sich im Gelenkraum aus und beginnt, Knorpelflächen zu überwuchern [HETTENKOFER/89 UND WESSINGHAGE/86] .

- *Stadium III:*

Es tritt eine zunehmende Knorpel- und Knochendestruktion infolge der Ausbreitung des aggressiven Pannus ein. Der Entzündungsprozeß kann zwar lokal zum Stillstand kommen, mündet aber schließlich in eine sekundäre Arthrose, die weitere Zerstörungen durch die entstandene Gelenkinkongruenz und Gelenkfehlstellung zur Folge hat. Der Muskelschwund nimmt zu. Man findet ausgeprägte Gelenkschwellungen, Gelenkdeformationen mit Achsenabweichungen und Subluxationen (unvollständige Verrenkung).

- *Stadium IV:*

Im fortschreitenden Stadium manifestieren sich fibröse und knöcherne Ankylosen (vollständige Gelenkversteifungen). Da es sich bei der RA um eine Systemerkrankung des Bindegewebes handelt, können Begleiterkrankungen, die die Eingeweide betreffen, auftreten.

In den letzten Jahren hat sich die Bedeutung der frühen pathophysiologischen Stadien immer weiter erhöht und sich in deren Definitionen auf die Veränderungen im Pannusgewebes verlagert. So untergliedert HARRIS den entscheidenden Verlauf der RA in fünf Stadien, die klinisch den Stadien I bis III nach STEINBROCKER entsprechen [HARRIS/90].

Die Art der Veränderungen am Gelenksystem, d.h. an Synovia, Knorpel, Knochen und Kapsel, lassen eine Wirkung auf die jeweiligen optischen Eigenschaften erwarten. In Tab. 2.1-3 sind die pathologisch induzierten Veränderungen zusammengefaßt, bei denen eine optisch relevante Wirkung angenommen werden kann.

Tab. 2.1-3:   Veränderungen im Gelenksystem bestehend aus Synovia, Kapsel, Knorpel und Knochen bei einer RA, die zu optischen Veränderungen führen können.

Gewebsabschnitt	gesunder Zustand	rheumatoide Arthritis	Stadium
Synovia			
Aussehen, Farbe	strohgelb, klar	graugelb-eitrig	I
Volumen im Gelenk in ml	< 3,5	>> 3,5	I + II
Leukozytenzahl pro µl	100 - 200	>>1000 - 100 000	I + II
Anteil an Granulozyten	ca. 75%	ca. 85%	I + II
Proteine in g/l	10 - 20	30 - 60	I + II
Kapsel			
Oberfläche	eben, glatt	Auffaserung an den Rändern	I
Synovialis	dünn	starke Wucherungen, Pannus	II
Anzahl der Zellen	normal	Proliferation der Deckschicht	II
Anzahl der Plasmazellen	normal	>> normal	I + II
Knorpel			
Dicke	0,2 mm	<< 0,2 mm	III
Oberfläche	glatt	rauh, tiefe Einrisse	III + IV
Knochen			
Struktur	normal	An- und Umbauvorgänge	III
Oberfläche	Knorpelüberzug, geschlossen	Knochenglatze	III + IV
Spalt	mit Flüssigkeit überzogen	Verknöcherung der Gelenke	IV

Grundsätzlich haben die pathologischen Veränderungen im Gelenk, speziell in der Synovialflüssigkeit eine Zellproliferation zur Folge. Dabei ist entscheidend, in welcher Form und in welchem Umfang die Zellproliferation erfolgt. Bei allen drei genannten rheumatischen Erkrankungen liegt eine Vermehrung der Leukozytenzahl vor (normal: 100-200; krank: >1000). Eine Vermehrung der Zellen in der Synovialflüssigkeit und im Gelenk bedeutet eine Veränderung des optischen Streuverhaltens. Dadurch ist auch die Färbung und Trübung der Synovialflüssigkeit zu erklären [THUMB/85, MOHAMED-ALI/91, DAHLBERG/92, SHMERLING/90].
Im Vergleich zu den anderen Bestandteilen der Synovialflüssigkeit sind die Leukozyten am größten (7 bis 20 µm). Das bedeutet, daß bei einer pathologischen Veränderung das Streuver-

halten wesentlich von den Leukozytenanzahl abhängt. Auch die strukturellen Veränderungen, wie die Wucherung des Synovialgewebes bis hin zu der Entstehung von Pannusgewebe, die Verkleinerung des Gelenkspaltes und die zunehmende Verknöcherung ergeben starke Abweichungen des Streuverhaltens. Synovia und Synovialis sind proliferierende Gewebe, bei denen es während eines Entzündungsvorganges zu einer starken Vermehrung der Zellen kommt. Daher ist bei diesen Geweben im Falle einer Entzündung eine Erhöhung der Absorptions- und Streueigenschaft zu vermuten.

Tab. 2.1-4:   Anhand der Ausgangsanalyse angenommene optischen Änderungen in Form der Absorption und Streuung der beteiligten Gelenkkomponenten im Vergleich zwischen gesundem und entzündlich-rheumatischen Fall

	Streueigenschaften	**Absorptionseigenschaften**
Synovia	sehr stark erhöht	sehr stark erhöht
Kapsel	sehr stark erhöht	sehr stark erhöht
Knorpel	konstant	konstant
Knochen	konstant	konstant

2.1.3 Diagnostische Verfahren und Therapie der RA

- *Klinische Befunderhebung*

Die klinische Untersuchung von Rheumapatienten gliedert sich in die allgemeine internistische Befunderhebung und in die Untersuchung und die Funktionsprüfung des Bewegungsapparates. Die internistische Befunderhebung umfaßt u.a. die Inspektion der Haut, Schleimhäute und Augen, aber auch die Überprüfung des lympathischen, neurologischen und des Herz-Kreislaufsystems. Sie dient der Erfassung systemisch bedingter Folge- und Begleiterscheinungen, die sich vielseitig über den ganzen Organismus erstrecken können. Auch bei der Diagnose der RA können extraartikuläre Veränderungen als zusätzliche Information zur Befunderhebung genutzt werden. Als charakteristische extraartikuläre Manifestationen sind hierbei z.B. Hautveränderungen (Rheumaknoten, Hyperpigmentierung u.a.) und Augenveränderungen (z.B. Skleritis) zu nennen [SIEGMETH/78]. Statik und Funktion des Bewegungsapparates werden bei der Erhebung des Gelenkstatus aktiv und passiv geprüft. Hierzu dienen Inspektionen, bei denen auf Fehlstellungen, Achsabweichungen, Schwellungen und Rötungen der Gelenke geachtet wird, Palpationen (Tastuntersuchungen), um Kapselschwellungen, Gelenkergüsse, Überwärmungen der Gelenke sowie Veränderungen an Muskeln und Sehnen feststellen zu können, und Funktionsmessungen ausgewählter Areale [HETTENKOFER/89]. Mit Hilfe derartiger Untersuchungen können auch mögliche Frühsymptome einer RA, wie Morgensteifigkeit, Endphasenschmerz bei Streckung und Beugung, Druckschmerz, wechselnde Gelenkschwellungen u.v.a. beobachtet und berücksichtigt werden.

Die Vielzahl an rheumatischen Krankheitsformen mit entzündlicher Reaktion und unterschiedlichsten Kombinationserscheinungen ermöglicht aus ärztlicher Sicht jedoch keine abschließende aussagekräftige Frühdiagnostik, die für die geforderte aggressive und frühzeitige Therapie benötigt wird.

- *Laboruntersuchungen*

Als zusätzliches Hilfsmittel der Diagnostik können Ergebnisse aus Laboruntersuchungen genutzt werden. Man unterscheidet hierbei zwischen der Bestimmung von Entzündungsparametern, Enzym- und Substratuntersuchungen, hämatologischen, Urin- und immunologischen Untersuchungen [HETTENKOFER/89]. Mögliche Hinweise auf eine bestehende RA sind insbesondere bei der Untersuchung des Blutes [VAN LEEWEN/97], bei der Bestimmung von Rheumafaktoren und bei der Synoviaanalyse zu finden. Die Veränderung dieser Werte beruht auf der Tatsache, daß bei den entzündlich verlaufenden rheumatologischen Systemerkrankungen meist der gesamte Organismus mit entsprechenden Veränderungen reagiert. Ergebnisse aus den Laboruntersuchungen können jedoch wie die klinischen Ergebnisse nur Teilinformationen liefern, die Wahrscheinlichkeit einer frühzeitigen Zustandsbewertung des Gelenkes erhöhen, aber nicht sicherstellen können.

- *Röntgenologische Untersuchungen*

Neben den Labor- und klinischen Untersuchungen stellt heutzutage die Realisierung und Bewertung von Röntgenaufnahmen das wichtigste Verfahren zur Diagnose rheumatischer Erkrankungen dar [ROENTGEN/1895, HOUNSFIELD/73, AMBROSE/73, LEDLEY/74]. Da jedoch der röntgenologische Kontrast durch die Gewebedichte bestimmt wird, ist Weichgewebe nicht so gut darstellbar wie Hartgewebe (Knochen). Das hat zur Folge, daß entzündlich-rheumatische Veränderungen erst zu einem späteren Stadium eindeutig diagnostiziert werden können, nämlich erst dann, wenn Knochen- und Knorpeldestruktionen bereits eingetreten sind [SHARP/95, BOERS/95, MULHERIN/96] (s. Tab. 2.1-5).

Tab. 2.1-5:   Stadieneinteilung der rheumatoiden Arthritis nach STEINBROCKER mit Ergänzungen nach HARRIS mit Berücksichtigung der klinischen, funktionellen und röntgenologischen Zeichen [STEINBROCKER/49, HARRIS/90]

Stadium	Klinik	Funktion	Röntgen
I	Geringe Gelenkschwellungen, Anstieg der Zellkonzentration in Synovia und Synovialis	Keine Behinderung bei gewöhnlich anfallenden Arbeiten	-
II	Konstante Synovitiden, Keine Gelenkdeformationen, Ausbildung von Pannusgewebe und beginnende Überwucherung des Knorpels	Ausreichende Funktionsfähigkeit bei normalen Tätigkeiten. Leichte Behinderung durch Bewegungseinschränkung der Gelenke.	Gelenknahe Entkalkung, beginnende Knorpel- und Knochendestruktionen
III	Gelenkdeformationen, Muskelatrophien, Tendinitiden (Rheumaknoten)	Eingeschränkte Funktionstüchtigkeit. Die Tätigkeit im Beruf und bei Selbstversorgung sind erheblich eingeschränkt	Knochendestruktionen, Osteoporose, Subluxationen
IV	Ausgeprägte Gelenkdeformierungen. Gelenkinstabilität und Ankylosen	Die Selbstversorgungsmöglichkeit des Patienten ist gering, er ist ständig auf fremde Hilfe angewiesen	Fortgeschrittene Gelenkzerstörung und -deformierungen, Gelenkluxationen, -instabilität

Aus Sicht des geforderten frühzeitigen Therapiebeginns ermöglicht auch die Röntgenuntersu-
chung keine optimale Aussage bei einer rheumatoiden Arthritis. Die Entzündungsherde werden
erst mit Hilfe von speziellen kontrastgebenden Mitteln auf dem Röntgenbild in Form der Ar-
thrograpie sichtbar [z.B. WUTTGE/92].

- Sonographische Untersuchungen

Eine Möglichkeit der nicht invasiven Darstellung von Weichgewebestrukturen bietet die Anwendung von Ultraschalltechniken, die zur Bewertung von entzündlichen Veränderungen an
großen Gelenken angewandt wird [WILD/50, KRAUSE/67, SATTLER/94, FIOCCO/96, NEWMAN/96].
Ultraschallwellen breiten sich im Körpergewebe entsprechend den akustischen Eigenschaften
der einzelnen Medien aus. Analog den Gesetzen der Optik entstehen Phänomene wie Reflexion, Streuung, Beugung, Brechung und Absorption. Das Prinzip der Sonographie beruht auf
der Lotung akustischer Grenzflächen, d.h. es kommt an der Grenze zweier Medien unterschiedlicher Dichte und Schallgeschwindigkeiten zu einem akustischen Impedanzsprung, der
ein Echosignal erzeugt. In der bildgebenden Sonographie werden solche Grenzflächen abgebildet, womit sich die Ursache des Ultraschallkontrastes deutlich von dem des röntgenologischen
Verfahrens unterscheidet.
Für   Gelenkuntersuchungen   eignen   sich   Sonographiegeräte   mit   B-Bild-Darstellung
(B: brightness) und 7.5MHz bzw. 10MHz Schallköpfe mit Vorlaufstrecke (Wasser, Kunststoff)
zur Angleichung an die unregelmäßigen Konturen der Gelenke. Gut darstellbar sind Ergußbil-
dungen, Zysten und Sehnen, aber auch Veränderungen der Synovialisdicke, die als Maß für
eine Entzündungsreaktion gelten können [SATTLER/88]. Ein diagnostischer Gewinn bei der Untersuchung der kleinen Gelenke der Hand ist jedoch umstritten [SELL/92, LUND/95, LEHTINNEN/96].
Der sonographische Bildkontrast von Impedanzsprüngen ermöglicht demzufolge eine bessere
Darstellung von frühen entzündlich-rheumatischen Veränderungen im Gelenk als der röntgenologische Befund. Die Signalgröße der Synovialisdicke stellt jedoch nur einen möglichen Se-
kundäreffekt der rheumatoiden Arthritis dar, der keine Aussage über die Progression und Aggressivität der Erkrankung zuläßt.

- Kernspintomographische Untersuchungen

Die z.Z. sicherste Methode zur Frühdiagnostik entzündlich-rheumatischer Gelenkveränderungen stellt die Kernspintomographie (MRT) dar [ABRAGAM/61, TERRIER/83, REUTHER/93]. So lassen
sich nicht nur Knorpel- und Knochenveränderungen bei Arthriden früher feststellen als mit
konventionellen Methoden, sondern ermöglichen es auch, Band-, Sehnen- und Kapselläsionen
sowie das Ausmaß einer synovialen Proliferation anatomisch exakt darzustellen [YANAGAWA/93,
JEVTIC/95, BORAH/95, LEHTINNEN/96, LEITCH/96, OSTERGAARD/96, PIERRE-JEROME/97].
Bei der Kernspintomographie wird mit Hilfe eines Hochfrequenzfeldes im MHz-Bereich und
eines ortsvariablen magnetischen Gleichfeldes die scharfe Resonanzabsorption magnetischer
Kerne in biologischem Gewebe genutzt, um eine räumliche Zuordnung der Kernmagnetisierung
zu erreichen. Insbesondere die in großer natürlicher Häufigkeit vorkommenden Wasserstoffa-
tomkerne ermöglichen die Erstellung medizinisch aussagekräftiger Bilder. Die verschiedenen
Kontraststufen auf den erzeugten Bildern ergeben sich daher durch die unterschiedlichen Was-
serstoffanteile einzelner Gewebeareale [KRESTEL/88]. Verbessert wird die MRT-Untersuchung
durch den Einsatz von kontrastgebenden Mitteln. Gegen einen routinemäßigen Einsatz der
Kernspintomographie, vor allem im Bereich der kleinen Gelenke, spricht jedoch der hohe Kostenaufwand dieses Verfahrens. Die aktuelle Entwicklung von kleineren MRT-Spulen könnte
in der Zukunft diese Situation verbessern.

- *Medikamentöse Therapie*

Die medikamentöse Therapie verläuft hauptsächlich nach vorgegebenen Schemata, die aufgrund der mäßigen Bewertungsmöglichkeiten des jeweiligen Gelenkzustandes nur geringfügig an den akuten Krankheitsverlauf angepaßt werden kann. Das kann im ungünstigen Fall zu langen Fehlmedikamentionen führen, die bei systemisch wirkenden Pharmaka starke Nebenwirkungen hervorrufen können. Voraussetzung für eine gezielte medikamentöse Therapie ist ein gesicherter Befund, gerade wenn unterschiedliche Medikamente gleichzeitig eingesetzt werden. Es ist zudem eine frühzeitige Diagnostik anzustreben, um Knochen- und Knorpelschädigungen aufhalten oder verzögern zu können. So mannigfaltig wie die rheumatischen Erkrankungen, so zahlreich und verschieden sind auch die zur Behandlung verwendeten Arzneistoffe. Die wichtigsten Arzneistoffgruppen sind hierbei nichtsteroidale Antirheumatika (NSAR), Glucocorticoide und Basistherapeutika.

NSAR's sind bei allen entzündlichen rheumatischen Erkrankungen zur symptomatischen Behandlung indiziert, mit dem Ziel der Unterdrückung der entzündlichen Reaktionen und der Schmerzlinderung. Diese Pharmaka hemmen unter anderem die Synthese von Prostaglandinen, die hauptsächlich für die lokalen Entzündungsreaktionen und die damit verbundenen Schmerzen verantwortlich sind. Diese Hemmung beschränkt sich nicht nur auf den gewünschten Ort, sondern betrifft den gesamten Organismus, wodurch mögliche Nebenwirkungen erklärt werden können.
Glucocorticoide sind bei akuten Schüben entzündlicher rheumatischer Erkrankungen sowie bei malignen Verlaufsformen indiziert, sobald die alleinige Verabreichung von NSAR nicht ausreicht. Wesentliche Wirkungen sind die ausgeprägte Entzündungshemmung und die Immunsuppression. Eine Dauertherapie sollte nach Möglichkeit aufgrund des Auftretens von massiven Nebenwirkungen vermieden werden.
Als Langzeittherapie werden bei der rheumatoide Arthritis Basistherapeutika angewendet, vor allem wenn durch nichtsteroidale Antirheumatika nicht der gewünschte Therapieerfolg erzielt wurde. Alle Basistherapeutika wirken nicht im akuten Fall, sondern erst nach einer Latenzzeit von Wochen bis Monaten, da sie den rheumatischen Grundprozeß beeinflussen.

2.1.4 Analyse des Bedarfs eines lichtoptischen Diagnoseverfahrens

Anhand von epidemiologischen Daten wird die Notwendigkeit einer Verbesserung der diagnostischen Situation bei entzündlich-rheumatischen Erkrankungen dargelegt.
Rheumatische Erkrankungen prägen entscheidend das Morbiditätsprofil in den Industriestaaten (ein Siebtel der Gesamtmorbidität). Mehr als ein Drittel der Bevölkerung klagt über episodische rheumatische Beschwerden. Annähernd 5% der 16- bis 44jährigen, 23% der 45- bis 64jährigen und 41% der 65jährigen und älteren Bevölkerung leiden an rheumatischen Erkrankungen. Transferiert man international ermittelte Prävalenzraten wichtiger rheumatischer Erkrankungen auf die Bevölkerung der Bundesrepublik Deutschland, dann sind schätzungsweise 3,5 Millionen rheumatisch Erkrankte zu erwarten, die medizinischer Betreuung bedürfen.
Die Prävalenz der rheumatoiden Arthritis als häufigste Einzeldiagnose innerhalb des entzündlichen-rheumatischen Formenkreises wird international mit 1%-1,5% angenommen. Dies entspricht einem geschätzten Bestand von 800 000 - 1,2 Mill. Kranken (ohne Kinderpopulation) in der Bundesrepublik. Jede 4. bis 5. Konsultation (20-25%) beim Hausarzt erfolgt wegen rheumatischer Beschwerden. Der Betreuungsaufwand ist dabei aufgrund des häufig lebenslangen Krankheitsverlaufes und den sich daraus entwickelnden medizinischen, beruflichen und

sozialen Rehabilitationsproblemen ungleich größer als bei anderen chronischen Erkrankungen. Bei 3% der Erkrankten ist eine spezielle medizinische Versorgung durch Rheumatologen kontinuierlich angezeigt. Nach internationalen Ermittlungen ist auf 100.000 bis 150.000 Einwohnern mit zwei Rheumatologen zu rechnen. Die zu erwartende rheumatologische Betreuungshäufigkeit für Patienten mit rheumatoider Arthritis liegt in diesem Versorgungsbereich (100 000-150 000 Einwohner) bei 1400 - 2100 Patienten. Der durch rheumatische Erkrankungen verursachte Anteil der Arbeitsunfähigkeitstage betrug nach Ermittlung von ALTUS in Deutschland 14% bis 23%. Nach den Statistiken des Verbandes Deutscher Rentenversicherungsträger und anderer Versicherungsträger stellten im Jahr 1985 die rheumatischen Krankheiten einen Anteil von 12% bis 25% aller vorzeitigen Berentungen in Deutschland. Internationale Trendbeobachtungen der Arbeitsunfähigkeitsfallraten und Invalidenzugangsraten sowie die Zunahme der Hospitalisierungen in den letzten 20 Jahren wiesen eine progressive Steigerung für rheumatische Krankheiten nach [ALTUS/89, LEISTNER/90, RASPE/92, GRÄFENSTEIN/94, GABRIEL/97].

Hohe Bedeutung kommt den Folgen der rheumatischen Krankheiten zu. Internationale Untersuchungen belegen, daß etwa 33% der Behinderungen in der erwachsenen Bevölkerung sowie 44% in der Bevölkerung des höheren Lebensalters (65 Jahre und älter) auf rheumatische Erkrankungen zurückzuführen sind. Aus Sicht der Diagnostik könnte die gerätetechnische Realisierung eines Verfahrens, mit dem die Zustandsbewertung der ersten entzündlichen Stadien routinemäßig und nicht invasiv durchgeführt werden kann, einen wichtigen Beitrag zur Erhöhung des therapeutischen Erfolges leisten und einer tendenziell ansteigenden Arbeitsunfähigkeits- und Invaliditätsrate entgegen wirken. Die vom BMG geförderte sog. Kerndokumentation liefert für den Berliner Raum folgende Daten: 1994 wurden 4363 Patienten mit entzündlichen und ca. 900 mit anderen rheumatischen Erkrankungen behandelt. Hinzu kamen ca. 300 dokumentierte Kinder mit rheumatischen Leiden (universitäre Abteilungen, alle internistisch-rheumatologischen Kliniken, die meisten niedergelassenen internistischen Rheumatologen, 2 rheumatologische Orthopäden). Von 1820 Patienten mit gesicherter RA erhielten 87% eine Basistherapie, d.h. diese Patienten werden mindestens 3 - 4 mal pro Jahr von einem Rheumatologen untersucht. Nicht erfaßt sind die Patienten, die nur von Hausärzten behandelt werden und gar nicht erst einen Rheumatologen konsultieren. Hinzu kommen noch die Patienten, die nur in orthopädischer Behandlung sind. Bedenkt man dabei, daß in Deutschland derzeit ca. 420 Rheumatologen tätig sind, ist die große Zahl von Patienten und Untersuchungen leicht abzuschätzen.

2.1.5 Die optischen Eigenschaften einzelner Komponenten des Gelenksystems

Die Lichtausbreitung im biologischen Gewebe ist im wesentlichen durch die Absorption und Streuung bestimmt. Quantitativ können diese Eigenschaften durch den Absorptionskoeffizienten μ_a, den Streukoeffizienten μ_s und den Anisotropiefaktor g beschrieben werden. Ihre analytische Bedeutung wird im einzelnen in Kap. 2.3.2 (S. 27 ff.) dargestellt.

- *Haut*

Möchte man ein Fingergelenk durchleuchten, so ist die erste Gewebeschicht, die zu durchdringen ist, die Hautdecke. Die Hautdecke setzt sich aus unterschiedlichen Schichten zusammen, die im geweblichen Aufbau und der Dicke stark variieren können. Die Hautdecke ist aus der Haut (*Cutis*) und der Unterhaut zusammengesetzt. Die Haut besteht ihrerseits aus der Oberhaut (*Epidermis*), einem mehrschichtigen, verhornten Plattenepithel, sowie der Lederhaut

(*Dermis*), einen engen Geflecht aus Kollagenfasern und elastischen Netzen, das mit der Oberhaut verzahnt ist [FRICK/87]. Aus Sicht der optischen Gewebeeigenschaften ist es von Interesse, ob diese Schichten unterschiedliche Wirkung auf die Lichtausbreitung besitzen. In Tab. 2.1-6 sind Angaben aus der Literatur zusammengefaßt, bei denen die optischen Eigenschaften der Teilschichten der Haut separat bestimmt wurden.

Tab. 2.1-6:   Literaturwerte der optischen Parameter (μ_a, μ_s, g und $\mu_s' = \mu_s(1-g)$) der Haut und ihrer unterschiedlicher Schichten

Gewebe	Wellenlänge in nm	μ_a [mm^{-1}]	μ_s [mm^{-1}]	g	μ_s' [mm^{-1}]	Schichtdicke [mm]	Versuch	Quelle
Haut	675	0.17	19.8	0.890	2.2	-	*in vitro*	[GOTTSCHALK /92]
Epidermis	633	0.1	49.2	0.953	2.3		*in vitro*	[BEEK/93]
Dermis	633	0.09	28.9	0.926	2.1			
Epidermis	790	0.24	40.9	0.952	1.9	-		
Dermis	790	0.18	25.4	0.945	1.4			
Epidermis	850	0.16	40.3	0.962	1.4			
Dermis	850	0.03	28.5	0.968	0.9			
Haut	650	0.02	-	-	2.1	-	*in vitro*	[JACQUES/93]
	900	0.02			1.1			
Haut	660	0.003			0.93		*in vivo*	[GRAAF/93]
		-	-	-	-	-		
		0.02			1.45			
Haut (Kaninchen)	600	0.033	4.92	0.526	2.33	1.3	*in vitro*	[ROGGAN/97]
	700	0.020	4.67	0.636	1.7	-		
	900	0.017	4.62	0.768	1.07	1.6		
Haut (Rattenohr)	600	0.144	14.34	0.845	2.22	0.5	*in vitro*	[ROGGAN/97]
	700	0.059	14.76	0.881	1.76			
	900	0.027	16.31	0.918	1.34			

Betrachtet man die Meßergebnisse der Haut, so variieren die Werte für μ_a und μ_s sehr deutlich, der reduzierte Streukoeffizient μ_s' dagegen nur wenig. Die Schwankungen bei dem Absorptionskoeffizienten μ_a liegen zum einen an der Schwierigkeit, bei großem reduzierten Streukoeffizienten (μ_s') die Absorption zu messen, und zum anderen laut GRAAFF am Unterschied zwischen In-vitro- und In-vivo-Messungen. Er hat *in vivo* für 660nm deutlich kleinere Absorptionskoeffizienten gefunden als *in vitro*. Zusätzlich zeigt ROGGAN, daß deutliche optische Unterschiede zwischen unterschiedlichen Hautarealen bestehen können. Aufgrund dieser nicht einheitlichen Ergebnisse kann für die optischen Eigenschaften der Haut nur eine mittlere Wert für die Phantomentwicklung ausgewählt werden, der sich an den Angaben von GRAAFF und ROGGAN orientiert.

- *Knochen*

Messungen zur Bestimmung der optischen Eigenschaften in der Form der separaten Erfassung des Absorptions- und Streukoeffizienten und des Anisotropiefaktors sind bisher nicht veröffentlicht worden. Literaturangaben, die mittels spektroskopischen Meßverfahren (z.B. Extinktionsmessungen) ermittelt wurden, können, da diese die Streueigenschaften nicht berücksichtigen, keine Anhaltspunkte liefern, so daß diese Werte in eigenen Messungen bestimmt werden müssen.

- Knorpel

Die Messungen von Knorpelgewebe erfolgten am Doppel-Ulbrichtkugel-Meßplatz. Andere Meßergebnisse von Gelenkknorpel, vor allem für den gesamten NIR-Bereich, wurden nicht veröffentlicht, so daß auf eine eigene Messung der optischen Eigenschaften nicht verzichtet werden kann.

Tab. 2.1-7:   Literaturwerte der optischen Parameter von Gelenkknorpel

Gewebe	Wellenlänge in nm	μ_a [mm^{-1}]	μ_s [mm^{-1}]	g	μ_s' [mm^{-1}]	Versuch	Quelle
Knorpel (Kaninchen)	632.8	0.033 ± 0.005	$21.4 \pm 0{,}02$	0.91	1.9 ± 0.1	*in vitro*	[BEEK/93]

- Kapsel und Synovia

Werte für optische Eigenschaften von Gelenkflüssigkeit und Kapsel, die mit Hilfe eines des Doppel-Ulbrichtkugel-Meßplatzes ermittelt wurden, sind bisher nicht veröffentlicht worden. Absorptionsspektroskopische Meßergebnisse können nicht verwendet werden [STONE/96]. Als annähernd vergleichbares Bindegewebe zur Gelenkkapsel kann humaner Meniskus angesehen werden, der von SCHWARTZ veröffentlicht wurde (s. Tab. 2.1-8) [SCHWARTZ/93].

Tab. 2.1-8:   Literaturwerte der optischen Parameter von Meniskus

Gewebe	Wellenlänge in nm	μ_a [mm^{-1}]	μ_s [mm^{-1}]	g	μ_s' [mm^{-1}]	Versuch	Quelle
Meniskus (Human)	630 800 1064	0.036 0.052 0.034	-	-	1,1 0,51 0,26	*in vitro*	[SCHWARTZ/93]

Diese Werte können jedoch nur als Anhaltspunkte dienen. Zur Bewertung des optischen Einflusses einer entzündlich-rheumatischen Veränderung müssen Messungen durchgeführt werden.

2.2 Lichtoptische Durchleuchtungsverfahren

Betrachtet man die Entwicklung von diagnostischen Verfahren auf der Basis von sichtbarem und nah-infrarotem (NIR) Licht, so lassen sie sich in zeitintegrale (cw), zeitaufgelöste und intensitätsmodulierte Verfahren einteilen. Sie unterscheiden sich nicht nur in der Art und Methode der Anregung und Detektion, sondern besitzen auch unterschiedliche Ansätze zur Lösung von diagnostischen Fragestellungen. Um den jeweiligen Ansatz und das Prinzip der heute gängigen lichtoptischen Durchleuchtungsverfahren darzustellen, werden sie im folgenden kurz dargestellt.

2.2.1 Zeitintegrale (cw) Verfahren

Das Prinzip der *Diaphanoskopie* (gr. diaphanes: sehen) stellt als zeitintegrales Durchleuchtungsverfahren das erste Verfahren dar, mit dem versucht wurde, diagnostisch verwertbare Informationen unter Anwendung von Licht zu erhalten. Die frühen Verfahren basierten alle auf der Methode der Durchleuchtung mit einer diffusen, kontinuierlich abstrahlenden Lichtquelle mit hohem Spektralanteil im sichtbaren und NIR Wellenlängenbereich. Dazu wurde ein Körperteil einseitig so mit Licht beleuchtet, daß der Arzt im abgedunkelten Raum anhand der transmittierten Intensitätsverteilungen eine Beurteilung von z.B. stark und weniger stark durchbluteten Arealen vornehmen konnte. Aus Sicht des morphologischen Informationsgehaltes konnte dieses Verfahren jedoch nicht mit der parallel entwickelten Röntgen- und Ultraschalltechnik mithalten, so daß diese Methode in Vergessenheit geriet [CUTLER/29U31, OLSEN/80].

Das verbesserte Verständnis der Lichtausbreitung in biologischem Gewebe führte in den achziger Jahren zu einer Wiederentdeckung der Diaphanoskopie. Der Grund dafür war, daß die diagnostische Bedeutung der Gewebestreuung unterschätzt worden war. Es wurde erkannt, daß die Änderung der Streueigenschaft eine hohe Sensitivität für Dichteveränderungen im Gewebe beinhaltet, die in vielen Fällen gerade charakteristisch für eine pathologische Veränderungen ist Zudem wurde erkannt, daß einerseits die Signalstärke und andererseits der Einfluß der Streuung verbessert werden konnte, indem das biologischem Gewebe in einem als "*optischen Fenster*" (650nm bis 1100nm) bezeichneten Spektralbereich durchleuchtet wird (s. Kap. 2.3). Erste Anwendungen in Form der Diaphanoskopie erfolgten im Bereich der Augenheilkunde (Tumordiagnostik) [REIM/93], Gynäkologie (Mammadiagnostik) [YAMASHITA/93], Urologie (Durchleuchtung des Skrotums) und Hals-Nasen-Ohren-Heilkunde (Diagnostik von Nasennebenhöhlenerkrankungen) [BEUTHAN/76 U. 92].

Das Prinzip der Diaphanoskopie wird im folgenden am Beispiel der IR-Diaphanoskopie (IRD) in der Hals-Nasen-Ohrenheilkunde zur Bewertung der Nasennebenhöhlenzustandes erläutert. Bei diesem Verfahren wird die Durchleuchtung der Kiefer- und Stirnhöhlen zur Diagnose und Verlaufskontrolle des Heilungsprozesses nach Erkrankungen der Nasennebenhöhlen verwendet [PRAPAVAT/93, LINNARZ/95].

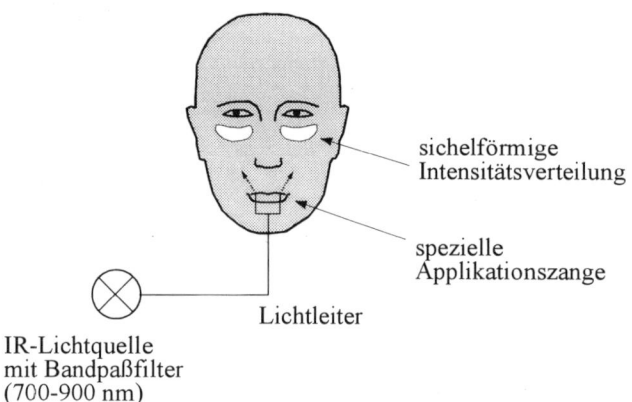

sichelförmige
Intensitätsverteilung

spezielle
Applikationszange

Lichtleiter

IR-Lichtquelle
mit Bandpaßfilter
(700-900 nm)

Abb. 2.2-1:   Schematische Darstellung der externen Infrarot-Diaphanoskopie zur Bewertung des Kieferhöhlenzustandes.

Die Durchleuchtung der Nasennebenhöhlen wird durch eine herkömmliche Halogenlichtquelle, in der ein Bandpaßfilter (700nm-90nm) integriert ist, und über eine spezielle Applikationszange realisiert (s. Abb. 2.2-1). Der Applikator besteht aus zwei Lichtleitfaserbündeln, deren Positionierung in Abhängigkeit von der zu untersuchenden Nasennebenhöhle flexibel einstellbar ist. Für eine Bewertung der Kieferhöhlen, gemäß Abb. 2.2-1, wird der Applikator am harten Gaumen aufgesetzt, so daß eine kraniale (zum Schädel gerichtete) Beleuchtungssituation entsteht. Das Bild wird mit einer NIR empfindlichen CCD Kamera aufgenommen.

Die Durchleuchtung führt im Falle eines gesunden Kieferhöhlenzustandes (d.h. gute Ventilation) zu einer deutlich erhöhten Transmission und einer sichelförmige Intensitätsverteilung im Bereich des Orbitabodens (s. Abb. 2.2-2, Links). Die Form und die Intensität dieses Areals ist dabei ein Maß für den Belüftungszustand der Kieferhöhlen.

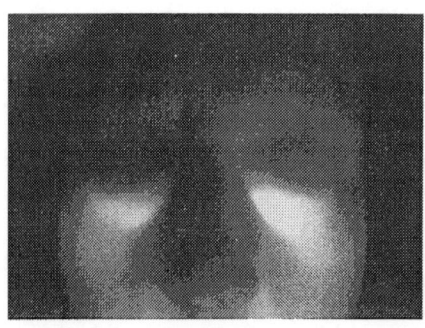 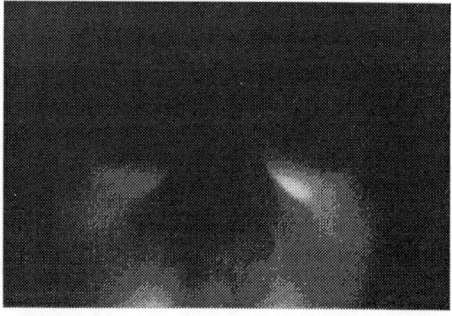

Abb. 2.2-2:   IRD-Bild einer Kieferhöhlenuntersuchung.
Links (gesund):   Die luftgefüllten Höhlen führen zu sichelförmigen
                       Streulichtverteilungen unterhalb des Orbitabodens.
Rechts (erkrankt): Im Falle einer entzündlichen Veränderung in der
                        Kieferhöhle kommt es zu einer Teilverschattung
                        aufgrund der veränderten optischen Eigenschaften.

Lokale Entzündungsherde führen infolge erhöhter Streuung zu einer reduzierten Transmission und damit zu einer suborbitalen Streulichtverteilung mit reduzierter Intensität (Abb. 2.2-2, rechts und rechte Patientenseite). Im Falle einer akuten Kieferhöhlenentzündung, die sich in einem Totalverschluß der entsprechenden Seite manifestiert, ergibt sich eine Totalverschattung, d.h. einem Ausbleiben der charakteristischen Intensitätsverteilung (Abb. 2.2-2, rechts und linke Patientenseite). Die Durchleuchtung der Nasennebenhöhle führt zu einer charakteristischen Intensitätsverteilung des Transmissionssignals, die in Abhängigkeit von den bestehenden optischen Eigenschaften der einzelnen Schichten variiert. Da pathologische Veränderungen in den Nasennebenhöhlen zu einer deutlichen Änderung der optischen Eigenschaften, insbesondere der Streueigenschaften führen, vollzieht sich die Zustandsbewertung durch die Bestimmung und den Vergleich von Intensitätsverteilungen. Anhand dieses Beispiels soll verdeutlicht werden, daß keine morphologische Information zur Befunderhebung genutzt wird, sondern eine Zustandsbewertung aufgrund einer Änderungen im Streulichtsignal diagnostisch wertvoll ist.

Als weitere Anwendung eines zeitintegralen Durchleuchtungsverfahrens ist die sogenannte endoskopische IRD zu nennen, deren Ziel es ist, eine künstliche Orientierungshilfe zu schaffen, mit der das Komplikationsrisiko bei endoskopisch kontrollierten, endonasalen Eingriffen verringert wird. Die Durchleuchtung soll es ermöglichen, die natürlichen Zugänge von den Nasennebenhöhlen zur Nasenhaupthöhle unter endoskopischer Sicht besser zu lokalisieren [PRAPAVAT/94, MESECKE V. RHEINBABEN/94].

Andere Anwendungen, wie z.B. der Einsatz zeitintegraler Verfahren im Bereich der Mammographie, erwiesen sich als problematisch, da der für diese Applikation hohe Anspruch an Sensitivität sowie die hierfür notwendige morphologische Information nicht erbracht werden konnte [YAMASHITA/93].

2.2.2 Zeitaufgelöste Verfahren

In stark streuenden biologischen Medien ist bei Durchleuchtung im Bereich des optischen Fensters (650nm bis 1100nm) der Einfluß der Streuung bei der Lichtausbreitung im Gewebe entscheidend. Diese Gewebewirkung, die im Falle der IRD zur Extraktion diagnostischer Information verwendet wird, stört bei der Erfassung geometrischer Information aus dem Lichtsignal.

Ziel von zeitaufgelösten Verfahren ist im Gegensatz zu dem vorgestellten cw-System, die Extraktion von Information aus dem durchleuchteten Gewebeareal auf der Basis von Absorptionsänderungen. Diese sind vor allem morphologischer und geometrischer Natur oder liefern spektroskopische Aussagen über körpereigene Stoffkonzentrationen (NADH, O_2, Porphyrine, etc.) [MARTIN/80, CHANCE/89, WILSON/92, BEUTHAN/92U94, FERRARI/93, BOS/93, BOCHER/94].

Betrachtet man in Abb. 2.2-3 eine entsprechende Durchleuchtungssituation, so ist es aufgrund der starken Streuung möglich, Photonen am gleichen Ort zu detektieren, die sehr unterschiedliche Wege (z.B. Wege 1-3) zurückgelegt haben und nicht mit dem abzubildenden Objekt in Wechselwirkung standen. Die Streuung verhindert demzufolge die scharfe Abbildung des im streuenden Medium versteckten Objektes.

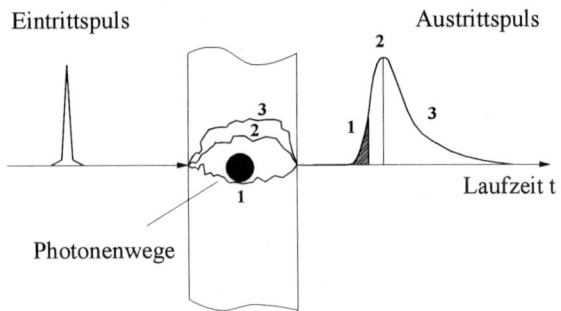

Eintrittspuls   Austrittspuls

Photonenwege

Abb. 2.2-3:   Dargestellt ist der Eintrittspuls (zeitlicher δ-Impuls) sowie der Austrittspuls (zeitliche Impulsantwort) bei Durchleuchtung eines streuenden Mediums mit kugelförmigen Absorber. Entsprechend ihrer unterschiedlichen Laufwege werden die Photonen zeitlich verzögert. Photonen, die am wenigsten gestreut wurden, beinhalten die größte Ortsinformation.

Infolge der Streuung stellen sich im Gewebe verschiedenen Lichtpfade ein, die sich in ihren Photonenlaufzeiten unterscheiden. Dies wird bei zeitaufgelösten Durchleuchtungsverfahren dazu genutzt, nicht und wenig gestreute Photonen von dem diffusen Anteil zu trennen [z.B. BERG/93]. Sie besitzen den größten geometrischen Informationsgehalt.

Strahlt man einen sehr kurzen Lichtimpuls (einige ps) in die Gewebeschicht ein, dann beobachtet man am gegenüberliegenden Austrittspunkt aufgrund der Gewebestreuung eine zeitlich stark gedehnte (> 1ns) Laufzeitverteilung (s. Abb. 2.2-4). Ihr Verlauf ist abhängig von den optischen Parametern μ_a, μ_s und g (s. Kap. 2.3.2) des durchstrahlten Volumens und der Gewebedicke [PATTERSON/89].

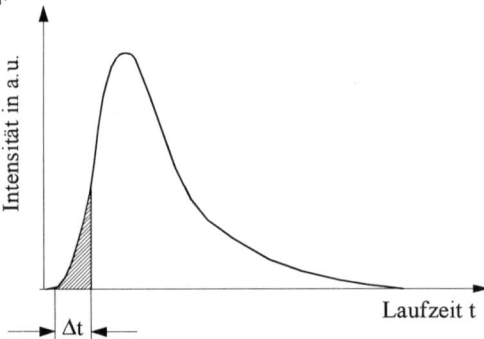

Abb. 2.2-4:   Der Verlauf der Pulsantwort auf einen zeitlichen δ-Impuls ist abhängig von den optischen Parametern μ_a, μ_s und g des durchstrahlten Volumens. Zur Verminderung des Einflusses der gestreuten Photonen wird ein optimales Detektionszeitfenster Δt zur Signalverarbeitung ausgewählt.

Im Prinzip setzt sich die Pulsantwort aus drei Komponenten zusammen, den *„ballistischen"* Photonen, die das Gewebe auf direktem Weg, ohne gestreut zu werden, durchlaufen, die

„*snake-like*" Photonen, welche zickzack-förmig längs des direkten Weges nur wenig gestreut werden und den diffusen Photonen, die sehr oft gestreut werden.

Der grundsätzliche Ansatz zeitaufgelöster Verfahren ist es, daß zur Abbildung ausschließlich die ersten ankommenden Photonen verwendet werden, da sie den höchsten geometrischen Informationsgehalt besitzen. Es wird ein optimales Detektionszeitfenster Δt zur Verminderung der infolge der Streuung verrauschten Abbildung eingesetzt (s. Abb. 2.2-4).
Bei der Durchleuchtung von Gewebeschichten mit Dicken im cm-Bereich stellt sich allerdings heraus, daß keine ballistischen Photonen mehr existierten und die „snake-like" Photonen nur den ersten Beginn des Antwortpulses, bestenfalls 1%, ausmachen. Zeitaufgelöste Messungen erfordern deshalb einen erheblichen apparativen Aufwand. Damit die nur schwachen Signale der auf möglichst direktem Weg das Meßobjekt durchlaufenden Photonen sich aus dem Rauschen herausheben, müssen Kurzzeitpulslaser hoher Intensität und eine Elektronik zur Verfügung stehen, die aus dem Empfangspuls ein nur wenige Pikosekunden breites Fenster ausblenden. Solche Systeme stehen bisher nur im Labor zur Verfügung [ANDERSON-ENGELS/90, HEBDEN/90,91,93, ALFANO/92, WANG/91, DUNCAN/91, FUJIMOTO/86, YOO/91, 93, BERG/91, 93].
Um ein aussagefähiges, rauscharmes Signal zu erhalten, muß die Meßzeit drastisch verlängert werden, so daß die Anwendung von Kurzzeitmeßmethoden zur Untersuchung dicker Gewebeschichten *in vivo* für die klinische Routine nicht aussichtsreich erscheint. Aus diesem Grund wird diese Methode im Rahmen dieser Arbeit nicht berücksichtigt.

Neben den hohen apparatetechnischen und finanziellen Anforderungen zur Realisierung eines ps-Systems ist ihre klinische Relevanz zur Zustandsbestimmung von entzündlich-rheumatischen Veränderungen eingeschränkt, da bei Einsatz eines Zeitfensters gerade die Sensitivität bzgl. einer Änderung in der Gewebestreuung gering ist. Bei einer Streuänderung im bestrahlten Volumen wird sich der Abfall der Impulsantwort ändern, so daß z.B. das Bewertungsintervall in diesen Abschnitt gelegt werden müßte.

Der nicht gestreute Anteil ist zudem dadurch gekennzeichnet, daß er noch die gleichen Kohärenzeigenschaften wie das detektierte Licht besitzt. Diese Eigenschaften werden in verschiedenen OCT-Verfahren (OCT: Optical Coherence Tomography) genutzt [SPEARS/89, TOIDA/91, CHEN/91, DÖRSCHEL/93, IZATT/93, BRUNNER/95].

2.2.3 Intensitätsmodulierte Verfahren

Statt die zeitliche Antwort des Untersuchungsobjektes auf einen kurzen Lichtimpuls zu analysieren, kann man auch kontinuierlich amplitudenmoduliertes Licht einstrahlen und Amplitude und Phasenverschiebung des durchgelassenen Lichts untersuchen. Bei dieser Anwendung wird das Anregungslicht in seiner Intensität moduliert, um eine wellenförmige Ausbreitung des Anregungslichtes im streuenden Medium zu erzeugen. Die entstehende Photonen-Dichte-Welle (PDW) ist zusammengesetzt aus einem Gleichlicht-(DC-) und einem AC-Anteil, der sich als Welle vorstellen läßt. Deren Phasengeschwindigkeit und Wellenlänge sind Funktionen der Modulationsfrequenz und der optischen Eigenschaften (μ_a, μ_s, g, n) (s. Kap. 2.3.3).
Abb. 2.2-5 zeigt, wie sich Intensität und Phasenverschiebung des austretenden Lichts ändern, wenn eine absorbierende Kugel, die sich in der Mitte eines streuendes Mediums befindet, mit intensitätsmoduliertem Lichtes ortsabhängig durchleuchtet wird.

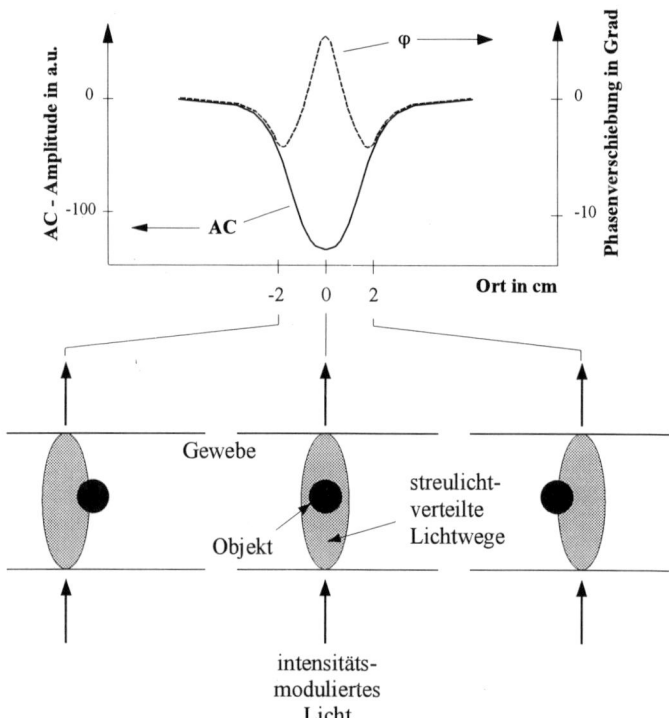

Abb. 2.2-5:   Ortsabhängige Durchleuchtung eines streuenden Mediums mit kugelförmi-gem Absorber. Bei konstanter Modulationsfrequenz eines PDW-Signals er-geben sich als Ausgangssignale die ortsabhängige Dämpfung der AC-Amplitude und die Phasenverschiebung φ, deren Verlauf abhängig von den optischen Eigenschaften des durchleuchteten Volumens ist.

Wenn die Kugel in das Volumen der durch Streuung verteilten Lichtwege eintaucht, blendet sie einen Teil der diffusen, stark streuenden Photonen aus, so daß der mittlere Laufweg insgesamt kürzer bzw. die Phasenverschiebung geringer wird. Befindet sich die Kugel jedoch im Zentrum des Lichtflusses, werden vorwiegend die „snake-like" Photonen ausgeblendet, so daß sich die mittlere Weglänge erhöht bzw. die Phasenverschiebung zwischen ein- und austretendem Licht vergrößert [SEVICK/93, KLINGENBECK/95] (s. auch Kap. 2.3.3, S. 31 ff.). In der Intensität und Pha-se des amplitudenmodulierten Antwortsignals spiegeln sich demzufolge verschiedene physikali-sche Phänomene dar (Beugung, Brechung, etc.), die in einer Änderung der Dämpfung und Laufzeit resultieren. Die Amplituden- und Phasenantwort sind Funktionen der Modulationsfre-quenz, wobei jedoch die Intensität des nachgewiesenen Lichtes um so kleiner ist, je größer die Phasenverschiebung wird.

Bei intensitätsmodulierter Durchleuchtung mit konstanter Frequenz bewirkt die Anwesenheit von absorbierenden und streuenden Objekten eine Veränderung der Lichtausbreitung. Diese Veränderung ist äquivalent mit der Beugung der Strahlen an Hindernissen. Die Lichtstrahlen weisen auch das Phänomen der Reflexion und Brechung an Grenzflächen von Medien mit un-terschiedlicher Ausbreitungsgeschwindigkeit auf. Ein eindeutiger Vorteil der frequenzabhängi-gen Methode ist, daß der Wert der Phase und der Modulation der Strahlen einfacher gemessen und kontinuierlich über einfachere Detektoren dargestellt werden kann als bei der zeitaufgelösten Methode.

Unter der Voraussetzung eines linearen Systems sind zeit- und frequenzaufgelöste Messungen äquivalent. Die Einstrahlung eines kurzen Lichtimpulses beinhaltet bereits alle möglichen Modulationsfrequenzen von null bis unendlich, praktisch aber bis etwa 5GHz. Also enthält die Pulsantwort auch alle Amplituden- und Phasenverschiebungen, die diesen Modulationsfrequenzen entsprechen. Aus der Fourier-Transformierten der Pulsantwort kann man den Verlauf der Intensität- und Phasenantwort ablesen [ARRIDE/92]. Umgekehrt ergibt sich durch inverse Fourier-Transformation die Pulsantwort aus dem Spektrum der Intensität- und Phasenanwort. Mit steigender Modulationsfrequenz zeigen Gebiete unterschiedlicher Streueigenschaften im Meßobjekt größere Unterschiede bei der Phasenverschiebung, so daß sich der Kontrast bezüglich des mittleren optischen Weges der Photonen vergrößert. Weil sich aber gleichzeitig die Intensität des transmittierten Lichts vermindert, ist für die Modulationsfrequenz ein Kompromiß zwischen Meßzeit und Kontrastauflösung zu schließen. Bisher beschränkt man sich, auch um den apparativen Aufwand in Grenzen zu halten, auf Modulationsfrequenzen im Frequenzbereich zwischen 50 und 250MHz [MADSON/94]. Untersuchungen von [PAPAIOANNOU/95] ergaben bzgl. der erreichbaren Systemsensitivität und -auflösung im Vergleich zu cw-Systemen, daß der Informationsgehalt der AC-Dämpfung bei Modulationsfrequenzen kleiner 1GHz nur geringfügig höher ist. Der Vorteil von PDW-Systemen liegt demnach *ausschließlich* in dem zusätzlichen Ausgangssignal der Phasenverschiebung.

Die Versuche, intensitätsmodulierte Verfahren im Bereich der Mammographie einzusetzen, waren bisher erfolglos [KASCHKE/94, KLINGENBECK/95, FANTINI/95]. Andere Anwendungen zur Darstellung von Gefäßen mittels Fluoreszenzmarkern und dem Monitoring von Koagulationsnekrosen in der Tumortherapie befinden sich im Forschungsstadium [HELFMANN/95, PRAPAVAT/95].

2.3 Lichtausbreitung in streuenden Medien und optische Gewebeparameter

Für die Beschreibung der Lichtausbreitung in streuenden Medien gibt es zwei unterschiedliche Ansätze.

Die sogenannte analytische Theorie berücksichtigt die elektromagnetischen Phänomene der Wellenausbreitung und ermöglicht dadurch eine physikalisch strenge und deduktive Behandlung von Streueffekten [MIE/08, VAN DE HULST/57, BORN/59]. Die mathematischen Grundlagen hierfür bilden die Maxwell-Gleichungen. Die Methoden der analytischen Theorie lassen sich mittels Näherungen auch auf Mehrfachstreuung in sehr dünnen streuenden Medien sowie durch Einführung von statistischen Größen auf deterministische Verteilungen von Streuzentren anwenden. Da es sich bei biologischem Gewebe jedoch um ein stark streuendes Medium von zufallsverteilten Strukturen handelt, sind diese Methoden für eine aussagefähige Beschreibung an dieser Stelle nicht geeignet.

2.3.1 Strahlungstransporttheorie

Ein für stark streuende, zufallsverteilte Medien besser als die analytische Theorie geeigneter Ansatz zur Beschreibung der Lichtausbreitung ist die sogenannte Transporttheorie

(Boltzmann-Gleichung), in der der Transport von Strahlungsenergie als zentrale Größe behandelt wird [CASE/67, ISHIMARU/78].

Die mikroskopische Struktur des Streumediums wird vernachlässigt und das Streumedium selbst als Gesamtheit mit einem Satz von Parametern charakterisiert, der die Strahlungstransporteigenschaften eines in makroskopischer Sicht homogenen Mediums vollständig beschreibt. Diese Parameter sind der **Absorptions-** und **Streukoeffizient** (μ_a und μ_s) des Mediums sowie die Streuwinkelverteilung (**Phasenfunktion**) $p(\underline{s},\underline{s}')$. Es ist jedoch zu beachten, daß es sich bei diesen aufgrund der Vernachlässigung der mikroskopischen Struktur um statistische Parameter handelt, so daß Wahrscheinlichkeitsdichten betrachten werden.

Die Strahlungstransportgleichung basiert auf dem Teilchencharakter von Photonen, so daß Effekte aus der Wellennatur (Interferenz, Polarisation) nicht berücksichtigt werden. Damit steht die Additivität von *Strahlungsleistungen* im Vordergrund und nicht die von *Feldern*, die einander z.T. interferieren können. Mit den Annahmen der Transporttheorie läßt sich die Bilanzgleichung für Strahlungsenergieaufnahme und -abgabe, bezogen auf die Strahlungsrichtung $\underline{s}$, in einem Volumen dV am Ort $\underline{r}$ innerhalb des Streumediums in integro-differentieller Form aufstellen. Die zeitabhängige Transportgleichung lautet [z.B. KALTENBACH/93]:

Gl. 2.3-1
$$\frac{1}{c}\frac{\partial}{\partial t}L(\underline{r},t,\underline{s}) + \underline{s}\cdot\underline{\nabla}L(\underline{r},t,\underline{s})$$
$$= \frac{\mu_a+\mu_s}{4\pi}\int_{4\pi} p(\underline{s},\underline{s}')\,L(\underline{r},t,\underline{s})\,d\underline{s}' - (\mu_a+\mu_s)\cdot L(\underline{r},t,\underline{s}) + q(\underline{r},t,\underline{s})$$

Mit c wird die Lichtgeschwindigkeit im Medium bezeichnet, μ_a stellt den Absorptionskoeffizienten, μ_s den Streukoeffizienten, $p(\underline{s},\underline{s}')$ die Streuphasenfunktion und $q(\underline{r},t,\underline{s})$ den Quellterm bzw. die Lichtquelle dar (s. Kap. 2.3.2).

Die Veränderungen der **Strahldichte** $L(\underline{r},t,\underline{s})$ [$Wcm^{-2}sr^{-1}$] am Ort $\underline{r}$, mit der Zeit t und in Richtung von $\underline{s}$ (linke Seite) ergeben sich als Differenz des Lichtes, das aus verschiedenen Richtungen in Richtung $\underline{s}$ gestreut wird (Integralterm), und der Abschwächung, welche die $\underline{s}$ Komponente durch Absorption und Streuung erfährt, plus der Abstrahlung einer etwaigen Quelle in Richtung $\underline{s}$.[1]

Die Integro-Differentialgleichung wurde ursprünglich für den Transport von Neutronen in Festkörpern und Flüssigkeiten entwickelt [CHANDRASEKAR/50, CASE/67] und später auf den Photonentransport in konservativ streuenden Medien angewandt [ISHIMARU/78]. Für ein zeitkonstantes System ergibt sich die Transportgleichung für den stationären Fall [z.B. STAR/88, PATTERSON/90]:

Gl. 2.3-2
$$\frac{dL(\underline{r},\underline{s})}{ds} = -(\mu_a+\mu_s)L(\underline{r},\underline{s}) + \frac{\mu_t}{4\pi}\int_{4\pi} p(\underline{s},\underline{s}')\,L(\underline{r},\underline{s})\,d\Omega' + q(\underline{r},\underline{s})$$

Es können folgende Größen aus der Strahldichte $L(\underline{r},t,\underline{s})$ abgeleitet werden:

Gl. 2.3-3
$$\Psi(\underline{r},t) = \int_{4\pi} L(\underline{r},t,\underline{s})\,d\Omega$$

---

[1] Mit $\underline{s}'$ wird ein zu $\underline{s}$ verschiedener Ortsvektor bezeichnet. Die Bezeichnung $\underline{s}'$ ist nicht mit der Transponierten von $\underline{s}$ zu verwechseln.

Die **Photonendichte** Ψ (nulltes Moment) [Wcm^{-2}] bezeichnet den Strahlungsfluß im Raumwinkel dΩ eines am Ort $\underline{r}$ befindlichen infinitesimalen Volumenelements.

Gl. 2.3-4
$$\underline{J}(\underline{r},t) = \int_{4\pi} \underline{s} \cdot L(\underline{r},t,\underline{s})\, d\Omega$$

Die **Photonenstromdichte** $\underline{J}$ [Wcm^{-2}] stellt das erste Moment der Strahldichte dar.

Eine allgemeingültige Lösung, insbesondere der zeitabhängigen Transportgleichung, konnte bisher noch nicht gefunden werden. Unter Anwendung verschiedenster Näherungen (z.B. Diffusionsnäherung, s. Kap. 2.3.3, S. 25 ff.) konnten bisher nur für vorgegebene Geometrien von stark streuenden Medien Lösungen ermittelt werden. So existieren zeitabhängige und zeitkonstante Lösungen für infinite, semi-infinite, Stab- und Zylindergeometrien [PATTERSON/89, FISHKIN/91, MADSEN/91, ARRIDGE/91].

Im allgemeinen bieten jedoch nur numerische Verfahren (z.B. Monte-Carlo-Simulation) die Möglichkeit, Berechnungen von Streulichtverteilungen zu ermitteln [WILSON/83, GROENHUIS/83, PRAHL/88, FLOCK/88 U. 89, KEIJZER/89, KEY/89, ESSENPREIS/91, FARELL/92, KIENLE/94, ROGGAN/97].

2.3.2 Optische Gewebeparameter

Entsprechend Gl. 2.3-1 wird die Ausbreitung und Umwandlung von Laserlicht in biologischem Gewebe durch dessen optische Eigenschaften (μ_a, μ_s, p($\underline{s},\underline{s}'$)) bestimmt.

- *Absorption*

Die Absorption von Photonen erfolgt an gewebespezifischen Chromophoren. Es handelt sich dabei im wesentlichen um Substanzen wie Hämoglobin, Melanin, Flavin, NADH etc., die in Abhängigkeit von der eingestrahlten Wellenlänge einen unterschiedlich großen Einfluß besitzen [ANDERSON/81, WILSON/90]. Der beschreibende physikalische Parameter ist der Absorptionskoeffizient μ_a, der das Produkt aus Absorberkonzentration c_a [mm^{-3}] und Absorptionswirkungsquerschnitt σ_a [mm^2] darstellt[2]. Da in der Regel mehrere unterschiedliche Chromophore an Absorptionsprozessen beteiligt sind, muß μ_a als Summe über die Produkte aller beteiligten Stoffe betrachtet werden:

Gl. 2.3-5
$$\mu_a = \sum c_a \sigma_a \qquad [\text{mm}^{-1}]$$

Biologische Gewebe weisen im Sichtbaren und im nahen Infrarot Absorptionskoeffizienten in der Größenordnung 0.001 mm^{-1} < μ_a < 10 mm^{-1} auf [z.B. CHEONG/90]. Als Beispiel ist in Abb. 2.3-1 die Absorption von Wasser und Oxyhämoglobin dargestellt, die die grundsätzliche spektrale Abhängigkeit der Gewebeabsorption zeigt.

---

[2] Der Absorptionswirkungsquerschnitt σ_a ergibt sich aus dem geometrischen Querschnitt G multipliziert mit einem Wirkungsfaktor der Absorption Q_{abs} [z.B. van de Hulst/57].

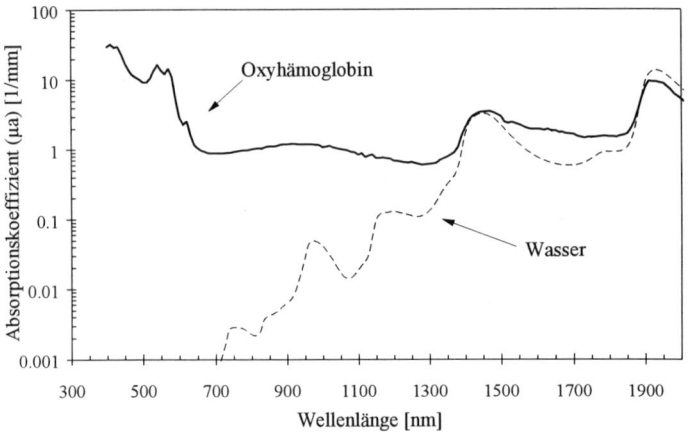

Abb. 2.3-1:   Dargestellt ist der Absorptionskoeffizient μ_a über den Wellenlängenbereich von 300nm - 2000nm von Wasser und Oxyhämoglobin als wesentliche optischen Bestandteile biologischen Gewebes [ROGGAN/97]

Das Absorptionsminimum im Bereich von 650nm bis 1100nm wird als therapeutisches oder **optisches Fenster** bezeichnet.

- Streuung

Im Sinne der Wellenoptik stellt die Streuung von Licht kein eigenes physikalisches Phänomen dar. Sie ist statt dessen eine Wirkung auf kontinuierliche oder diskrete Veränderungen des Brechungsindexes n bzw. der Dielektrizitätskonstante ε in der durchstrahlten Substanz. Streuung ist ein Effekt, der sich aus den optischen Phänomenen der Brechung, Interferenz und Reflexion zusammensetzt.

Die Streuung von Photonen erfolgt in biologischen Geweben an Inhomogenitäten des Brechungsindexes, wie z. B. an Membranen, Zellkernen, Mitochondrien, Lipiden etc. [ANDERSON/81]. Die entsprechende makroskopisch physikalische Größe ist der Streukoeffizient μ_s [mm^{-1}], der das Produkt aus Streuzentrenkonzentration c_s [mm^{-3}] und Streuwirkungsquerschnitt σ_s [mm^2] darstellt[3], aufsummiert über alle Arten von Streuzentren:

Gl. 2.3-6 $$\mu_s = \sum c_s \sigma_s \qquad [\text{mm}^{-1}]$$

Wenn der Abstand der Streuzentren gegenüber der Wellenlänge groß ist (Abstand > 10 μm), können die Streuereignisse als unabhängig voneinander angesehen werden, d.h. daß bei sogenannter Einfachstreuung die Interferenzerscheinungen zwischen einzelnen Ereignissen vernachlässigbar sind.

---

[3] Der Streuwirkungsquerschnitt σ_a ergibt sich aus dem geometrischen Querschnitt G multipliziert mit einem Wirkungsfaktor der Streuung Q_{sca} [z.B. van de Hulst/57].

Mathematisch exakt können Streuereignisse für kugelförmige, homogene Streuzentren und für Einfachstreuungen durch die Lösung der Maxwell'schen Gleichung beschrieben werden [MIE/08]. Aus der Mie-Theorie läßt sich der Streuwirkungsquerschnitt σ_s als Funktion der Brechungsindizes, der Wellenlänge und der geometrischen Parametern berechnen [z.B. KERKER/69]. Wenn die Streukugeldurchmesser gegenüber der Wellenlänge klein sind, geht die Mie-Streuung in den Sonderfall der *Rayleigh-Streuung* über, die eine $1/\lambda^4$ Abhängigkeit des Streuquerschnitts aufweist.

Biologische Gewebe weisen im Sichtbaren und nahen Infrarot Streukoeffizienten in der Größenordnung 1 mm^{-1} $< \mu_s <$ 100 mm^{-1} auf [z.B. CHEONG/90].

- *Streuphasenfunktion und Anisotropiefaktor*

Außerdem ist die Streuphasenfunktion p($\underline{s}$,$\underline{s}$') für die Ausbreitung von Photonen von Bedeutung. Sie ist ein Maß für die Wahrscheinlichkeit, daß ein Photon aus der Richtung $\underline{s}$ in die Richtung $\underline{s}$' gestreut wird [VAN HULST/57, KERKER/69]. Bezüglich der ursprünglichen Ausbreitungsrichtung lassen sich der Streuwinkel Θ und der Azimutalwinkel Φ definieren (Abb. 2.3-2).

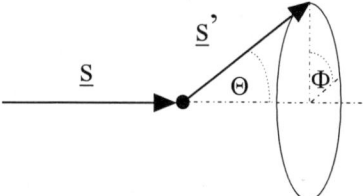

Abb. 2.3-2:   Winkelverhältnisse bei einem Streuereignis, bei dem ein Photon aus der Richtung $\underline{s}$ in die Richtung $\underline{s}$' gestreut wird [ROGGAN/97].

Bei isotropen Medien wird die Streuung als vom Azimutalwinkel Φ unabhängig betrachtet, so daß die Phasenfunktion lediglich den Streuwinkel Θ als Variable enthält. Diese Annahme kann jedoch bei einigen Geweben mit ausgeprägter Richtungsstruktur (z.B. Muskelfaser) zu Fehlinterpretationen führen [STAR/88].

Da die Phasenfunktion die Wahrscheinlichkeit darstellt, das Photon nach dem Streuprozeß in einem bestimmten Raumwinkelelement zu finden, muß die Normierungsvorschrift erfüllt sein, wenn Absorption innerhalb der Streuers vernachlässigt wird und somit Photonenerhaltung gilt (konservative Streuung) [VAN HULST/57].

Gl. 2.3-7

$$\int_{4\pi} p(\underline{s},\underline{s}')d\Omega = \int_0^{2\pi} d\Phi \int_0^{\pi} p(\underline{s},\underline{s}')\sin\Theta d\Theta = 1$$

Aufgrund der Unabhängigkeit der Phasenfunktion vom Azimutalwinkel Φ wird häufig eine Substitution durchgeführt, bei der p($\underline{s}$,$\underline{s}$') durch p($\cos\Theta$) ersetzt wird und eine Reduzierung des Problems auf die Streuebene erfolgt:

Gl. 2.3-8 $$\int_{-1}^{1} p(\cos\Theta)\, d\cos\Theta = 1$$

Unter den Randbedingungen, daß Einfachstreuung, unpolarisiertes Licht und sphärische Streuzentren gelten, läßt sich eine Mie-Phasenfunktion ableiten [z.B. HULST/57]. Deren Anwendung ist bei biologischen Gewebe jedoch wenig sinnvoll.

Es wurden andere, mathematisch leicht zu handhabende Streuphasenfunktionen vorgeschlagen, die die stark anisotrope Streuung von biologischem Gewebe besser annähern. Zu diesem gehören die Rayleigh-Gans-Phasenfunktion [GANS/25, GRAAF/89], Henyey-Greenstein-Phasenfunktion [HENYEY/41], die modifizierte Henyey-Greenstein-Phasenfunktion [PRAHL/88] und die Gegenbauer-Kernel-Phasenfunktion [YAROSLAVSKY/96]. Dabei zeigen die jüngsten Ergebnisse, daß die Gegenbauer-Kernel-Phasenfunktion die beste Übereinstimmung für Blut zeigt [ROGGAN/97].

Der wichtige Parameter zur Klassifizierung der Streuphasenfunktion stellt ihr erstes Moment dar, der Erwartungswert des Kosinus des Streuwinkels:

Gl. 2.3-9 $$g = \langle \cos\Theta \rangle = \int_{0}^{2\pi} d\Phi \int_{0}^{\pi} p(\underline{s},\underline{s}')\cos\Theta \sin\Theta d\Theta \quad \text{mit } \underline{s}\cdot\underline{s}' = \cos\Theta$$

Dieser wird als **Anisotropiefaktor g** bezeichnet und ist neben dem Absorptions- und Streukoeffizienten der dritte optische Parameter zur Beschreibung der Gewebeeigenschaften. Der Wertebereich reicht von -1 (Rückwärts-Streuung) über 0 (isotrope Streuung) bis +1 (Vorwärts-Streuung) (s. Abb. 2.3-3). Biologische Gewebe zeigen in der Regel starke Vorwärtsstreuung und g liegt im Bereich des Sichtbaren und Infrarot zwischen 0.8 und 0.99 [CHEONG/90].

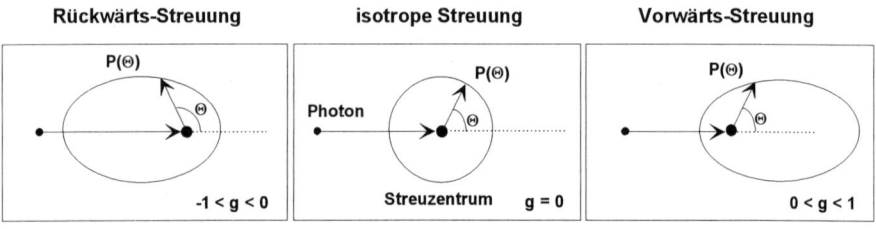

| **Rückwärts-Streuung** | **isotrope Streuung** | **Vorwärts-Streuung** |

Abb. 2.3-3:   Anisotropiefaktor und Streuphasenfunktion [ROGGAN/97]

Bei der Betrachtung optisch dicker Schichten können häufig der Streukoeffizient und der Anisotropiefaktor zum sogenannten **reduzierten Streukoeffizienten μ_s'** zusammengefaßt werden. Diese Ähnlichkeitstransformation reduziert die Beschreibung der Streuprozesse auf eine isotrope Phasenfunktion. Sie ist jedoch nur fern von Quellen und Grenzflächen gültig:

Gl. 2.3-10 $\mu_s' = \mu_s\,(1 - g)$

- *Brechungsindex*

Der Brechungsindex biologischer Gewebe hat in zweifacher Hinsicht Einfluß auf die Photonenverteilung im bestrahlten Volumen. Zum einen bestimmt er das Reflexionsverhalten an
Grenzflächen, zum anderen sind gerade die mikroskopischen Variationen der Brechungsindizes
verantwortlich für das Streuverhalten. Der Brechungsindex n ist daher als gemittelte optische
Eigenschaft zu betrachten, da im mikroskopischen Sinne alle Zellkompartimente einen unterschiedlichen Brechungsindex aufweisen [SPINRAD/87, ARONSON/93, ROGGAN/97].

2.3.3 Modelle zur Lösung der Strahlungstransportgleichung

Die Strahlungstransportgleichung ist insbesondere für viele medizinisch relevante Fälle analytisch nicht lösbar [ISHIMARU/78]. Um Aussagen über Strahlungsverteilungen in biologischen Geweben treffen zu können, ist demzufolge die Anwendung von Näherungsansätzen und numerischen Verfahren notwendig.

- *Lambert-Beer'sches Gesetz*

Für ein ausschließlich absorbierendes und homogenes Material kann die ortsabhängige Photonendichte $\Psi(z)$ in der Tiefe z mit der einem Grenzflächen-Reflexionskoeffizienten R und dem
Absorptionskoeffizienten μ_a nach dem Lambert-Beer'schen Gesetz berechnet werden.

Gl. 2.3-11 $\Psi(z) = \Psi_o (1 - R) e^{-\mu_a z}$

Dieses einfache Modell kann für die Berechnungen von Strahlungsverteilungen nicht verwendet werden, da der Einfluß der ausgeprägten Gewebestreuung keine Berücksichtigung findet.
Nur in einem Sonderfall kann nach Substitution von μ_a durch $\mu_t = \mu_a + \mu_s$ Gl. 2.3-11 den Anteil
eines einfallenden Lichtstrahls beschreiben, der bis zum Ort z noch nicht mit der Materie wech-
selgewirkt hat. Bei dünnen Schichten der Dicke d entspricht dies physikalisch der kollimierten
Transmission T_c einer Probe, die bei der meßtechnischen Bestimmung der optischen Gewebeeigenschaften eine besondere Bedeutung zukommt (s. Kap. 5.1.1) [WOLFF/94, ROGGAN/95,
ROGGAN/97].

- *Diffusionsnäherung für eine zeitkonstante Quelle und unendlich ausgedehntem Medium*

Unter der Voraussetzung einer zeitkonstanten (cw), kollimierten Quelle q und einem bestrahlten Gewebe mit schwach anisotroper Streuung und geringer Absorption kann zur Lösung der
Strahlungstransportgleichung die zeitunabhängige Diffusionsnäherung angewendet werden.
Der Ansatz der Diffusionsnäherung geht davon aus, daß das Licht kurz nach Eintritt in ein
stark streuendes Medium quasi isotrop ist und sich die Strahldichte $L(\underline{r},\underline{s})$ in einem diffusen
(mindestens einmal gestreuten) Anteil $L_d(\underline{r},\underline{s})$ und einem kollimierten (nicht gestreuten) Anteil
$L_c(r,s)$ zerlegen läßt [CHANDRASEKAR/50, CASE/67, ISHIMARU/78, KEIJZER/88, FLOCK/89, YOON/89,
FARELL/92].

Gl. 2.3-12 $L(\underline{r},\underline{s}) = L_d(\underline{r},\underline{s}) + L_c(\underline{r},\underline{s})$

Beide Anteile der Strahlungsdichte werden in einer Reihe aus Legrende-Polynomen entwickelt [ISHIMARU/78, STAR/88, KALTENBACH/93, BODAMMER/96]. Es folgt für die Strahldichten:

Gl. 2.3-13

$$L_d(\underline{r},\underline{s}) = \frac{1}{4\pi}\sum_{n=0}^{\infty}(2n+1)a_n(\underline{r})P_n(\underline{s}) \cong L_o(\underline{r}) + L_1(\underline{r})\cdot\underline{s}$$

$$L_c(\underline{r},\underline{s}) = \frac{1}{4\pi}\sum_{n=0}^{\infty}(2n+1)b_n(\underline{r})P_n(\underline{s}) \cong q_o(\underline{r}) + q_1(\underline{r})\cdot\underline{s}$$

Der erste Term der Entwicklungen ist das nullte Moment, und es gilt:

Gl. 2.3-14 $L_o(\underline{r}) = \Psi(\underline{r})$ $q_o(\underline{r}) = q_d(\underline{r})$

Das Einsetzen des Ansatzes in die Transportgleichung und Integration über alle Raumwinkel liefert schließlich die Diffusionsgleichung in der P_1-Approximation:

Gl. 2.3-15 $$\Delta\Psi(\underline{r}) - \frac{\mu_a}{D}\Psi(\underline{r}) = -\frac{q_d(\underline{r})}{D} + 3\nabla\cdot\underline{q}_1(\underline{r})$$

mit der Diffusionskonstante $D = \dfrac{1}{3(\mu_a + \mu_s(1-g))}$.

D entspräche im klassischen Sinne einer Diffusionskonstante, die letztlich mit den optischen Eigenschaften verknüpft ist und das Eindringvermögen der Photonen charakterisiert. Für die in der Literatur häufig zu findende reine Diffusionsnäherung wird der anisotrope Term $q_1(\underline{r})$ zu Null gesetzt, was jedoch unter dem Aspekt der anisotropen Gewebestreuung als problematisch anzusehen ist. Allerdings würde auch q_1 nur die Beschreibung einer sehr schwach anisotropen Quelle ermöglichen.

Gl. 2.3-15 hat für eine isotrope Punktquelle ($q_o(\underline{r}) = \Phi_o\,\delta(\underline{r})$ mit Φ_o als Strahlungsleistung der Quelle) im *unendlichen* ausgedehntem Medium die Lösung:

Gl. 2.3-16 $$\Psi(\underline{r}) = \frac{\Phi_o}{4\pi D}\frac{e^{-\mu_{eff}r}}{r}$$

mit dem effektiven Schwächungskoeffizienten

Gl. 2.3-17 $$\mu_{eff} = \sqrt{\frac{\mu_a}{D}} = \sqrt{3\mu_a(\mu_a + \mu_s(1-g))}\,.$$

Nach dem ersten Fick'schen Gesetz:

Gl. 2.3-18 $\underline{J}(\underline{r}) = -D\,\nabla\Psi(\underline{r})$

ergibt sich für die Photonenstromdichte $\underline{J}$ für eine Punktquelle im unendlich ausgedehnten Medium:

Gl. 2.3-19 $$\underline{J}(\underline{r}) = \frac{\Phi_0}{4\pi}\left(\mu_{eff} + \frac{1}{r}\right)\frac{e^{-\mu_{eff}\, r}}{r} \cdot \frac{\underline{r}}{r}$$

Der Betrag von $\underline{J}$ verhält sich für $\underline{r} \gg 1/\mu_{eff}$ annähernd proportional zu Ψ.

- *Lösung der Diffusionsgleichung für ein halb-unendliches, homogenes Medium mit kollimierter Einstrahlung*

Betrachtet man eine Oberfläche, d.h. einen Übergang zum halb-unendlichen Medium, so stellt dies eine Senke für die Photonendichte Ψ im Streumedium dar. Der Strahlungsfluß Φ, der durch die Oberfläche A transmittiert wird, läßt sich ohne Berücksichtigung des raumwinkelabhängigen Abstrahlungsprofils als Flächenintegral der z-Komponente einer Bestrahlungsstärke $\underline{E}$ beschreiben:

Gl. 2.3-20 $$\Phi = \int_A E_z \, da = \int_A \underline{E} \, d\underline{a}$$

Da die Photonenstromdichte J eine Näherungsgröße innerhalb der Diffusionsnäherung ist, deren Wert unter anderem durch die Näherungsannahme der Legendre Entwicklung mitbestimmt ist, wird in Gl. 2.3-20 zwischen der Flußdichte S und der Photonenstromdichte J unterschieden. In der Literatur ist es umstritten, ob J_z tatsächlich mit der Abstrahlungsflußdichte gleichgesetzt werden kann.

Die nach Gl. 2.3-18 voneinander abhängigen Größen J und Ψ werden durch Einführung einer Oberfläche in dem Maße verändert, daß sich die Photonenstromdichte in der Nähe der Oberfläche vergrößert und die Photonendichte absinkt. Das hauptsächliche Problem besteht dabei darin, daß die Diffusionsnäherung eigentlich an der Oberfläche keine Gültigkeit hat, da die zentrale Annahme einer „Quasi-Isotropie" hier nicht erfüllt ist. Es existieren verschiedene Ansätze eine Grenzfläche zu berücksichtigen. Allen Ansätzen ist gemein, daß sie Bildquellen außerhalb des Streumediums als Mittel verwenden, um die Reduzierung der Photonendichte durch die Oberfläche zu beschreiben. Dabei wird die vorgegebene Lösung der Differentialgleichung für eine Punktquelle im unendlichen Raum und den entsprechenden Verteilungen der Photonendichte von virtuellen Bildquellen addiert. Bei sämtlichen Ansätzen ist die Summe der Stärken dieser Bildquellen gleich der Stärke der realen Quelle mit negativem Vorzeichen. Die Photonendichte an der Oberfläche soll nach Summation der Bildquellen bestimmten Bedingungen genügen.

HASKELL und BODAMMER fassen gängige Methoden zusammen und vergleichen sie. Sie und favorisieren wie FARREL die **Methode der extrapolierten Oberfläche**, bei der die Randbedingung über die Summe der Photonendichten der realen Punktquelle und einer außerhalb des Mediums befindlichen, negativen, virtuellen Quelle erfüllt wird [FARREL/92, HASKELL/94, BODAMMER/96]. Es ergibt sich die sogenannte extrapolierte Oberfläche bei $z_b = -2DA$. Der Faktor A berücksichtigt die Reflexion an der Grenzschicht in Abhängigkeit von den jeweiligen Brechungsindizes. FARELL und ARONSON stellen empirische Angaben zur Berechnung des Parameters A in Abhängigkeit des vorliegenden Brechungsindexsprungs dar [FARELL/92, ARON-SON/93]. Für den Fall, daß die Brechungsindizes beider Medien identisch sind (Index-Match), ist A gleich 1. Durch Spiegelung der realen Punktquelle an dieser imaginären Oberfläche wird der Ort der Bildquelle gefunden. Diese hat den gleichen Betrag wie die reale Quelle mit negativem Vorzeichen. Sie hat den Abstand 4DA+z_o von der realen Oberfläche:

Gl. 2.3-21
$$\Psi(\underline{r}) = \frac{\Phi_0}{4\pi D}\left(\frac{e^{-r_1\,\mu_{eff}}}{r_1} - \frac{e^{-r_2\,\mu_{eff}}}{r_2}\right)$$

mit $r_1 = \left[(z+z_o)^2 + \rho^2\right]^{1/2}$ sowie $r_2 = \left[(z+z_o+4DA)^2 + \rho^2\right]^{1/2}$.

Möchte man eine Streulichtverteilung simulieren und mit einer experimentell ermittelten Größe vergleichen, so ist es sinnvoll, die Frage zu klären, welche Meßgröße das durch die Oberfläche transmittierte Licht beschreibt. Die meisten Autoren setzen die durch die Diffusionsnäherung definierte Photonenstromdichte J der Strahlungsflußdichte gleich und wenden diese Berechnung auf die Normalkomponente der Oberfläche an. Die Strahlungsflußdichte ist gemäß ihrer physikalischen Definition genau die Größe, welche den Strahlungstransport beschreibt, und zwar sowohl innerhalb des Mediums als auch durch die Oberfläche. KALTENBACH stellt dar, daß sich die Meßgröße eines oberhalb des Streumediums befindlichen Detektors als Flächen- und Raumwinkelintegral über die Strahlungsflußdichte an der Oberfläche ergibt [KALTENBACH/93]. Dies wird als Beweis dafür genommen, daß die Photonenstromdichte J, die nicht von der Strahlungsflußdichte S unterschieden wird, die Meßgröße sei. Für BODAMMER ist jedoch die Gleichsetzung von S und J nur unter der Bedingung der „Quasi-Isotropie-Voraussetzung" der Diffusionsnäherung erfüllt, so daß es bei der Betrachtung von Feldvertei-lungen in der Nähe der Oberfläche zu Fehlern kommen kann. Im Falle von Messungen in Transmissionsrichtung, d.h. der Berechnung von Feldverteilungen in einer vorgegebenen Tiefe bei halb-unendlichem Medium kann dieser Einfluß vernachlässigt werden.

- Diffusionsnäherung für eine intensitätsmodulierte Quelle

Verwendet man statt dessen eine intensitätsmodulierte Quelle zur Durchleuchtung von biologi-schen Objekten, so entstehen zeitlich abhängige Schwankungen der Strahldichte im Gewebe. Dieses Phänomen wird durch Photonen-Dichte-Wellen beschrieben [FISHKIN/91, PATTERSON/94]. Photonen Dichte Wellen können anhand ihrer Phasengeschwindigkeit und ihrer Wellenlänge charakterisiert werden. Im Falle eines Anstieges der Gewebestreuung erhöht sich die Weglänge der Photonen sowie die Phasengeschwindigkeit der Photonen-Dichte-Wellen. Ihre Wellenlänge wird hingegen kleiner. Die Photonendichte besteht aus einem Gleichlicht- (DC-) und einen AC-Anteil (s. Abb. 2.3-4).

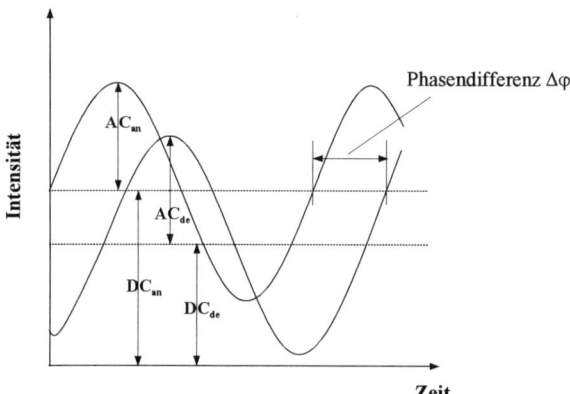

Abb. 2.3-4:   Intensitäts-Zeitverlauf einer sinusförmig modulierten Lichtquelle. Die Frequenz ist konstant und die Amplitude wird bei Gewebedurchtritt infolge von Streuung und Absorption geschwächt (an: Anregung; de: Detektion).

Eine analytische Beschreibung der AC-Dämpfung und Phasengeschwindigkeit ergibt sich aus der Lösung der zeitabhängigen Diffusionsnäherung. Die Photonendichteverteilung $\rho(\underline{r},t)$ (in $1/m^3$) berechnet sich aus:

Gl. 2.3-22
$$\frac{\partial\rho(\underline{r},t)}{\partial t} - \alpha\,\Delta\rho(\underline{r},t) + \beta\,\rho(\underline{r},t) = q(\underline{r},t)$$

wobei $\alpha = c_n D$ und $\beta = c_n\mu_a$, unter der Voraussetzung, daß $(1-g)\mu_s \gg \mu_a$ git, entspricht [PATTERSON/93].

c_n entspricht der Lichtgeschwindigkeit im Gewebe und β kann als Absorptionsfrequenz verstanden werden. Der Quellterm $q(\underline{r},t)$ ist eine periodisch modulierte Lichtquelle mit einer Modulationsfrequenz f und einer Modulation M_s. Als Modulation versteht man das Verhältnis aus der AC und DC Signalhöhe.
Betrachtet man eine sinusförmig modulierte Punktquelle mit der Modulationstiefe M_s und der Modulationsfrequenz $\omega = 2\pi f$ in einem infiniten Medium, so gilt:

Gl. 2.3-23
$$q(\underline{r},\underline{t}) = \delta(\underline{r}=0)\left[1 + M_s\,e^{-j\omega t}\right]$$

Die Lösung der zeitabhängigen Diffusionsnäherung (Gl. 2.3-22) für diesen Fall ist:

Gl. 2.3-24
$$\rho(\underline{r},t) = \frac{1}{4\pi\alpha r}\left[e^{-r\sqrt{\frac{\beta}{\alpha}}} + M_s e^{-kr-i\omega t}\right]$$

Gemäß Gl. 2.3-24 besteht die Photonendichte ρ aus zwei Anteilen. Zum einen aus einem DC-Anteil, der mit dem Koeffizienten $(\beta/\alpha)^{0.5} = \mu_{eff}$ (s. Gl. 2.3-17, S. 32) gedämpft wird und zum anderen aus einem zweiten Anteil, der als eine sphärische Welle betrachtet werden kann, die sich von der Quelle entfernt. Beschrieben wird die Photonen-Dichte-Welle über ihre komplexwertige Wellenzahl k'.

Gl. 2.3-25 $$k' = k_{real} + i\, k_{imag} = \sqrt{\frac{\beta + j\omega}{\alpha}}$$

k_{real} hat die Bedeutung des AC-Dämpfungskoeffizienten und wird im weiteren μ_{AC} genannt. k_{imag} ist die eigentliche Wellenzahl der PDWs, aus der sich die Wellenlänge λ der PDWs berechnen läßt. Sie wird im folgenden mit k bezeichnet.

Gl. 2.3-26 $$\lambda = \frac{2\pi}{k}$$: Wellenlänge der PDWs

Gl. 2.3-27 $$c_\varphi = \frac{\omega}{k}$$: Phasengeschwindigkeit der PDWs

Nach FISHKIN, PATTERSON und HASKELL ergibt sich für den AC Dämpfungskoeffizienten μ_{AC} und die Wellenzahl k der PDWs im infiniten Medium [FISHKIN/91, PATTERSON/93, HASKELL/94]:

Gl. 2.3-28 $$\mu_{AC} = \sqrt[4]{\frac{\beta^2 + \omega^2}{\alpha^2}}\, \cos\left[\frac{1}{2}\tan^{-1}\left(\frac{\omega}{\beta}\right)\right]$$

Gl. 2.3-29 $$k = \sqrt[4]{\frac{\beta^2 + \omega^2}{\alpha^2}}\, \sin\left[\frac{1}{2}\tan^{-1}\left(\frac{\omega}{\beta}\right)\right]$$

Die Punktimpulsantwort der zeitabhängigen Diffusionsnäherung ergibt:

Gl. 2.3-30 $$\Psi(\underline{r}) = \frac{1}{4\pi D}\frac{e^{-\mu_{AC}r}}{r}\, e^{-i(kr-\omega t)},$$

wobei die Phasendifferenz $\varphi(r) = k\cdot r$ und die AC-Amplitude, analog zum stationären Fall, zu Gl. 2.3-31 führen.

Gl. 2.3-31 $$\Psi_{AC}(\underline{r}) = \frac{1}{4\pi D}\frac{e^{-\mu_{AC}r}}{r}$$

Für den Fall, daß die Modulationsfrequenz sehr viel kleiner ist als die Absorptionsfrequenz (d.h. $\omega \ll \beta$ gilt), kann die Lösung für μ_{AC} als unabhängig von der Modulationsfrequenz betrachtet werden. Eine Taylor-Entwicklung führt zu Näherungsformeln für k und μ_{AC}, die hergeleitet die Abhängigkeiten von den optischen Parametern μ_a und μ_s' verdeutlichen:

Gl. 2.3-32

$$\mu_{AC} \approx \sqrt{\frac{\mu_a}{D}} = \mu_{eff} = \mu_{DC}$$

Gl. 2.3-33

$$k \approx \frac{\omega}{2c}\sqrt{\frac{3\mu_s'}{\mu_a}}$$

Gl. 2.3-34

$$\varphi \approx \frac{\omega \cdot r}{2c} \cdot \sqrt{\frac{3\mu_s'}{\mu_a}}$$

Damit geht μ_{AC} über in μ_{DC} für $\omega \to 0$. Praktisch ergibt sich ein meßbare Unterschied jedoch erst ab ca. 200MHz [PAPAIOANNOU/95].

Der Vorteil der Diffusionsnäherung besteht darin, daß für relative einfache Randbedingungen bzw. Geometrien analytische Lösungen existieren. Dazu gehört die am häufigsten verwendete Lösung für eine mit halb-unendlicher Geometrie und kollimierter Beleuchtung [REYNOLDS/76, STAR/88]. Bisher wurden analytische Lösungen u.a. für Punktquellen [DAVISON/57, STAR/88] entwickelt. Alle Lösungen setzen eine homogene Verteilung der optischen Eigenschaften im Gewebe voraus.
Komplexere Geometrien, wie beispielsweise endliche Schichtdicke oder Beleuchtung mit einer spezifischen Intensitätsverteilung (z.B. Gaußprofil) führen auch in der Diffusionsnäherung zu Lösungen, die nur numerisch berechnet werden können [PATTERSON/91]. Spezielle Grenzbedingungen, wie beispielsweise Brechungsindexsprünge an Gewebeoberflächen, können nicht analytisch in die Diffusionsnäherung eingebracht werden und erfordern weitere Näherungsannahmen. Lösungen für Gewebe mit einer nicht isotropen Verteilung der optischen Parameter erfordern zusätzliche Vereinfachungen [VAN GEMERT/88A,B].

Der Gültigkeitsbereich der Diffusionsnäherung hängt davon ab, wie gut die Bedingung $\mu_a \ll \mu_s(1-g)$ erfüllt ist und wie stark die Richtungscharakteristik der Streuung ist. Die Fragestellung wurde in der Literatur ausgiebig diskutiert [PRAHL/88, STAR/88, FLOCK/89, YOON/89, PATTERSON/89, FARELL/92]. Es zeigt sich, daß die erste Bedingung für biologische Gewebe im nahen Infrarot recht gut zutrifft. Die Voraussetzung einer schwachen Anisotropie der Streuphasenfunktion kann dagegen nicht als erfüllt angenommen werden und beschreibt den Photonentransport in biologischen Gewebe in der Nähe von Grenzflächen und Quellen nur in grober Näherung.

Anhand der Literatur kann jedoch zusammenfassend festgestellt werden, daß die Diffusionsnäherung für die Berechnung der Photonenverteilung unter Berücksichtigung einfachster Geometrien und in einer Entfernung von Grenzflächen und Quellen ein ausreichendes Modell darstellt, um prinzipielle Vorgänge analytisch darstellen zu können.

2.4 Grundlagen der Systemanalyse

Der im Rahmen dieser Arbeit verwendete Ansatz zur Bewertung entzündlich-rheumatischer Veränderungen basiert auf den Methoden der Systemanalyse. Möchte man nämlich diagnostisch oder therapeutisch verwertbare Information aus einem biologischen Objekt extrahieren, so ist es notwendig, dieses im Rahmen einer Systemidentifikation zu analysieren und anschließend die möglichen Zustände (pathologisch, gesund) in Modellen zu charakterisieren. Ein Ansatz der Systemcharakterisierung ermöglicht die Beschreibung über deren Ein- und Ausgangssignale [KÜPFMÜLLER/28, STREJC/60, WUNSCH/62, ZADEH/63, MARKO/69U77U95, BALMER/89, STROBEL/75, LÜCKE/90, UNBEHAUEN/93, LUTZ/95, MARKO/95].
Anwendungsbereiche in der Medizin und Medizintechnik sind z.B. die Beschreibung der Mittel- und Innenohrsignalstrecke [GOLDSTEIN/67; KIM/73, SELLICK/82, PEAKE/92, EGGERMONT/93] und die der optischen Übertragungsstrecke des Auges [LOGVINENKO/90], um Ersatz- oder Hilfssysteme zur Wahrnehmung zu entwickeln.

2.4.1 Signalanalyse und -bewertung

Die experimentelle Analyse von Ein-Ausgangssystemen kann gemäß Abb. 2.4-1 in folgende Teilschritte untergliedert werden:

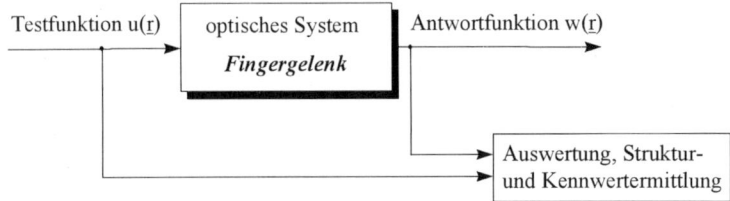

Abb. 2.4-1:   Prinzip der experimentellen Systemanalyse (Identifikation)

Nach der experimentellen Bestimmung und Auswertung der Ausgangsfunktion w($\underline{r}$) steht bei definierter Eingangsfunktion u($\underline{r}$) ein **nichtparametrisches Modell** zur Verfügung, daß das optische Übertragungsverhalten des biologischen Systems charakterisiert. Das nichtparametrische Modell, das im Falle einer Durchleuchtung einer definierten lokalen Streulichtverteilung entspricht, wird durch Kennwerte beschrieben, die graphisch oder analytisch ermittelt werden können. Verändert sich das nichtparametrische Modell aufgrund einer Zustandsänderung des biologischen Objektes, so beinhaltet die Veränderung der Kennwerte die diagnostische Information. Unter der Voraussetzung, daß die Information anhand von speziellen Kennwerten extrahierbar ist, d.h. **Merkmale** der zu untersuchenden Veränderung sind, ist eine Bewertung des biologischen Objektzustandes durchführbar. Die Zusammenfassung von diagnostisch verwertbaren Kennwerten erfolgt in einem parametrischen Modell.

Möchte man anhand von unterschiedlichen Realisierungen von Merkmalen eine diagnostische Aussage über diskrete Gelenkzustände durchführen, so gilt es zu überprüfen, ob die experimentell ermittelten Werte unterschiedlichen Zustandsklassen (z.B. gesund, pathologisch) angehören. Für den eindimensionalen Fall gilt der statistische Test auf *Signifikanz* als das Bewertungsverfahren in der diagnostischen Medizin [z.B. RAMM/87, SACHS/92, HARTEN/93]. Existieren mehrere zustandsbeschreibende Merkmale, so ermöglicht die Anwendung von mehrdimensionalen *Klassifikationsverfahren* eine Bewertung.

- *Bewertung der Signifikanz*

Unter der Voraussetzung, daß die Meßwerte einer Kenngröße des nichtparametrischen Modells einer Normalverteilung gehorchen, kann durch Anwendung des Zweistichproben F-Tests und t-Tests untersucht werden, ob zwei unabhängig gewonnene Stichprobenelemente (Index 1 und 2) einer gemeinsamen, normalverteilten Grundgesamtheit, d.h. in diesem Fall gleichen **Gelenkzuständen**, entstammen. Der methodische Ansatz dieser statistischen Methoden ist die Aufstellung einer Nullhypothese, die unter Gegenüberstellung von Wahrscheinlichkeiten verworfen oder bestätigt wird [SACHS/92].

Die Nullhypothese H_o des **F-Tests** ist, daß Gleichheit der Varianz (H_o: $\sigma_1^2 = \sigma_2^2$) und der Mittelwerte (H_o: $\mu_1^2 = \mu_2^2$), die jeweils aus den entsprechenden Schätzwerten (Standardabweichung s und arithmetischer Mittelwert $\bar{x}$) dargestellt werden, vorliegt.
Für den jeweiligen Test gilt die Prüfgröße:

Gl. 2.4-35
$$\hat{F} = \frac{s_1^2}{s_2^2} \qquad \text{mit } s_1^2 \geq s_2^2$$

Überschreitet der errechnete $\hat{F}$-Wert, den für die Irrtumswahrscheinlichkeit α und die Freiheitsgrade $\nu = n - 1$ (n: Anzahl der Meßdaten) entsprechenden Quantils der F-Verteilung, dann wird die Hypothese der Varianzvergleichbarkeit verworfen. Ist statt dessen der Wert $\hat{F}$ kleiner gleich F, dann besteht keine Veranlassung, an dieser Hypothese zu zweifeln.
In der Medizin wird die Irrtumswahrscheinlichkeit für Signifikanz auf $\alpha = 0.05$ festgelegt. Diese Grenze beschreibt, daß mit einer Wahrscheinlichkeit von 5% ein Fehler 1.Art auftritt, bei dem die Nullhypothese fälschlicherweise verworfen wurde. In der medizinischen Diagnostik entspräche dies einem falsch-negativen Befund.

Die Nullhypothese H_o kann zusätzlich noch nach Prüfung der Lage der Mittelwerte widerlegt werden. Dieser Vergleich erfolgt durch den **t-Test**, dessen Prüfgröße t bei möglicherweise ungleichen Varianzen gemäß Gl. 2.4-36 berechnet wird.

Gl. 2.4-36
$$t = \frac{|\bar{x}_1 - \bar{x}_2|}{\sqrt{\frac{s_1^2}{n_1} \cdot \frac{s_2^2}{n_2}}} \cdot \qquad \nu = \frac{\left(\frac{s_1^2}{n_1} \cdot \frac{s_2^2}{n_2}\right)^2}{\frac{\left(s_1^2 / n_1\right)^2}{n_1 - 1} + \frac{\left(s_2^2 / n_2\right)^2}{n_2 - 1}}$$

Überschreitet die Prüfgröße t das für die Irrtumswahrscheinlichkeit α von 5% und den Freiheitsgraden v entsprechende Quantil X_{95} der t-Verteilung, dann wird die Hypothese der Lagengleichheit verworfen und damit die Alternativhypothese, daß ein signifikanter Unterschied zwischen beiden Meßreihen existiert, (mit der Irrtumswahrscheinlichkeit von 5%) akzeptiert.

- *Statistische Klassifikation*

Es gibt eine Vielzahl von unterschiedlichen Klassifikationstechniken, die unter Anwendung von definierten Entscheidungskriterien die Zuordnung von unbekannten Stichprobenelementen ermöglichen. Die optimale Auswahl eines Klassifikationsansatzes im Sinne einer bestehenden Aufgabenstellung kann jedoch problematisch sein. Im Bereich der diagnostischen Medizin herrschen statistische Klassifikationsverfahren vor, bei denen angenommen wird, daß der Zusammenhang zwischen einem Patientenzustand und mehreren Meßgrößen über eine bedingte Wahrscheinlichkeit beschrieben werden kann [FUKUNAGE/72, JAIN/85, ZAMPERONI/87, ERNST/91, CIACCIO/93, CIACCIO/94].

Ziel der statistischen Klassifikation in dieser Arbeit ist der Schluß von einem (mehrdimensionalen) diskreten Symptom $\underline{X}$ auf einen Krankheitszustand ω_i. Die Zustände sind im einfachsten Fall diskret und repräsentieren ein krank und ein gesundes Ereignis. Möchte man feststellen, ob ein Symptom $\underline{X}$, z.B. eine Realisation des Merkmalsvektors, zur Klasse ω_1 gehört, läßt sich z.B. auf der Basis des **Bayesschen Theorems** die bedingte Wahrscheinlichkeit $P(\omega_i \mid \underline{X})$ berechnet werden (s. Gl. 2.4-37).[4]

Gl. 2.4-37
$$P(\omega_i \mid \underline{X}) = \frac{p(\underline{X} \mid \omega_i) P(\omega_i)}{p(X)}$$

Die Berechnung von $P(\omega_i \mid \underline{X})$ erfolgt, anhand der bedingten Wahrscheinlichkeit $P(\underline{X} \mid \omega_i)$, d.h. der Wahrscheinlichkeit, daß ein Symptom $\underline{X}$ unter der Voraussetzung der Klasse ω_i eintreten kann, der *a-priori*-Wahrscheinlichkeit $P(\omega_i)$ und der totalen Wahrscheinlichkeit $P(\underline{X})$.

Um bei bestehendem Symptom $\underline{X}$ zwischen zwei unterschiedlichen Zustandsklassen ω_1 und ω_2 entscheiden zu können, müssen gemäß Gl. 2.4-38 die jeweiligen bedingten Wahrscheinlichkeiten verglichen werden.

Gl. 2.4-38
$$P(\omega_1 \mid \underline{X}) \underset{<}{\overset{>}{\gtrless}} P(\omega_2 \mid \underline{X}) \rightarrow \underline{X} \in \begin{cases} \omega_1 \\ \omega_2 \end{cases}$$

Ist die bedingte Wahrscheinlichkeit $P(\omega_1 \mid \underline{X})$ größer als die bedingte Wahrscheinlichkeit $P(\omega_2 \mid \underline{X})$, so ist das Symptom $\underline{X}$ der Klasse ω_1 zuzuordnen.

---

[4] Die bedingte Wahrscheinlichkeit $P(\omega/\underline{X})$ gibt die Wahrscheinlichkeit des Ereignisses ω an, vorausgesetzt daß $\underline{X}$ eingetreten ist oder gilt.

Setzt man Gl. 2.4-37 in Gl. 2.4-38 ein, so ergibt sich die **Klassifikationsvorschrift nach Bayes**, die das durchschnittliche Risiko minimiert, einem Symptom $\underline{X}$ den falschen Zustand ω_i zuzuordnen:

Gl. 2.4-39
$$P(\underline{X}|\omega_1)P(\omega_1) \underset{<}{\overset{>}{\gtrless}} P(\underline{X}|\omega_2)P(\omega_2) \qquad \rightarrow \underline{X} \in \begin{cases} \omega_1 \\ \omega_2 \end{cases}$$

Für den Fall, daß die Zustandsklassen ω_1 und ω_2 normalverteilte Gesamtheiten darstellen, können einerseits deren Wahrscheinlichkeitsdichten anhand ihrer Kovarianzmatrizen Σ_1, Σ_2 und Mittelwertvektoren $\underline{\mu}_1$, $\underline{\mu}_2$ beschrieben werden und andererseits kann eine Logarithmierung der Gl. 2.4-39 erfolgen:

Gl. 2.4-40
$$\frac{1}{2}(\underline{X} - \underline{\mu}_1)^T \cdot \Sigma_1^{-1} \cdot (\underline{X} - \underline{\mu}_1) - \frac{1}{2}(\underline{X} - \underline{\mu}_2)^T \cdot \Sigma_2^{-1} \cdot (\underline{X} - \underline{\mu}_2) + \frac{1}{2}\ln\left(\frac{\det \Sigma_1}{\det \Sigma_2}\right)$$
$$\underset{>}{\overset{<}{\lessgtr}} -\ln\left(\frac{P(\omega_1)}{P(\omega_2)}\right) \qquad \rightarrow X \in \begin{cases} \omega_1 \\ \omega_2 \end{cases}$$

Das Ergebnis ist ein mehrdimensionaler Merkmalsraum, in dem eine Zuordnung des jeweiligen Symptoms $\underline{X}$ zu einer Zustandsklasse erfolgen kann.

- *Korrelationsanalyse*

Die Korrelationsanalyse überprüft, ob eine Abhängigkeit zwischen den einzelnen Merkmalen besteht. Die Aufgabe der Korrelationsanalyse ist die Reduzierung der Anzahl der Merkmale im Merkmalsvektor bei gleichbleibendem Informationsgehalt. Eine Maßzahl für Ähnlichkeit zweier Merkmalen X und Y ist der **Korrelationskoeffizient** ρ.
Ist $\rho(X,Y) = 0$, so sind beide Merkmale unkorreliert und besitzen einen unterschiedlichen Informationsgehalt. Ist $\rho(X,Y) = \pm 1$, dann besteht ein linearer Zusammenhang zwischen den Merkmalen. Unter der Annahme, daß Normalverteilung unter den Realisationen der Merkmale M_i gilt, wird der Korrelationskoeffizient $\rho(M_1,M_2)$ gemäß Gl. 2.4-41 berechnet.

Gl. 2.4-41 $\rho(X,Y) = \dfrac{Cov(X,Y)}{s_x \cdot s_y}$ mit $Cov(X,Y) = \dfrac{1}{n}\sum\limits_{i=1}^{n}(x_i - \overline{x})(y_i - \overline{y})$

Mit s_x und s_y als Schätzwerte der Standardabweichungen.

3 Zielstellung

Ziel dieser Arbeit ist die Entwicklung eines lichtoptischen *Durchleuchtungs- und Bewertungsverfahrens* zur Diagnose früher entzündlich-rheumatischer Veränderungen am Finger auf der Basis einer Informationsextraktion aus Streulicht mittels Methoden der experimentellen Systemanalyse. Damit dieses Ziel erreicht werden kann, werden im Rahmen dieser Arbeit folgende Fragen beantwortet:

– **Wie verändern sich die optischen Eigenschaften in einem Fingergelenk bei einer frühen rheumatoiden Arthritis ?**

Die Grundvoraussetzung für die Konzeption eines neuartigen diagnostischen und therapieunterstützenden Verfahrens auf der Basis von Licht ist die Bestimmung der optischen Verhältnisse in dem zu bewertenden Fingergelenk und die Spezifizierung der optischen Veränderungen aufgrund einer frühen Erkrankung. Zu diesem Zweck werden experimentell in einem Doppel-Ulbrichtkugel-Meßplatz die optischen Eigenschaften (μ_a, μ_s') von Knochen- und Knorpelgewebe sowie Gelenkkapsel und Gelenkflüssigkeit im gesunden Zustand und im frühen Erkrankungszustand bestimmt und gegenübergestellt (s. Kap. 4.1.1 und Kap. 5.1.1). Die dabei auftretende pathologisch induzierte Abweichung stellt im Mittel die zu diagnostizierende Zustandsänderung dar.

In Kap. 4.1.3 und Kap. 5.1.2 werden diese Ergebnisse in Verbindung mit anatomischen und pathophysiologischen Erkenntnissen der RA dazu verwendet, zwei mittlere Gelenkzustände (RA und gesund) optisch und geometrisch in Form eines Fingermodells zu simulieren. Um die Wirkung von unterschiedlichen optischen Situationen berücksichtigen zu können, wird die separate Einstellbarkeit der optischen Eigenschaften von Knochen, Haut, Kapsel und Synovia in dem Modell realisiert.

– **Welche apparatetechnischen Anforderungen müssen bei einem Durchleuchtungssystem erfüllt sein, damit die Information über die pathologische Veränderung im meßbaren Streulicht vorhanden ist ?**

Auf der Basis der Erkenntnisse anatomischer und pathophysiologischer Veränderungen im Fingergelenk, der Theorie der Lichtausbreitung sowie bisheriger technischer lichtoptischer Verfahren erfolgt in Kap. 4.2 die Konzeption des Durchleuchtungssystems.

Die Hauptaufgabe des Durchleuchtungssystem ist die Sicherstellung eines Ausgangssignals, das sensitiv auf die pathologisch induzierte optische Änderung im Gelenk reagiert. Daraus ergeben sich spezielle klinische und technische Anforderungen an die Teilfunktionen der Anregung (Wellenlänge, Strahldurchmesser, Strahlleistung, etc.), an dessen Positionierung, d.h. an die Bestimmung eines informationsoptimalen Ortes der Durchleuchtung, an die Fingeraufnahme (Positionierung, Fixierung) und an die Detektion (Empfindlichkeit, Ortsauflösung, Ortsintervall, etc.). Auf der Grundlage der erstellten Anforderungslisten erfolgt in Kap. 5.2 die Realisierung der einzelnen Teilfunktionen sowie deren Integration in das Durchleuchtungssystem.

– **Wie ist das Fingergelenk in Verbindung mit dem angepaßten Durchleuchtungssystem über das meßbare Eingangs- und Ausgangssignal zustandsabhängig *beschreibbar* ?**

Um nach der Durchleuchtung des Fingergelenkes die im Ausgangssignal vorhandene Information zu extrahieren und damit diagnostisch verwertbar zu machen, wird in Kap. 4.3 und 4.4 in einem systemtheoretischen Bewertungsansatz das zu bewertende Fingergelenk als Ein-Ausgangssystem formuliert. Dieses Gelenksystemmodell berücksichtigt neben dem in Ort und Zeit definiertem Eingangssignal die systembeschreibende Ausgangsfunktion der örtlichen Streulichtverteilung, die einer Punktverwaschungsfunktion entspricht. Die Charakterisierung des Gelenksystems erfolgt über die Ermittlung von Kennwerten (s. Kap. 4.4.3).

Variieren die optischen Eigenschaften im Fingergelenk, so entspricht diese Zustandsänderung einem anderen Gelenksystemmodell mit veränderten Kennwerten. Um eine zustandsabhängige Bewertung anhand der Kennwerte der Punktverwaschungsfunktion (lokale Streulichtverteilung) durchführen zu können, werden in Kap. 4.4.4 und Kap. 5.3.3 die Abhängigkeit von pathologisch und nicht pathologisch verursachten optischen Änderungen am RA-Gelenkphantom untersucht und zusammengefaßt.

– **Ist anhand von zustandsabhängigen Merkmalen eine *diagnostische* oder *therapieunterstützende* Bewertung des Fingergelenkzustandes durchführbar ?**

Auf der Basis der zustandsabhängigen Kennwerte der lokalen Streulichtverteilung gilt es Merkmale zu extrahieren und zu quantifizieren, mit denen eine diagnostische oder therapieunterstützende Bewertung durchführbar ist. Zu diesem Zweck wird in einer Patientenstudie (24 Fingergelenke) die diagnostische und therapieunterstützende Aussagefähigkeit des jeweiligen Kennwertes untersucht und bewertet (s. Kap. 4.4.5 und Kap. 5.3.4). Es ergeben sich Merkmale für eine diagnostische Aussage und für eine Aussage bei einer Verlaufskontrolle. Anhand der Merkmale für die Diagnostik wird unter Anwendung der Klassifikation nach Bayes eine Vorschrift zur diskreten Bewertung früher entzündlich-rheumatischer Veränderungen am Fingergelenk aufgestellt (s. Kap. 4.5.2 und Kap. 5.4.2). Desweiteren erfolgt die Überführung der nichtparametrischen Streulichtverteilung in ein parametrisches Modell. In einem Äquivalenzvergleich zwischen den Koeffizienten des parametrischen Modells und den optischen Eigenschaften wird in Kap. 4.5.1 und Kap. 5.4.1 das parametrische Modell mit der Lösung der Diffusionsnäherung bei angenäherter Durchleuchtungssituation gegenübergestellt.

4 Material und Methode

4.1 Konzeption eines RA-Fingermodells

Ziel der Konzeption und Entwicklung eines RA-Fingermodells ist die Simulation der rheumatoiden Arthritis am Fingergelenk in Form eines experimentell verwendbaren Phantoms.
Die Anforderungen, die ein derartiges Modell erfüllen muß, lassen sich in *geometrische* und *optische* Bedingungen einteilen. Die geometrischen Anforderungen an das RA-Fingermodell resultieren aus den anatomischen und pathophysiologischen Erkenntnissen der rheumatoiden Arthritis am Fingergelenk (s. Kap. 3.1). Zur Formulierung der optischen Anforderungen ist die Bestimmung der optischen Parameter (μ_a, μ_s, g) der interessierenden Gewebekomponenten notwendig. Dies erfolgt experimentell mit Hilfe des Doppel-Ulbrichtkugel-Meßplatzes.

4.1.1 Messung der optischen Eigenschaften

Zur Bestimmung der optischen Eigenschaften von biologischen Geweben stehen unterschiedliche Ansätze und Verfahren zur Verfügung [z.B. WOLFF/94, ROGGAN/93U95U97]. Angewandt wird hier die sogenannte Doppel-Ulbrichtkugel-Meßtechnik.

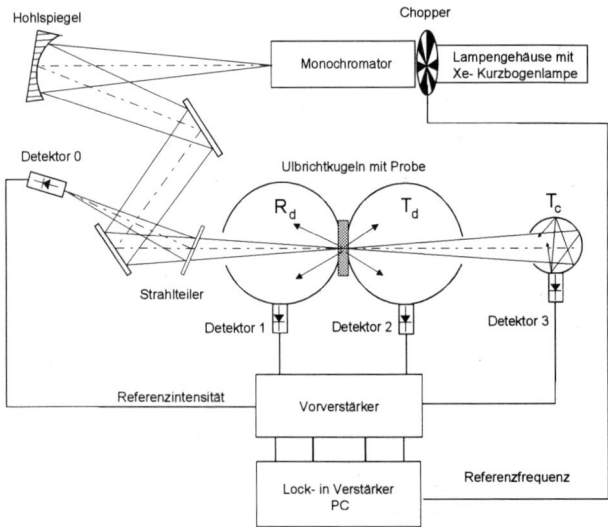

Abb. 4.1-1: Funktioneller Aufbau des Doppel-Ulbrichtkugel-Meßplatzes [ROGGAN/93, WOLFF/94].

Der Meßaufbau besteht aus zwei Ulbrichtkugeln ($\varnothing$ = 200 mm), die auf ihrer Innenseite mit hochreflektierendem Bariumsulfat beschichtet sind, wobei der Reflexionsfaktor über einen Wellenlängenbereich von 300 bis 1600 nm nahezu konstant ca. 98 % beträgt. Die zu untersuchende Gewebeprobe wird durch den Probenaufnehmer und den Probenhalter zwischen den beiden Kugeln fixiert und mit Licht einer Wellenlänge im Intervall von 300nm bis 1600nm bestrahlt.

Als Lichtquelle dient eine durchstimmbare Xe-Kurzbogenlampe mit Gittermonochromator, der zwei umschaltbare Gitter besitzt. Mittels eines mechanisch betriebenen Choppers wird der Lichtstrahl mit einer Frequenz von 0 bis 400 Hz getaktet. Die optische Strahlung der Lampe wird direkt auf einen Hohlspiegel geleitet, zweimal durch Planspiegel umgelenkt und auf die Probe fokussiert. Der Strahl tritt dabei zunächst durch die erste Kugel (Eingangsöffnung $\varnothing$ = 30 mm), durchdringt die Probe und verläßt danach die zweite Kugel durch eine entsprechende Austrittsöffnung ($\varnothing$ = 30 mm), wobei es an der Gewebeprobe selbst zu den bereits erwähnten Vorgängen (Reflexion, Streuung, Transmission und Absorption) kommt. Da beide Kugeln auf ihrer Innenseite mit einer hochreflektierenden Bariumsulfat-Beschichtung versehen sind, verursachen die rückgestreuten, beziehungsweise diffus transmittierten Strahlungsanteile, Vielfachreflexionen. Die Intensitäten der diffusen Rückwärtsstreuung (R_d) und der diffusen Vorwärtsstreuung (T_d) werden bestimmt. Als weiterer Parameter wird die kollimierte Transmission (T_c) gemessen, die den Anteil der Strahlung angibt, der die zweite Kugel ungestreut verläßt.

Zur Detektion der Referenzbestrahlungsstärke E_o sowie der Bestrahlungsstärken der diffusen Reflexion R_d, der diffusen Transmission T_d und der kollimierten Transmission T_c werden kombinierte Si/Ge-Dioden verwendet, die eine Erfassung der gewünschten Meßwerte vom UV- bis hin zum IR-Bereich erlauben. Je nach Beleuchtungsstärke liefern die Dioden einen Photostrom, der als Eingangssignal für die Lock-In Verstärker verwendet wird. Diese dienen zur Verbesserung des Signal-Rausch-Verhältnisses und erhalten die notwendige Referenzfrequenz direkt vom Chopper.

- Meßablauf

Die Kalibrierung des Systems erfolgt vor jeder Messung, d.h. jeder neuen Wellenlänge. Dazu werden die beiden Ulbrichtkugeln mit einem Reflexions-Transmissionsstandard und einem Reflexionsstandard verschlossen und die Intensitäten der Strahlungsfelder (R_d, T_d) einzeln gemessen. Für die kollimierte Transmission T_c wird die Intensität des Freistrahls als Referenzwert erfaßt, die Standards sind dafür aber aus dem Strahlengang zu entfernen. Um Intensitätsschwankungen der Lichtquelle zu kompensieren, werden alle Meßwerte durch die Referenzintensität normiert, was automatisch durch das Meßprogramm erfolgt. Nach der Kalibrierung wird die zu untersuchende Probe zwischen den beiden Ulbrichtkugeln plaziert und die Austrittsöffnung der zweiten Kugel erneut durch den Reflexionsstandard verschlossen. Anschließend können die Meßwerte für die Reflexionskugel ($R_{d,meß} \approx R_d$) und die Transmissionskugel $T_{meß}$ erfaßt werden, wobei wegen des verschlossenen Ausganges der Transmissionskugel dort immer die Summe aus kollimierter und diffuser Transmission ($T_{meß} \approx T_d + T_c$) gemessen wird. Durch dieses Verfahren wird vermieden, daß Anteile der diffusen Transmission mit kleinem Streuwinkel (hoher g-Faktor) die zweite Ulbrichtkugel verlassen können, ohne detektiert zu werden. Zu beachten ist außerdem, daß die reinen Meßwerte ($R_{d,meß}$, $T_{meß}$) zunächst nur Näherungswerte darstellen, da die Wechselwirkungen der Strahlungsfelder in den Kugeln erst bei der Auswertung (Monte-Carlo-Simulation) Berücksichtigung finden. Die kollimierte Transmission ($T_{c,meß} \approx T_c$) wird nach Entfernen des Reflexionsstandards separat gemessen und bei der Auswertung von $T_{meß}$ subtrahiert, so daß die diffuse Transmission T_d ermittelt werden kann.

Für die Auswertung der Meßwerte (R_d, T_d, T_c) und Umwandlung dieser Parameter in die optischen Eigenschaften μ_a, μ_s und g wurde auf die Inverse Monte-Carlo-Simulation zurückgegriffen [MINET/91U95]. Diese Methoden bieten bislang die genauste Berechnung der optischen Eigenschaften, benötigten jedoch auch sehr lange Berechnungszeiten. Die optischen Eigenschaften werden aus den gewonnenen Meßdaten mit Hilfe entsprechender Auswertungssoftware berechnet [ROGGAN/95U97]. Der relative Fehler der mit dem Doppel-Ulbrichtkugel-Meßplatz und der anschließenden Software ermittelten optischen Eigenschaften, wird auf ca. 5% abgeschätzt [WOLFF/94].

4.1.2 Untersuchung von Proben relevanter Gewebeabschnitte

Die Grundlage für die Auswahl relevanter Gewebeabschnitte ist die Untersuchung der Eigenschaften des Gelenksystems bei rheumatoider Arthritis (s. Kap. 2.1). Relevante Gewebeabschnitte sind hierbei das umhüllende Hautgewebe, hyaliner Knorpel, Knochen - und Kapselgewebe (Synovialis) sowie die Gelenkflüssigkeit (Synovia), da diese bei einer Durchleuchtung die Lichtausbreitung bestimmen. Zur Quantifizierung der pathologisch bedingten optischen Veränderungen wurden die optischen Eigenschaften von Knorpel, Knochen, Synovia und Kapsel im gesunden Fall und von Kapsel und Synovia im erkrankten Fall experimentell ermittelt. Dabei wurde ausschließlich Gewebe im pathologischen Zustand äquivalent den Stadium I und II verwendet. Da sich das umhüllende Hautgewebe pathologisch nicht verändert, können Daten aus der Literatur, die mit einem Doppel-Ulbrichtkugel-Meßplatz gemessen wurden, übernommen werden (s. Kap. 2.1.5).

Als pathologisches Gewebematerial wurde ausschließlich humanes Material verwendet. Zur Bestimmung der optischen Eigenschaften für den gesunden Zustand sind sowohl tierisches als auch humanes Material verwendet worden. GROTHUES-SPORK wies die optische und histologische Vergleichbarkeit des Gelenkmaterials vom eingesetzten Rind, Schwein und Lamm nach [GROTHUES-SPORK/93].

Tab. 4.1-1 zeigt eine zusammenfassende Übersicht über die verwendeten Probenpräparate für die Bestimmung der optischen Eigenschaften.

Tab. 4.1-1:   Zusammenfassende Übersicht der Probenanzahl und verwendeten Präparate. Es wurde kein erkranktes Knochen- und Knorpelgewebe untersucht, da es in der Frühphase der rheumatoiden Arthritis optisch konstant ist.

	Gesund (tierisch / human)	**RA** (tierisch /human)
Knochen	11 Proben (4/7)	-
Knorpel	20 Proben (7/13)	-
Synovia	10 Proben (10/-)	14 Proben (- /14)
Kapsel	10 Proben (10/-)	9 Proben (-/ 9)

Es werden die optischen Eigenschaften der jeweiligen Gewebe für den Wellenlängenbereich zwischen 630 nm und 1100 nm in Intervallen von 50 nm bestimmt. Die Wiederholung der

Messung an mehreren Präparaten der gleichen Gewebeart liefert einerseits eine Aussage über den statistische Fehler der Apparatur und der Präparation, beinhaltet jedoch gleichermaßen die biologisch auftretende Schwankungsbreite. Als Ergebnis wird der Absorptionskoeffizient μ_a sowie der reduzierte Streukoeffizient μ_s' als Mittelwert $\bar{x}$ über die Wellenlänge aufgetragen. Die biologisch und statistisch bedingte Schwankungsbreite der Mittelwerte wird durch Angabe der Vertrauensgrenzen mit einer Wahrscheinlichkeit von P = 95% ermittelt.

- Probenpräparation

Die Probenpräparation und -messung erfolgte überwiegend gleich nach der Entnahme des Materials. Im Falle von zeitverzögerten Messungen wurden die Proben stickstoffgefroren gelagert und nach ROGGAN homogenisiert. In vergleichenden Untersuchungsreihen bei Durchführung beider Präparationstechniken wurde keine verändernde Wirkung auf die optischen Eigenschaften festgestellt [ROGGAN/94, RUNGE/95].

- Präparation des Knochengewebes

Nach Abtrennung des Knorpels wurden vom Knochengewebe mittels eines Trennschleifsystems (EXAKT) Schnitte von ca. 1000µm bis 3000µm erstellt. Damit konnte die gleichmäßige Verteilung von Kompakta- und Spongiosagewebe gewährleistet werden. Zur anschließenden Vermessung wurde die Probe in einem speziellen Halter zwischen zwei Deckgläsern positioniert. Im Falle einer zeitverzögerten Messung erfolgte eine Zerkleinerung der Knochenscheiben, die anschließend in flüssigem Stickstoff bei einer Temperatur von -78°C schockgefroren und bei -32°C gelagert wurden. Die Vermessung der Proben erfolgte in homogenisierter Form in Küvetten der Dicke 500µm.

- Präparation des hyalinen Knorpels

Nach Entnahme des gesamten Gelenkkopfes wurde der hyaline Knorpel mittels einer Innenlochsäge (Fa. Leitz, Typ 1600) in ca. 200 µm dicke Scheiben präpariert. Wesentlicher Punkt dieser Präparationstechnik war die Sicherstellung einer intakten Knorpelmatrix in der zu durchleuchtenden Ebene. Die Vermessung erfolgte in Küvetten der Dicke 200µm. Im Falle einer zeitverzögerten Messung entsprechen Lagerung und Präparation des Knorpelgewebes der des Knochengewebes.

- Präparation des Synovialis

Die zur Bewertung von pathologischen Veränderungen wesentliche Kapselinnenhaut (Synovialis) wurde direkt nach der Entnahme zwischen zwei Deckgläsern unter Zugabe von Kochsalzlösung fixiert (Dicke 200µm) und in speziellen Probenhaltern vermessen.

- Präparation des Synovia

Die Untersuchungen der Proben am Doppel-Ulbrichtkugel-Meßplatzes erfolgte mit Hilfe von Küvettengefäßen der Dicke 10mm. Sie ermöglichte die Untersuchung von Materialien, die sich in ihren optischen Parametern stark unterscheiden. Die optimale Probendicke ergab sich aus kollimierten Transmission T_c. Um ein optimales Signal-Rausch-Verhältnis zu erhalten, muß T_c im Bereich von 3-30% liegen [WOLFF/94].

4.1.3 Anforderungsliste zur Erstellung eines RA-Fingermodells

Nach PAHL ist bei der Formulierung einer Anforderungsliste darauf zu achten, daß die Ziele und Bedingungen durch Anforderungen in Form von *Forderungen* (F) und *Wünschen* (W) eindeutig herausgearbeitet werden [PAHL/93]. Während die Forderungen unter allen Umständen erfüllt werden müssen, damit die Lösung akzeptabel ist, sind Wünsche nur dann zu berücksichtigen, wenn sie einen vertretbaren Mehraufwand nicht überschreiten. Forderungen und Wünsche sind bereits in der Anforderungsliste mit Qualitäts- und Quantitätsaspekten zu versehen, um eine ausreichende Information zu erhalten. Ist dies nicht möglich, sollten klar formulierte Aussagen über die geforderten Bedingungen getroffen werden. Beim Aufstellen der Anforderungsliste sollen die notwendigen Funktionen und aufgabenspezifischen Bedingungen im Zusammenhang mit dem Energie-, Stoff- und Signalumsatz erfaßt werden. Die Anforderungen ergeben sich aus der Analyse des zu simulierenden Gelenksystems und seiner pathologischen Veränderungen (s. Kap. 2.1)

F/W	Anforderungen an ein RA-Fingermodell
	1. Geometrie
	Einzelkomponenten des Phantoms
F	Simulation der umhüllenden Haut, des Knochens, der Synovia sowie Kapsel.
F	Realisierung einer Schichtdicke der Haut ≥ 1mm
F	Realisierung einer anatomisch angenäherten Knochengeometrie
F	Realisierung einer anatomisch angenäherten Kapselgeometrie (Schichtdicke, Anordnung um Knochen)
F	Realisierung einer Synovia durch Ausfüllen des Gelenkspaltes
	Phantom
F	Breite ≈ 20mm
F	Höhe ≈ 20mm
F	Länge ≈ 50mm
	Äußere Abmessungen
W	Breite: < 60mm
W	Höhe: < 50mm
W	Länge: < 170mm
	2. Kinematik
F	reproduzierbare Position des Gelenkspaltes
F	Verstellbare Gelenkspaltbreite: 0mm $< b < 2$mm
	4. Stoff
F	Simulation der umhüllenden Haut, des Knochens, der Synovia sowie der Kapsel.
F	Realisierung der realen optischen Eigenschaften für die Zustände gesund und krank bei Synovia und Kapsel.
F	Realisierung der realen optischen Eigenschaften für zwei unterschiedliche Zustände zur Simulation von biologischen Varianzen bei Haut und Knochen.
W	Simulation der wesentlichen Komponenten auf Basis von Wasser zwecks Berücksichtigung des realen Brechungsindexes

	5. Signal
F	Phantom muß eine Durchleuchtung in einem Bereich von ± 2,5mm symmetrisch um den Gelenkspalt zulassen.
F	Fingermodell muß die Detektion der transmittierten Streulichtverteilung in einem Bereich von ± 30mm symmetrisch um den Gelenkspalt zulassen.

Abb. 4.1-2:   Anforderungsliste eines RA-Fingermodells

4.2 Konzeption eines Durchleuchtungssystems

Bei der Konzeption und dem Entwurf eines lichtoptischen Verfahrens zur Diagnose früher entzündlich-rheumatischer Veränderungen am Finger ist die erste zu realisierende Teilfunktion die technische Gewährleistung eines diagnostisch ausreichenden Informationsgehaltes im gemessenen Ausgangssignal mittels eines angepaßten Durchleuchtungssystems.

Um dies erreichen zu können, muß ein spezielles Lösungskonzept für die technische Konstruktion des Durchleuchtungssystems erstellt werden. Dies erfolgt gemäß der Konzeptionsrichtlinien nach VDI 2221, Blatt 1. Nach Analyse der bisherigen lichtoptischen Durchleuchtungsverfahren in der optischen Tomographie (s. Kap. 2.2) wird zur Lösung der Zielstellung von folgendem **methodischen Ansatz** ausgegangen (s. Abb. 4.2-1).

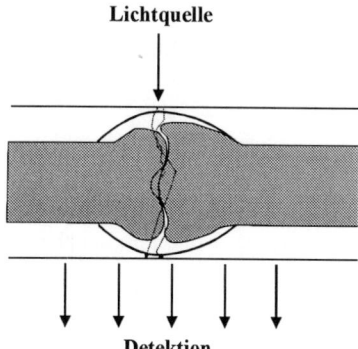

Abb. 4.2-1:   Methodischer Ansatz zur Entwicklung eines nicht invasiven Durchleuchtungssystems zur Diagnose früher entzündlich-rheumatischer Veränderungen am Fingergelenk durch Messung einer örtlichen Streulichtverteilungsfunktion in Transmission.

⇒ Wird ein Fingergelenk mit Licht durchleuchtet, so resultiert dies in einem Transmissionssignal, dessen Größe und örtliche Verteilung abhängig von den optischen Eigenschaften (Absorption, Streuung) des durchleuchteten Volumens ist. Eine frühe entzündlich-rheumatische Erkrankung in diesem Gelenk führt zu einer Veränderung der optischen Verhältnisse und ist somit über eine Abweichung im Ausgangssignal meß- und bewertbar.

Präzisiert man den methodischen Ansatz in einer zu realisierenden Gesamtfunktion, die lösungsneutral den Zusammenhang zwischen Ein- und Ausgangsgrößen beschreibt, so kann das zu entwerfende System prinzipiell gemäß Abb. 4.2-2 dargestellt werden.

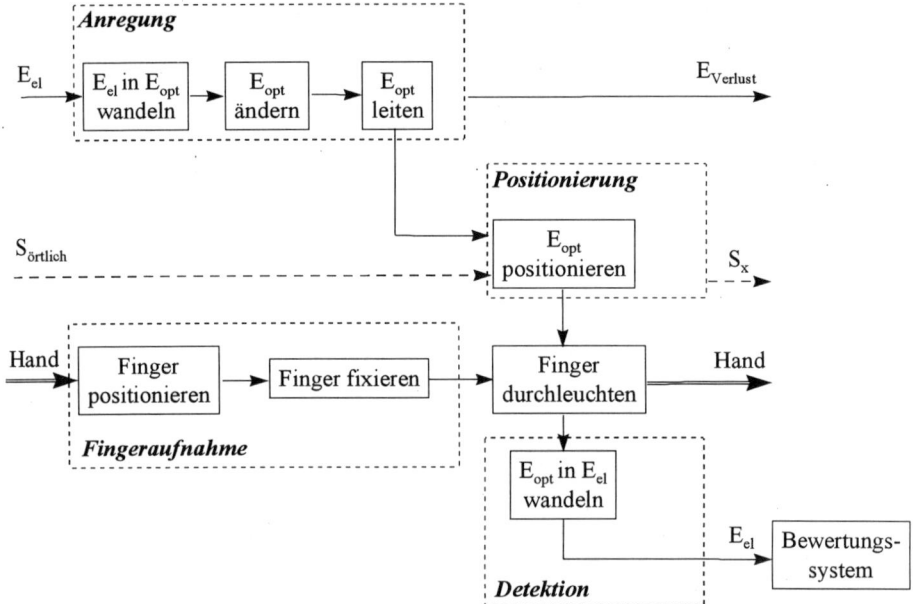

Abb. 4.2-2:   Gesamtfunktion des Durchleuchtungssystems, aufgegliedert in Teilfunktionen niedriger Komplexität.

Bei der Konzeption wird die Gesamtfunktion in Teilfunktionen niedriger Komplexität aufgegliedert, wobei sich durch die Verknüpfung der Teilfunktionen eine einfache und eindeutige Funktionsstruktur ergibt. Durch diesen Arbeitsschritt werden die zu realisierenden Teilsysteme besser abgegrenzt und bearbeitbar. Bei der Konzeption können die einzelnen Teilfunktionen in vier separate Teilsysteme (*Anregung, Fingeraufnahme, Positionierung und Detektion*) untergliedert werden. Die bei der Lösungsfindung zu erfüllenden Anforderungen ergeben sich aus den Eigenschaften des Gelenksystems (Kap. 2.1), aus der Analyse bekannter lichtoptischer Verfahren (Kap. 2.2) und aus den Kenntnissen der Lichtausbreitung in streuenden Medien (Kap. 2.3).

4.2.1 Anforderungen an die Einzelkomponenten des Durchleuchtungssystems

- Anforderungen an die Anregung

Die spektral abhängigen Eigenschaften von biologischem Gewebe und seinen funktionellen Zuständen sind der wesentliche Ansatzpunkt für die Anwendung von lichtoptischen Verfahren. Sollen spezielle Gewebezustände bzw. -änderungen detektiert werden, die wie in diesem Fall eine hohe lokale Abhängigkeit aufweisen und sich andererseits gering in ihrer pathologischen Differenz darstellen, so ist demzufolge eine hohe Spezifität des *Einstrahlortes* und der *Wel-*

lenlänge erforderlich. Ein methodischer Ansatz der Anregung, wie er bei der IR-Diaphanoskopie im Bereich der Nasennebenhöhlen-Untersuchung (s. Kap. 2.2.1) angewendet wird, d.h. eine breitbandige Lichtquelle und ein örtlich ausgedehnter Applikator wären in diesem Fall nicht sinnvoll. Die dafür notwendigen geometrischen Anforderungen der Anregung formulieren sich aus den anatomischen und pathophysiologischen Eigenschaften des Fingergelenks. Das durchschnittliche Ausmaß der pathologisch veränderlichen Region beträgt ca. 5mm. Sie entspricht der Ausdehnung der aus diagnostischer Sicht interessierenden Gelenkkapsel. Die Durchleuchtung des Gelenks in dieser Region besitzt eine hohe Wahrscheinlichkeit, zustandsabhängige Informationen zu liefern.

Berücksichtigt man bei einer Durchleuchtung das Verhältnis zwischen durchstrahltem pathologisch konstantem und pathologisch veränderlichem Volumen, so ermöglicht erst eine direkte und ausschließliche Durchleuchtung der Gelenkspaltregion ein optimales Verhältnis. Aufgrund des anatomischen Verlaufs des Gelenkspalts kann diese Region im Mittel auf 250µm festgelegt werden. Um eine hohe örtliche Spezifität zu erreichen, gibt dieser Wert den maximal zulässigen Strahldurchmesser auf der Fingeroberfläche an. Bei der Realisierung der Anregung ist ein gering divergenter oder kollimierter Strahl zu bevorzugen, um bei einer großen Schärfentiefe von der jeweiligen Fingerdicke unabhängig zu sein.

Für die Auswahl einer oder mehrerer interessierender Wellenlängen zur Durchleuchtung werden die optischen Eigenschaften (μ_a, μ_s und g) der beteiligten Gewebekomponenten in ihren unterschiedlichen Zuständen experimentell ermittelt. Diese Fragestellung ist wesentlicher Bestandteil der Phantomentwicklung und wird demzufolge in Kap. 4.1.1 und 5.1.1 beschrieben. Die Anforderung an den zu wählenden Bereich der Anregungsstrahlungsleistung ist in direktem Zusammenhang zur absoluten Empfindlichkeit und zum Dynamikbereich des Detektors zu sehen. Das System sollte in jedem Fall variabel konzipiert werden, um auf unterschiedliche Fingerdicken und Schwellungszustände reagieren zu können.

Betrachtet man in Kap. 2.2 die unterschiedlichen Verfahren der Anregung und Detektion, so existieren die Anregungsmodi Dauerstrich (cw), amplitudenmoduliert (PDW) und gepulst (TOF). Jeder dieser Anregungsmodi ergibt ein Ausgangssignal, das abhängig von den optischen Eigenschaften des durchleuchteten Systems ist. In welcher Form jedoch die Information übertragen wird, unterscheidet diese Verfahren genauso wie die anschließende Extraktion. Aus ökonomischer Sicht sind amplitudenmodulierte und gepulste Systeme in Herstellung und Betreuung um den Faktor fünf bis zehn mal teurer als cw-Systeme. Um einen potentiellen Nutzen dieser zusätzlichen Informationsquellen gegenüber cw-Systemen abschätzen zu können, wird im Rahmen dieser Arbeit die Phasenverschiebung als Kenngröße des PDW-Systems untersucht.

F/W	Anforderungen an die Anregung
W	**1. Geometrie** Geringe Bauform
F	**2. Kinematik** Laserstrahl muß in einem Bereich von ±2,5mm orthogonal zum Gelenkspalt des Fingers verfahren werden können.
F	Der Laserstrahl soll den Finger in 0,5mm Schrittweiten abscannen.

	2. Energie
F	Durchleuchtung mit optimierten, diskreten Wellenlängen.
F	Strahlungsleistung auf der Fingeroberfläche muß variabel sein, falls der Detektionsbereich konstant ist.
	(Intervall abgestimmt mit Dynamikbereich der Detektion)
	3. Signal
W	Realisierung der Anregung im cw-, amplitudenmodulierten Modus.
F	Realisierung eines kollimierten/gering divergenten Strahls auf der Hautoberfläche:
	$\approx$ Schärfentiefe von ca. 10mm und Strahldurchmesser: $\leq 250\mu m$

Abb. 4.2-3: Anforderungsliste der Anregung des Durchleuchtungssystems

- Anforderungen an die Fingeraufnahme

Um die Genauigkeit des Einstrahlortes im Bereich der Gelenkspaltregion auch während der Dauer der Untersuchung sicherstellen zu können, ist die Konzeption einer exakten Aufnahme mit Festlegung des zu bewertenden Fingers in axialer und radialer Richtung erforderlich. Infolge der anatomischen Form des Gelenkspalts ist die Genauigkeit, die notwendig ist, um eine Durchleuchtung des Gelenkspaltes zu ermöglichen, in radialer Richtung deutlich geringer als in axialer. Die radiale Genauigkeit kann aufgrund der Geometrie der Gelenkfläche des Fingers bezogen auf dessen Symmetrielinie auf ca. $\pm 1mm$ festgelegt werden. Die zu erfüllende Genauigkeit in axialer Richtung hängt von der Größe des realisierten Strahldurchmessers ab. Sie darf jedoch im Maximum nicht die Hälfte des Ausmaßes der Gelenkspaltregion von $\pm 500\mu m$ überschreiten, um eine optimale Durchleuchtung sicherzustellen. Neben der zeitkonstanten Festlegung in axialer und radialer Richtung ist bei der Konzeption der Fingeraufnahme auf eine große Variationsbreite bei Fingerdurchmesser und Form zu achten. Im Mittel kann dabei von einem Intervall von 15mm bis 30mm ausgegangen werden.

Bei der Konzeption neuartiger diagnostischer Verfahren im Bereich der Medizin ist jedoch bei Genauigkeitsanforderungen stets auf das Wohlbefinden des Patienten zu achten. Obwohl in dem zu bewertenden frühen Stadium der entzündlich-rheumatischen Veränderung höchstens geringe Bewegungseinschränkungen zu verzeichnen sind, besteht eine Druckempfindlichkeit und stets ein quantitativ nicht bewertbares psychologisches Unbehagen bei Halte- und Festlegungsvorgängen. Aus medizinischer Sicht sollte demzufolge die Richtlinie, ein erkranktes Organ falls möglich nicht länger als 5 Minuten fixieren zu müssen, bei der Optimierung der Meßprozedur berücksichtigt werden.

F/W	**Anforderungen an die Fingeraufnahme**
	1. Kinematik
F	Der Finger muß axial als auch radial fixiert sein;
	axiale Genauigkeit $\leq 250\mu m$; radiale Genauigkeit $\leq 2mm$
	(in Kombination mit Positionierung)
F	Variationsbreite der Fingeraufnahme: $\varnothing$ 15mm bis 30mm
	2. Stoff
F	Alle Materialien im Bereich der Detektion müssen eine nicht reflektierende, lichtabsorbierende Oberfläche aufweisen.

Abb. 4.2-4: Anforderungsliste der Fingeraufnahme des Durchleuchtungssystems

- *Anforderungen an die Positionierung*

Wesentlich bei einem diagnostischen Durchleuchtungsverfahren ist die Positionierung der Anregung in der Gelenkspalt- oder Kapselregion und die Sicherstellung einer konstanten Lage während der Untersuchung. Um dies erreichen zu können, ist die reproduzierbare Festlegung eines Anregungsnullpunktes bezogen auf die Fingeroberfläche notwendig. Berücksichtigt man den zu erwartenden Informationsgehalt, so erscheint es sinnvoll, das zu definierende Koordinatensystem mit seinem Ursprung in den Gelenkspalt auf Höhe der Hautoberfläche zu legen.

Die Anforderung an die Positionierung bzw. an die Durchleuchtungsprozedur ist die reproduzierbare Festlegung des Nullpunktes mit einer Genauigkeit, die den Angaben der maximal zulässigen Abweichung der Fingeraufnahme entspricht. Sie beinhaltet zudem die Anforderung der definierten Wiederholgenauigkeit.

F/W	Anforderungen an die Positionierung
	1. Kinematik
	Positionierung des Fingergelenks im Detektionsfenster:
F	Genauigkeit ± 2mm
	Bestimmung eines Referenzpunktes bzgl. Strahl und Gelenkspalt;
F	axiale Genauigkeit ≤ 500µm; radiale Genauigkeit ≤ 2mm

Abb. 4.2-5: Anforderungsliste der Positionierung des Durchleuchtungssystems

- *Anforderungen an die Detektion*

Die Anforderungen an die Detektion formulieren sich aus der Notwendigkeit, die durch speziell angepaßte Anregung und Positionierung erhaltene Information ohne Verluste und wesentlichen Veränderungen zu registrieren. Das Detektionssystem muß einerseits *lokalen Anforderungen* genügen, die den Bereich der geforderten Ortsauflösung festlegen. Da bei einer Durchleuchtung des Fingergelenkes eine größere Ortsauflösung der Detektion als der Kehrwert des Strahldurchmessers und des Gelenkspaltabmaßes nicht sinnvoll erscheint, kann ohne Informationsverlust eine Obergrenze von 4Lp/mm festgelegt werden. Experimentell kann die Ortsauflösung durch Ermittlung der Modulationsübertragungsfunktion (MTF) des Systems überprüft werden.

Die *optischen Anforderungen* an die Detektion begründen sich aus der Annahme, daß nach Austritt des Lichts aus der Gelenkspaltregion weiterhin eine Vorzugsrichtung besteht (Abb. 4.2-6). Photonen mit geringem Austrittswinkel (relativ zur Oberflächennormalen) sind demnach mit höherer Wahrscheinlichkeit direkt durch den Gelenkspalt transmittiert und haben ein größeres pathologisch veränderliches Volumen durchdrungen. Es ist anzunehmen, daß dieser Lichtanteil einen größeren diagnostisch verwertbaren Informationsgehalt besitzt und bevorzugt detektiert werden muß.

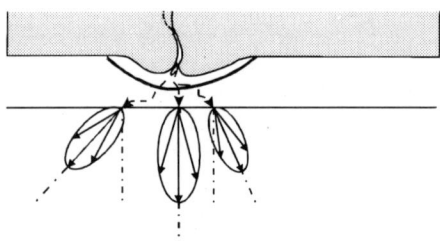

Abb. 4.2-6:   Bei der Transmission des Lichts durch die Gelenkspaltregion besteht aufgrund der anatomischen Gegebenheiten auch nach Austritt aus der Fingerunterseite weiterhin eine Vorzugsrichtung der Photonen. Es wird eine
kollimierte Detektion gefordert, die die Photonen mit einem flachen Austrittswinkel nicht erfaßt.

Entsprechend den Anforderungen an die Anregung gilt für die Konzeption der Detektoremp-
findlichkeit eine variable Anpassung dieses Eingangs-Ausgangs-Komplexes. Sie ist bei Spezifizierung des Detektorsystems durch Bestimmung des notwendigen Signal-Rausch-Verhältnisses
(SNR) zu charakterisieren.
Die Wahl des Detektionsmodus richtet sich nach der Art der Anregung, d.h. danach, ob konti-
nuierliches oder amplitudenmoduliertes Licht emittiert wird. In jedem Fall sollte eine Kalibrierung des System erfolgen, um unabhängig von der Anregungsleistung zu werden.

F/W	Anforderungen an die Detektion
F W	**1. Energie** An die Anregung angepaßte spektrale und absolute Empfindlichkeit hoher Dynamikbereich
F	**2. Stoff** Alle Materialien im Bereich der Detektion müssen eine nicht reflektierende, lichtabsorbierende Oberfläche aufweisen.
F F F F F	**3. Signal** Detektion muß in einem Intervall von mindestens ±2,5mm orthogonal zum Gelenkspalt des Fingers erfolgen. Ortsauflösung: < 4Lp/mm (oberhalb der Ausdehnung des Strahldurchmessers der Anregung Vorrangige Berücksichtigung der Photonen mit hohem Austrittswinkel (Kollimierung). Auf die Anregung abgestimmter Detektionsmodus Normierung des Detektionssignals auf Strahlungsleistung der Anregung

Abb. 4.2-7: Anforderungsliste der Detektion des Durchleuchtungssystems

- *Anforderungen an das Gesamtsystem*

F/W	Anforderungen an das Gesamtsystem
	1. Geometrie Gehäuse:
W	Breite < 50cm
W	Höhe < 40cm
W	Tiefe < 40cm
	2. Kräfte
F	Die Auflage für die Hand muß ein Gewicht von mindestens 50kg aushalten.
	3. Stoff
F	Alle Materialien im Bereich der Detektion dürfen nicht reflektieren und müssen schwarz sein.
	5. Dauer
W	Die Untersuchungsdauer sollte so kurz wie möglich sein, maximal jedoch 10min nicht überschreiten
W	**4. Kosten** Vertriebskosten < 10.000 DM

Abb. 4.2-8: Anforderungsliste des Gesamtsystems

4.2.2 Wirkprinzipien und Wirkstruktur des Durchleuchtungssystems

Nach Aufstellung der Gesamtfunktion und der Teilfunktionen sind den einzelnen Teilfunktionen Wirkprinzipien zuzuordnen, die unter Berücksichtigung der Funktionsstruktur zu einer Wirkstruktur zusammengefaßt werden.

Bei einer weiteren Konkretisierung ergibt sich ein Wirkprinzip, das den für die Erfüllung einer Funktion erforderlichen physikalischen Effekt sowie die geometrischen und stofflichen Merkmale enthält. Ziel ist es, durch Variation physikalischer Effekte sowie durch Variation geometrischer und stofflicher Merkmale ein Lösungsfeld zu erstellen. Zur systematischen Kombination der Wirkprinzipien entsprechend der geforderten Gesamtfunktion wird das Ordnungsschema von Zwicky (Morphologischer Kasten) [ZWICKY/66-71, PAHL/93] angewandt, bei dem in der ersten Spalte die Teilfunktionen aufgelistet sind und in den dazu gehörenden Zeilen die Wirkprinzipien zugeordnet werden (Abb. 4.2-9).

Wirkprinzip / Teilfunktion		1	2	3
1 Energie wandeln	elektrisch →optisch	Laser	NIR Lichtquellen	-
2 Energie ändern	Licht fokussieren	Linsen - Optik 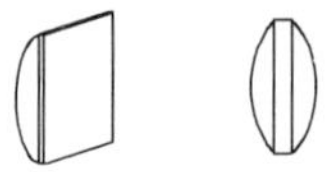	LWL 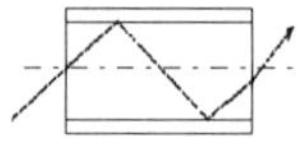	-
3 Energie leiten	Licht übertragen	Prismen 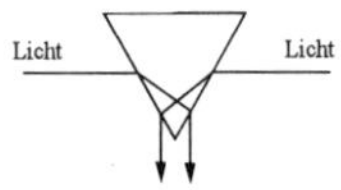	Spiegel 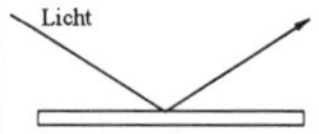	LWL 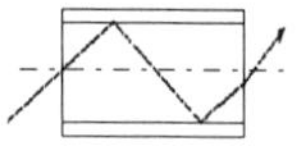
4 Energie positionieren	Licht positionieren	lineare Verschiebung 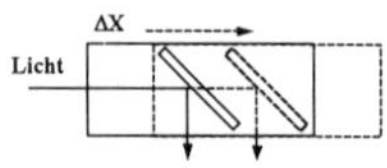	Rotation 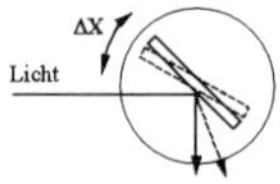	starre Positionierung 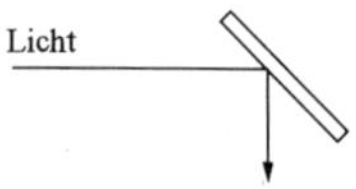
5 Energie wandeln	optisch → elektrisch	CCD	Dioden	Photomultiplier
6 Stoff speichern	Finger radial fixieren	Druckplatten 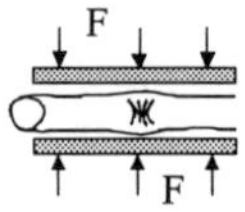	flexible Verschlüsse	-
7 Stoff speichern	Finger axial fixieren	Anschlag zwischen den Fingern 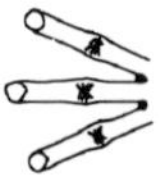	Anschlag Fingerspitze	-

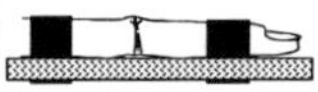

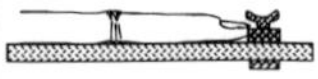

Abb. 4.2-9:   Morphologischer Kasten zur Kombination von Wirkprinzipien.

Anhand der Kenntnisse bestehender lichtoptischer Durchleuchtungssysteme kommt für die Wahl der Lichtquelle im wesentlichen nur ein Laser in nah-infrarotem Wellenlängenbereich oder eine konventionelle NIR-Lichtquelle in Frage (*Energie wandeln*). Da das zu untersuchende Objekt in einem Wellenlängenbereich zwischen 650 und 1100nm mit einer Ausgangsleistung kleiner als 50mW durchleuchtet werden soll, eignen sich hierfür insbesondere GaAs-Diodenlaser. Sie besitzen eine ausreichende Strahlstabilität und Kollimierbarkeit und ihr Strahldurchmesser kann mit Hilfe einer speziellen Optik auf die geforderten 250µm kollimiert werden.

Als NIR-Lichtquellen eignen sich z.B. bandpaßbegrenzte Halogen- oder Xenon-Bogenlampen, bei denen ebenfalls ein kleiner Strahldurchmesser realisiert werden kann. Die erreichbare Strahlleistung ist jedoch geringer als beim Diodenlaser, so daß eine entsprechend höhere Detektionsempfindlichkeit realisiert werden müßte. Nachteilig für die Wahl einer NIR-Lichtquelle sind Faktoren wie Baugröße, Lebensdauer, Kühlung und allgemeine Kosten, so daß Lösung 1.2 nicht zum Einsatz kommen wird. Für die Verringerung des Strahldurchmessers auf 250µm (Energie ändern) eignen sich prinzipiell optische Linsen und Lichtwellenleiter. Die Justage, die Handhabung und die Übertragungseigenschaften sind bei beiden Komponenten vergleichbar. Die Realisierung einer Durchleuchtung im Freistrahl, d.h. mittels optischer Linsen, erscheint jedoch zweckmäßiger, da einerseits die Positionierungssensibilität geringer ist und andererseits Phasenabweichungen bei intensitätsmoduliertem Licht durch Biegung des Lichtwellenleiters ausgeschlossen werden können.

Zur Übertragung des Lichts und zur Zusammenführung unterschiedlicher Strahlgänge eignen sich Prismen, Spiegel und Lichtwellenleiter. Aufgrund des nachteiligen Phasenverhaltens von Lichtwellenleitern scheidet jedoch auch hier die Lösung 3.3 aus. Die Lösung 4.2 ist ebenfalls zu streichen, da damit eine winkelabhängige Einstrahlung bei verschiedenen Laserpositionen erfolgen würde. Den Anforderungen einer orthogonalen Einstrahlung würde dies nicht gerecht werden. Lösung 4.3 läßt grundsätzlich nur eine feste Positionierung zu und wird daher ebenfalls nicht berücksichtigt.

Die Teilfunktion 5, d.h. die Realisierung einer ortsaufgelösten Detektion, kann am einfachsten mit einer CCD-Kamera, -Array oder -Zeile gelöst werden. Beim Einsatz einer modulierten Lichtquelle sind jedoch Photodioden, im speziellen Avalanche-Dioden, oder Photomultiplier, in Abhängigkeit von der gewählten Modulationsfrequenz zu verwenden.

Die Positionierung des Fingers (Teilfunktion 6 und 7) unterteilt sich in die Realisierung einer axialen und einer radialen Fixierung. Für die radiale Fixierung des Fingers kann die Lösung 6.1 ausgeschlossen werden, da auch ein leichter Druck auf das erkrankte Gelenk dem Patienten nicht zugemutet werden kann. Ferner scheint die Variationsmöglichkeit im Sinne der Anpassung an die unterschiedlichsten Fingerformen mit dieser Lösung als eingeschränkt.
Die Realisierung der Teilfunktion 7 durch einen axialen Anschlag entsprechend Lösung 7.1 und Lösung 7.2 scheint zur Erfüllung für die geforderte Vorfixierung des zu untersuchenden Fingers ausreichend.

Aus diesen Vorbetrachtungen lassen sich mehrere Lösungsvarianten ableiten, die in Tab. 4.2-1 zusammengefaßt sind. Dabei werden zunächst die Teilfunktionen, die zur Durchleuchtung beitragen, von den Funktionen, die der Positionierung des Fingers dienen, getrennt betrachtet.

Tab. 4.2-1:   Zusammenfassung der möglichen Lösungsvarianten zur Erfüllung der Gesamtfunktion eines Durchleuchtungssystems

Varianten zur Durchleuchtung

Var. 1:   1.1 - 2.1 - 3.2 - 4.1 - 5.1
Var. 2:   1.1 - 2.1 - 3.1 - 4.1 - 5.1
Var. 3:   1.1 - 2.1 - 3.2 - 4.1 - 5.2
Var. 4:   1.1 - 2.1 - 3.1 - 4.1 - 5.2
Var. 5:   1.1 - 2.1 - 3.2 - 4.1 - 5.3
Var. 6:   1.1 - 2.1 - 3.1 - 4.1 - 5.3

Varianten zur Fingerfixierung

Var. A: 6.2 - 7.1
Var. B: 6.2 - 7.2

Die Lösungsvarianten, die zur Realisierung der Gesamtfunktion des Durchleuchtungssystems möglich sind, müssen nun im nächsten Schritt mit Hilfe eines Auswahl- und Bewertungsverfahrens analysiert werden. Die Variantenbewertung erfolgt durch das Punktwertverfahren ohne Wichtung, wobei folgende Punktwertrichtung gilt: 1 ... sehr gut - 5 ... sehr schlecht.

Damit ist die optimale Variante im *Minimum* der Punktwerte zu suchen. Nach bestimmten Bewertungskriterien (s. Tab. 4.2-2) werden die einzelnen Varianten gewichtet und anschließend aufsummiert. Die abschließende Bewertung ist in Tab. 4.2-3 zusammengefaßt.

Tab. 4.2-2:   Bewertungskriterien

	Kriterium	**Merkmal**
K1	Forderungen der Anforderungsliste erfüllt	s. Abb. 4.2-3 bis Abb. 4.2-8
K2	Grundsätzlich realisierbar	-
K3	Fertigungsaufwand	Aufwand der Fertigung des Gesamtsystems, Kostenaufwand der einzelnen Baugruppen
K4	Betriebsaufwand	Regelmäßiger Aufwand an Justage, Betriebskosten
K5	Stabilität	Die gesamte Anordnung muß den häufigen Wechsel von Modell und zu untersuchender Hand standhalten
K6	Wünsche der Anforderungsliste erfüllt	s. Abb. 4.2-3 bis Abb. 4.2-8

Tab. 4.2-3:   Bewertung der Varianten 1-6 und A-B nach dem Punktwertverfahren ohne
Wichtung zur Auswahl der Wirkstruktur

Kriterium / Variante	K1	K2	K3	K4	K5	K6	Σ
1	1	2	1	1	1	3	**9**
2	1	2	2	1	1	3	**10**
3	1	2	3	2	2	2	**12**
4	1	2	4	2	2	2	**13**
5	1	2	3	3	3	4	**16**
6	1	2	4	3	3	4	**17**
A	2	1	1	1	2	1	**8**
B	1	1	1	1	2	1	**7**

Nach Abschluß der Konzeptphase des Durchleuchtungssystems zur Gewinnung eines Ausgangssignals mit diagnostisch verwertbarem Informationsinhalt wird die **Lösungsvariante 1**
ausgewählt. Zusätzlich wird experimentell noch die Variante 3 betrachtet, da mit dem Einsatz
einer Avalanche-Diode als Detektor eine phasensensitive Durchleuchtungsanordnung zu realisieren ist (s. Kap. 5.2.2). Als Fingeraufnahme wird Variante B realisiert.

4.3 Systemtheoretischer Bewertungsansatz

Die zweite wesentliche Teilfunktion bei der Entwicklung eines lichtoptischen Verfahrens zur
Diagnose früher entzündlich-rheumatischer Veränderungen ist die

⇒ Extraktion diagnostisch verwertbarer Informationen aus dem detektierten Streulicht mittels
eines angepaßten *Bewertungssystems*.

Der in Kap. 4.3.1 im speziellen erläuterte Bewertungsansatz beruht auf dem in Abb. 4.3-1 dargestellten Modell des Gesamtsystems einer Durchleuchtung.

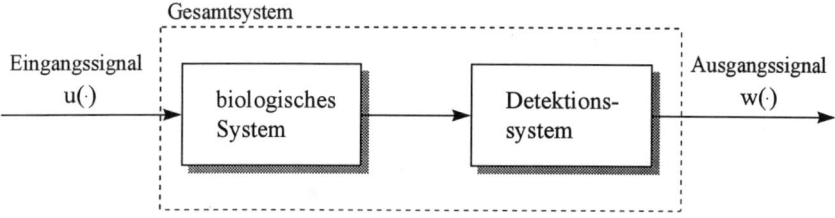

Abb. 4.3-1:   Prinzipielle Darstellung des Gesamtsystems der Durchleuchtung eines Gelenksystems und der anschließenden Detektion der transmittierten Streulichtverteilung.

Bezeichnet man die Laserquelle als **Eingangssignal** oder Ursachenfunktion $u(\cdot)$ und das meß-bare **Ausgangssignal** als Wirkungsfunktion $w(\cdot)$, so können gemäß der unterschiedlichen experimentellen Aufbauten zwei Signalmodelle unterschieden werden (s. Kap. 4.3.2.). Betrachtet man das durchleuchtete Gesamtsystem, so ist eine Unterteilung in ein *biologisches System*, das durch das zu durchleuchtende Fingergelenk repräsentiert wird, und in ein *Detektionssystem*, mit dem das transmittierende Signal gemessen wird, möglich. Beide Teilsysteme beeinflussen das jeweilige Ausgangssignal $w(\cdot)$ in unterschiedlichem Maße und beinhalten je nach der Bewertungsabsicht unterschiedliche Bedeutungen.

Das biologische System, das in seiner Zustandsabhängigkeit bewertet werden soll, liefert die diagnostische Information. Das erforderliche Detektionssystem ist ausschließlich ein Informationsüberträger, welches aber auch informationsverändernde oder -auslöschende Eigenschaften haben kann.

Um ein geeignetes Bewertungsverfahren auf der Basis von Modellen der experimentellen Systemtheorie entwickeln zu können, sind folgende Analysen notwendig:

- Charakterisierung und Analyse des biologischen Systems und seiner unterschiedlichen Zustände (gesund bzw. RA)

- Bestimmung der Übertragungsgrenze des Detektionssystems zur Sicherstellung einer ausreichenden Informationsübertragung.

In dem in dieser Arbeit gewählten Bewertungsansatz, im folgenden als **Gelenksystemmodell** bezeichnet, erfolgt die Modellbildung des biologischen Systems ausschließlich durch Analyse der experimentell ermittelten Ein- und Ausgangsfunktionen. Das Gelenk wird als ein System betrachtet, das durch zustandsabhängige Kenngrößen und Parameter beschrieben werden kann. Die Entwicklung des Gelenksystemmodells erfolgt anhand von Untersuchungen am RA-Gelenkphantom und an Patienten (*in vivo*). Aufbauend auf die experimentelle Modellbildung wird eine Bewertungsvorschrift ermittelt, mit der die Parameter gemäß des entzündlich-rheumatischen Gelenkzustandes klassifiziert werden können.

4.3.1 Ansatz zur Beschreibung des Gelenksystemmodells

Der zu diagnostizierende Gelenkzustand, der durch unterschiedliche Systemeigenschaften charakterisiert werden kann, unterliegt einer Varianz, die in eine **biologisch bedingte Abweichung** Δ_{biol} und eine **pathologisch bedingte** Δ_{path} zu unterscheiden ist. Damit die Gelenkzustände voneinander unterschieden werden können, muß die pathologisch bedingte Abweichung größer sein als die biologisch bedingte.

Berücksichtigt man die unterschiedlichen Gewebeanteile in einem Gelenk, und betrachtet man ihre Veränderungen bei einer frühen RA, so kann in einem zustandsabhängigen Ein-Ausgangsmodell zwischen einem pathologisch nicht veränderlichem und einem pathologisch veränderlichem Teilsystem unterschieden werden (s. Abb. 4.3-2).

Gelenksystemmodell

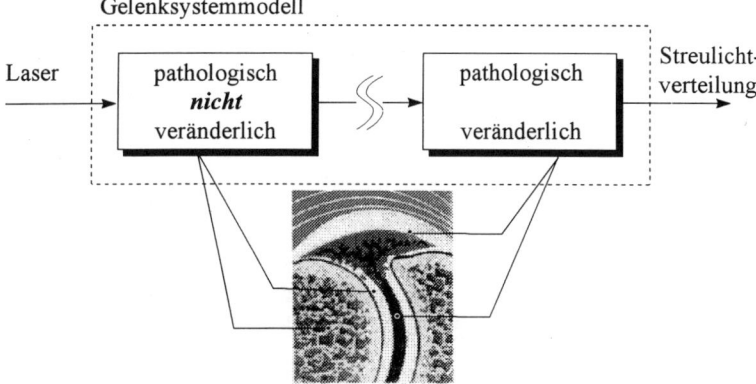

Abb. 4.3-2:   Systemtheoretischer Ansatz des **Gelenksystemmodells** für eine entzündlich-rheumatische Erkrankung des Stadium I und II. Die Modellbildung
beinhaltet die Aufspaltung in funktionell separate Systeme.

Dementsprechend muß zur Bestimmung diagnostisch aussagefähiger Merkmale oder eines zustandsabhängige parametrischen Modells die Wirkung jedes Teilsystems auf die Ausgangsgröße, d.h. der lokalen Streulichtverteilung, untersucht werden.

4.3.2 Signalmodelle

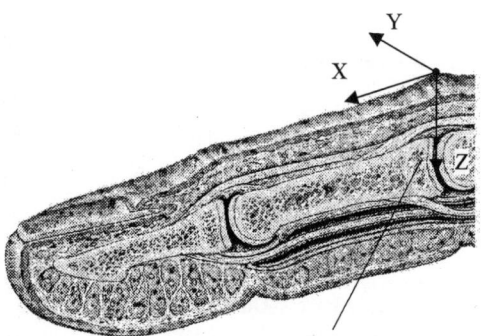

proximales Interphalangealgelenk (PIP)

Abb. 4.3-3:   Darstellung des verwendeten kartesischen Koordinatensystems bei der Beschreibung der Ein- und Ausgangssignale. Der Koordinatennullpunkt liegt
auf der Hautoberfläche in der Achse des PIP-Gelenkes. Die x-Achse verläuft in Richtung der Fingerspitze.

- **z** zeigt in den Finger. d bezeichnet die Fingerdicke. An der Oberfläche ist z = 0; im Gelenk ist z > 0 und bei z = d die gegenüberliegende Oberfläche.

- **y** ist die Koordinate orthogonal zur Fingerachse in lateraler Richtung

- **x** ist die Koordinate der Fingerachse. Am optimalen Durchleuchtungspunkt (Gelenkspalt) ist x = 0, zur Fingerspitze hin ist x > 0.

- Der Ursprung mit x = 0, y = 0 und z = 0 befindet sich an der Hautoberfläche der Fingeroberseite am optimalen Durchleuchtungspunkt (Gelenkspalt).

Das **cw-Durchleuchtungssystem** besitzt ein zeitlich konstantes Eingangssignal u($\cdot$) mit definierter Strahlungsleistung Φ_e, Wellenlänge λ und konstanter Einstrahlfläche. Das Eingangssignal entspricht demzufolge einer spezifischen Ausstrahlung $M_e(\cdot)$. Die Durchleuchtung erfolgt ausschließlich kollimiert an diskreten Positionen orthogonal zum Verlauf des Gelenkspalts, d.h. für $u^\lambda_{cw}(\cdot)$ gilt Gl. 4.3-1. Im Verlaufe der Untersuchungen werden die Systemwirkungen an zwei unterschiedlichen Laserwellenlängen bewertet. Aus diesem Grund wird ein Index λ zur Spezifizierung der Wellenlänge eingeführt.

Gl. 4.3-1 $u^\lambda_{cw}(\cdot) \equiv M_e(x_i, y=0, z=0)$

Die Detektion erfolgt zeitintegral und zweidimensional durch eine Abbildung der Hautoberfläche. Das Detektionsfenster ist örtlich konstant und unabhängig vom Einstrahlort. Die *Ausgangsfunktion* $w_{cw}(\cdot)$ stellt eine örtliche Verteilungsfunktion dar. Um unabhängig von dem Wert der jeweiligen Eingangsgröße zu sein, wird das Ausgangssignal normiert.
Da der Einfluß des Durchmessers des Eingangsstrahls gegenüber der Strahlungsleistung Φ_e gering einzuschätzen ist, erfolgt die Normierung der Bestrahlungsstärke $E_e(\cdot)$ auf die Eingangsstrahlleistung Φ_e. Es ergeben sich normierte orts- und wertdiskrete Bestrahlungsstärken E($\cdot$) mit der Einheit [$1/cm^2$].

Gl. 4.3-2 $w^\lambda_{cw}(\cdot) \equiv E\,(x, y, z = d)$ [$1/cm^2$]   mit d: Fingerdicke

Das **PDW-Durchleuchtungssystem** besitzt ein amplitudenmoduliertes Eingangssignal, das an diskreten Positionen kollimiert das gesamte Fingergelenk durchleuchtet. Für $u_{pdw}(\cdot)$ gilt:

Gl. 4.3-3 $u^\lambda_{pdw}(\cdot) \equiv M_e(x, y, z = 0) \cdot \sin \omega t$

Die Detektion erfolgt im Gegensatz zum cw-Durchleuchtungssystem nicht örtlich aufgelöst, sondern punktförmig gegenüber dem Einstrahlort. Man detektiert zusätzlich die Phasenverschiebung $\Delta\varphi$ zum Eingangssignal, so daß zwei Ausgangssignale zur Verfügung stehen Gl. 4.3-4 und Gl. 4.3-5.

Gl. 4.3-4 $w^\lambda_{AC}(\cdot) \equiv E\,(x, y, z = d),$

Gl. 4.3-5 $w^\lambda_{pdw\varphi}(\cdot) \equiv \varphi_{kl}(x_k, y_l, z = d)$

4.4   Experimentelle Untersuchungen zur Ermittlung eines Gelenksystemmodells

Abb. 4.4-1 zeigt schematisch die experimentell-methodische Vorgehensweise zur Bestimmung des zustandsbeschreibenden Gelenksystemmodells.

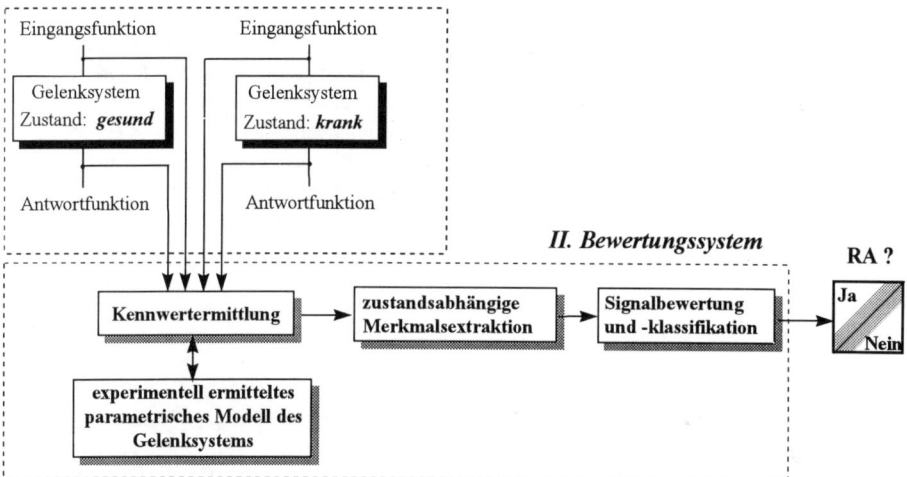

Abb. 4.4-1:   Schematische Darstellung zur Durchführung der experimentellen Analyse zur Beschreibung eines nichtparametrischen und eines zustandsabhängigen parametrischen Gelenksystemmodells.

Die experimentelle Untersuchung des in Kap. 4.3.1 beschriebenen Gelenksystemmodells gliedert sich gemäß Kap. 2.4 in folgende Abschnitte:

1. Bestimmung der Systemeigenschaften

2. Bestimmung von nichtparametrischen Gelenksystemmodellen anhand der resultierenden Ausgangsfunktionen definierter Eingangsfunktionen

3. Ermittlung von charakterisierenden Kennwerten

4. Wirkung der Kennwerte unter Variation pathologisch veränderlicher und pathologisch nicht veränderlicher Strukturen

5. Zustandsabhängige Merkmalsextraktion und Quantifizierung

6. Bestimmung eines parametrischen Systemmodells

4.4.1 Bestimmung der Systemeigenschaften

Die Grundlage für die Auswahl geeigneter Modelle zur Beschreibung eines Systems ist die Bestimmung der jeweiligen Systemeigenschaften bzgl. der verwendeten Signale. Es wird die Gültigkeit der in Kap. 4.3.1 angenommenen Systemeigenschaften experimentell unter Einsatz der in Kap. 5.2 beschriebenen experimentellen Aufbauten und durch ausschließliche Bewertung der Eingangs- und Ausgangssignale überprüft. Die Versuche erfolgen am Gelenkphantom (s. Kap. 5.1.2) sowie *in vivo*.

- *Linearität*

Ob das Gelenksystem für den Bereich der angewandten Durchleuchtungs- und Bewertungssituation nährungsweise lineare Eigenschaften besitzt, kann experimentell durch Überprüfung des Verstärkungsgesetzes und des Superpositionsgesetzes untersucht werden.
Bei konstantem Einstrahlungsort und konstanter Einstrahlungsgeometrie wird die eingestrahlte spezifische Ausstrahlung $u_{cw}(x)$ um definierte Verstärkungen k_u verändert. Es wird die Wirkung auf die örtliche Verteilung der Ausgangsstrahlungsflußdichten $w_{cw}(x,y)$ ermittelt und die entsprechende Verstärkungsfunktion $k_w = S[k_u]$ bestimmt. Die Auswertung erfolgt eindimensional entsprechend der Bestimmung des nichtparametrischen Modells in x-Richtung (s. Kap. 4.4.2). Die experimentelle Überprüfung des Superpositionsgesetzes wird in dem diagnostisch relevanten Bereich von ±2mm um den Gelenkspalt durchgeführt. Es wird untersucht, ob sich Streuverteilungen, die sich bei gleichzeitiger Durchleuchtung an unterschiedlichen Positionen ergeben, additiv aus Einzelverteilungen berechnen lassen.

- *statisches (gedächtnisloses) System, dynamisches (gedächtnisbehaftetes) System*

Ein System heißt zeitlich *statisch bzw. gedächtnislos*, wenn der Wert der Wirkfunktion $w(t)$ zur Zeit $t = t_1$ nur von dem Wert der Ursachenfunktion $u(t_1)$ abhängt. Ist die Wirkung $w(t_1)$ jedoch abhängig von einer Ursache $u(t_2)$ mit $t_2 \neq t_1$, die in der „Vergangenheit" oder „Zukunft" liegt, so ist das System zeitlich *dynamisch bzw. gedächtnisbehaftet*[1]. Zeitlich dynamische Systeme besitzen demnach ein Speichervermögen, das das Zeitintervall charakterisiert, das den Wert der Wirkfunktion $w(t)$ zur Zeit $t = t_1$ beeinflußt. Die Voraussetzung für ein zeitlich dynamisches Gelenksystem wäre dessen Veränderung, etwa infolge thermischer Schäden. Da sich das Gewebe bei einer niederenergetischen Durchleuchtung (unterhalb der thermischen Grenze) optisch konstant verhält, ist dieses System als **zeitlich statisch** anzusehen.

Betrachtet man eine ortsabhängige Funktion $w(x)$, so beschreibt ein örtlich statisches System ein System ohne wechselwirkende Nachbarbeziehungen. Der Wert $w(x_o)$ des Ausgangssignals an der Stelle x_o hängt lediglich vom Wert $u(x_o)$ des Eingangssignals an derselben Stelle ab. Dagegen wird bei einem gedächtnisbehafteten System das Ausgangssignal $w(x_o)$ auch von $u(x \neq x_o)$ und evtl. vom ganzen Verlauf des Eingangssignals beeinflußt. Im Falle der Lichtausbreitung in biologischem Gewebe handelt es sich um **örtlich dynamische** Übertragungssysteme.

---

[1] Bei technischen Zeitsystem wird der Begriff des dynamisches System stets in Verbindung mit einem kausalen System gesehen, d.h., daß das Ausgangssignal ausschließlich von der zeitlichen Vergangenheit abhängt.

- Verschiebeinvarianz

Ein System ist zeitlich und/oder örtlich verschiebeinvariant, wenn eine zeitliche oder örtliche Änderung des Eingangssignals nur von seiner Verschiebedifferenz abhängt. Erfolgt die Durchleuchtung eines biologischen Systems unterhalb der Grenze photochemischer und photothermischer Prozesse, dann ist die Wirkung unabhängig vom Anfangszeitpunkt (bei gleichem Anfangszustand), so daß das Gelenksystem als **zeitinvariant** definiert werden kann. Betrachtet man jedoch das Ausgangssignal in Abhängigkeit des Einstrahlortes, so ist ein inhomogenes biologisches System **ortsvariant**.

- Kausalität

Ein System heißt zeitlich *kausal*, wenn die Ausgangsfunktion nur von der zeitlichen Vergangenheit und Gegenwart abhängt. Alle gedächtnislosen Systeme sind kausal, so daß das Gelenksystem als **zeitlich kausal** betrachtet werden kann.
Mit dem Begriff der *örtlichen Kausalität* werden Nachbarbeziehungen für die Beschreibung von Ortspunkten verwendet. Es besteht örtliche Kausalität, wenn die charakterisierenden Nachbarn in der "Vergangenheit" liegen. Das System wird als semikausal bezeichnet, wenn die Kausalitätsbeziehung von der Betrachtungsrichtung abhängt. Die Wirkung einer Durchleuchtung von biologischem Gewebe unterliegt jedoch keiner Richtungsspezifität (außer einer starken Vorwärtsstreuung), so daß das Gelenksystem als **örtlich nicht kausal** angesehen werden muß.

4.4.2 Bestimmung eines nichtparametrischen Gelenksystemmodells

In der experimentellen Systemanalyse existieren zur Beschreibung von Ein-Ausgangssystemen nichtparametrische Modelle. Dazu gehören Zeit-, Orts- und Frequenzmodelle. Um ein nichtparametrisches Gelenksystemmodell experimentell ermitteln zu können, werden spezielle Eingangsfunktionen verwendet, die ein Ausgangssignal im Sinne einer systembeschreibenden Funktion (Impulsantwort, Punktverwaschungsfunktion u.a.) erzeugen.

- nichtparametrisches Ortsfunktionsmodell

Die ortsabhängige Analyse des Gelenksystems erfolgt mit dem cw-Durchleuchtungsaufbau. Es wird eine Eingangsfunktion $u_{cw}(x,y)$ realisiert, deren spezifische Ausstrahlung durch ein in Breite und Höhe definiertes Rechtecksignal angenähert werden kann. Sie setzt sich aus dem jeweiligen Strahldurchmesser und der eingestrahlten Strahlungsleistung Φ zusammen. Die Rechteckfunktion entspricht jedoch einer punktförmigen Anregung, wenn die Einstrahlfläche unterhalb der detektierten Ortsauflösung liegt. Das gemessene Ausgangssignal $w_{cw}(x,y)$ entspricht demnach einer systembeschreibenden Punktverwaschungsfunktion $h(x,y)$, die wiederum einem nichtparametrischen Ortsfunktionsmodell des Fingergelenkes.

Zur Bestimmung eines nichtparametrischen Ortsfunktionsmodells wird bei konstantem Einstrahlort ein zweidimensionales Transmissionsbild detektiert (Abb. 4.4-2, links). Zur Auswertung wird ein eindimensionaler Scan in x-Richtung extrahiert, der orthogonal zum Gelenkspalt verläuft. Das Ausgangssignal ist eine lokale Streulichtverteilung, die die Eigenschaften einer Punktverwaschungsfunktion besitzt (Abb. 4.4-2, rechts).

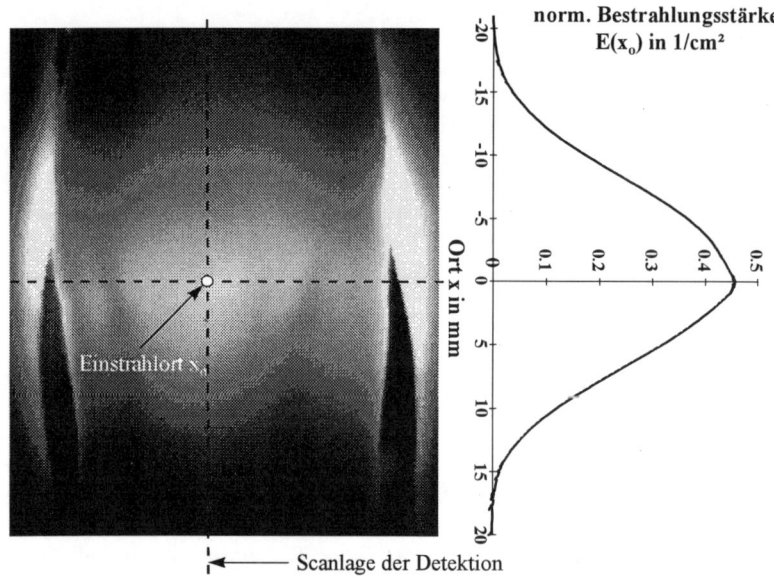

norm. **Bestrahlungsstärke**
$E(x_o)$ in $1/cm^2$

Ort x in mm

Einstrahlort x_i

Scanlage der Detektion

Abb. 4.4-2:   (Links) Beispiel eines detektierten Transmissionsbildes eines Fingergelenkes (*in vivo*). Gekennzeichnet ist der Scan zur Bestimmung des eindimensionalen, nichtparametrischen Modells (Rechts). Der Nullpunkt entspricht der Position des Gelenkspalts.

Da die detektierte örtliche Streulichtverteilung $w_{cw}(x)$ nur in einem begrenztem Ortsfenster erfaßt werden kann (s. Kap. 5.2), müssen die Funktionswerte außerhalb des Meßintervalls approximiert werden, um eine Berechnung der Momente höherer Ordnung zu ermöglichen. Die Extrapolation erfolgt mit 3-additiv verknüpften Gaußfunktionen nach der Methode der Minimierung der Fehlerquadrate.

Ziel der Durchleuchtungssysteme ist eine ortsbezogene Charakterisierung des Gelenksystems über eine Punktfunktion (cw) und der resultierenden Punktverwaschungsfunktion sowie über eine intensitätsmodulierte Eingangsfunktion konstanter Frequenz (PDW) und der resultierenden Phasendifferenz $\Delta\varphi(x)$.

Die zeitliche Analyse des Gelenksystems und seiner Zustände erfolgt am PDW-Durchleuchtungsaufbau. Es wird ein Modell aufgestellt, bei dem bei konstanter Intensitätsmodulation des Eingangssignals die resultierende Phasenverschiebung des Ausgangssignals experimentell bestimmt wird. Bei der verwendeten Frequenz von 110 MHz ist die erwartete Wirkung der Amplitudendämpfung vergleichbar mit der Wirkung eines nichtmodulierten (cw) Signals, so daß auf die Untersuchung des AC-Signals am PDW-System verzichtet werden kann [PAPAIOANNOU/95].

4.4.3 Numerische Kennwertermittlung

Um die ermittelten nichtparametrischen Modelle quantitativ vergleichen und bewerten zu können, erfolgt die Ermittlung von Verteilungskennwerten. Diese Kennwerte charakterisieren Eigenschaften der jeweiligen Streulichtverteilungsfunktionen, die auf ihre Zustandsabhängigkeit
untersucht werden sollen. Die aus den experimentell ermittelten nichtparametrischen Modellen
zu bestimmenden Kenngrößen sind:

- *Extremstellen*

Es erfolgt die Ermittlung der maximalen Bestrahlungsstärke E_{max} als Kennwert der Streulichtverteilung. Um unabhängig von dem verwendeten Eingangssignal zu sein, wird diese Größe auf
die Strahlungsleistung der Anregung normiert.

- *charakteristische Abschnitte*

Auf der Basis von empirischen Systemidentifikationsverfahren kann der Verlauf der experimentell ermittelten Streulichtfunktion anhand von vier charakteristischen Bereichen beschrieben werden (s. Abb. 4.4-3).

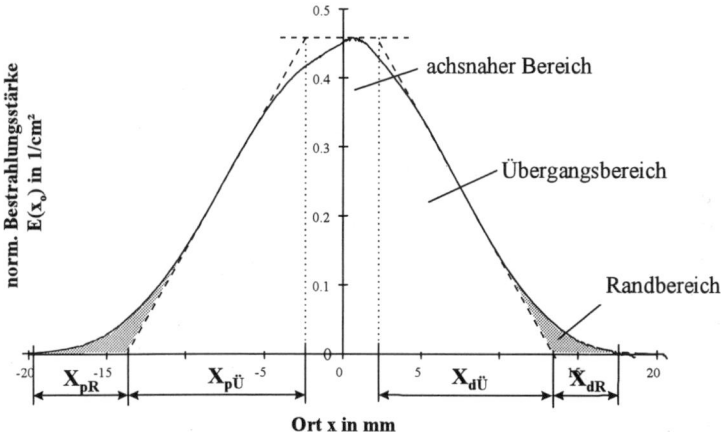

Abb. 4.4-3:   Ausgehend von dem Prinzip des empirischen Systemidentifikationsverfahren kann das lokale Ortsfunktionsmodell (Streulichtfunktion) anhand von
vier Bereichen (X) charakterisiert werden.

Durchleuchtet man das Fingergelenk mit einer punktförmigen Lichtquelle, so stellt die in
Transmission detektierte Streulichtverteilung eine systembeschreibende Punktverwaschungsfunktion dar. Die Ortsfunktion kann in einen Zentralbereich, in einen Übergangsbereich und in
einen Randbereich unterteilt werden. Charakteristisch für den Zentralbereich ist die maximale
Bestrahlungsstärke, die als ein Maß für die Systemdämpfung betrachtet werden kann. Der
Übergangsbereich ($X_{Ü}$) und Randbereich (X_R) charakterisieren den Grad der Verwaschung,
wobei die Größe des Übergangsbereiches im wesentlichen durch den Signalabfall gekennzeich-

net ist. Da die Streulichtverteilung asymmetrisch ist, wird zwischen einem proximalen und einem distalen Übergangsbereich ($X_{pÜ}$, $X_{dÜ}$) und Randbereich (X_{pR}, X_{dR}) unterschieden.

- *Momente höherer Ordnung*

Nach z.B. PAPOULIS, WAHL und JAIN können sowohl Objektformen, als auch die Intensitätsverläufe innerhalb von Objektbereichen, d.h. im globalen Sinne auch örtliche Streulichtverteilungen, mit Hilfe von Momenten eindeutig dargestellt werden [PAPOULIS/64, WAHL/84, JAIN/85]. Im Gegensatz zu den Kennwerten der Wendetangenten und lokalen Verzögerungen sind Momente höherer Ordnung Formparameter, die u.a. Symmetrieeigenschaften mit berücksichtigen. Das zu charakterisierende Objekt muß hierbei in segmentierter Form als Bild oder Intensitätsverteilung f(x) vorliegen. Die Momente von f(x) sind definiert als

Gl. 4.4-1 $$m_p = \int x^p\, f(x)\, dx$$

mit p = 0, 1, 2..p als Ordnung des Moments m_p
Um invariant gegenüber der Lage der Streulichtverteilung zu werden, erfolgt die Normierung der Momente nach Gl. 4.4-2.

Gl. 4.4-2 $$\mu_p = \int (x - \overline{m})^p\, w(x)\, dx$$

Unter Berücksichtigung des Schwerpunktes $\overline{m} = m_1 / m_0$ ergeben sich die **Zentralmomente** μ_p. Zur Charakterisierung der experimentell ermittelten Streulichtverteilung werden folgende Kennwerte bestimmt:

Gesamtbestrahlungsstärke $$E_{ges} = \mu_0 = \int w(x)\, dx$$

Schwerpunkt: $$\overline{m} = \frac{m_1}{m_o} = \frac{\int x\, w(x)\, dx}{\int w(x)\, dx}$$

Standardabweichung:
(als Maß für die Breite der Verteilung)

$$s = \sqrt{\mu_2}$$

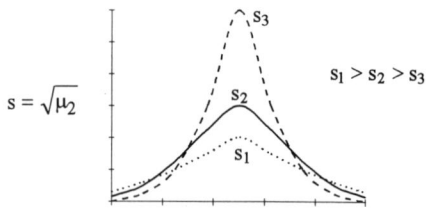

$s_1 > s_2 > s_3$

relative Skewness:
Als Maß für die Schiefe der Streulichtverteilung wird das 3. Zentralmoment berechnet. Damit Verteilungen unterschiedlicher Skalierung verglichen werden können, erfolgt die Normierung bezüglich der Standardabweichung s.

$$\bar{\mu}_3 = \frac{\mu_3}{s^3}$$

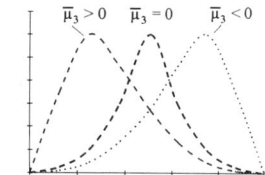

relative Kurtosis:
Als Maß für die Steilheit oder Wölbung der Streulichtverteilung wird das 4. Zentralmoment berechnet. Es erfolgt ebenfalls die Normierung bezüglich der Standardabweichung s. Entspricht die Steilheit der Verteilung einer Gaußschen Normalverteilung, so beträgt die relative Kurtosis 3.

$$\bar{\mu}_4 = \frac{\mu_4}{s^4}$$

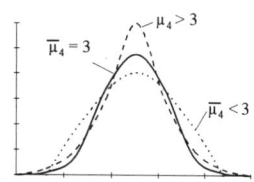

- *Phasenverschiebung $\Delta\varphi$*

Am PDW-Durchleuchtungssystem stehen als Ausgangssignale die örtliche Verteilung der AC-Amplitudendämpfung und die der Phasenverschiebung $\Delta\varphi$ zur Verfügung (s. Kap.2.3.3). Da das Amplitudensignal bei der gewählten Modulationsfrequenz von f = 110MHz vergleichbar mit einer cw-Dämpfung ist [PAPAGIOANNOU/95], wird als zusätzliche Kenngröße nur die Phasenverschiebung φ untersucht.

4.4.4   Wirkung der Kennwerte unter Variation pathologisch veränderlicher und nicht veränderlicher Strukturen

Möchte man die Wirkung von optischen Systemänderungen auf die Kenngrößen des Streulichtsignals experimentell bestimmen, so ist es im Sinne der vorliegenden diagnostischen Zielstellung sinnvoll, zwischen *pathologisch induzierten* und *nicht pathologisch induzierten* Veränderungen zu unterscheiden. Die Aufgabe in diesem Abschnitt besteht darin, anhand von Untersuchungen am RA-Gelenkphantom die Bewertung der jeweiligen Wirkung auf die Kenngrößen der Streulichtverteilung durchzuführen. Die wesentlichen Bewertungskriterien dafür, ob eine Kenngröße diagnostisch verwertbare Information enthält und diese extrahierbar ist, sind:

a.   ob die pathologisch induzierte Wirkung Δ_{path} **größer** als eine pathologisch nicht induzierte optische Änderung Δ_{biol} ist, oder

b.   ob eine pathologisch induzierte Änderung eine **spezifische** Wirkung auf eine Kenngröße im Vergleich zu einer nicht pathologisch induzierten Änderung ausübt.

Mit diesem Ziel wird einerseits die Wirkung einer nicht pathologisch verursachten und andererseits die einer pathologisch verursachten Änderung untersucht.

- Wirkung einer nicht pathologisch verursachten optischen Änderung

Entsprechend dem gewählten systemtheoretischen Ansatz des Gelenksystems gehören zu den Strukturen, die sich in der Frühphase der rheumatoiden Arthritis pathologisch nicht verändern, das umhüllende Hautgewebe und der Knochen. Die optische Variation dieser Strukturen entspricht demnach einer **nicht pathologisch verursachten Änderung** Δ_{biol}.

Zur experimentellen Untersuchung dieser Wirkung werden am RA-Fingermodell zwei optisch unterschiedliche Zustände (A und B) simuliert. Die optische Änderung erfolgt ausschließlich in dem umhüllenden **Hautgewebe**, da der Einfluß des Knochens durch Auswahl eines optimalen Durchleuchtungsintervalls minimiert ist. Die verwendeten optischen Eigenschaften der Haut entsprechen einer optischen Abweichung innerhalb eines gesunden Fingergelenkzustandes. Während dieser Untersuchung bleibt die Synovia- und Kapselsimulation konstant, um den Einfluß von Präparationsungenauigkeiten dieser Bereiche zu vermeiden. Die optischen Eigenschaften des Synovia- und Kapselmodells entsprechen hierbei Mittelwerten des gesunden Zustandes (s. Kap. 5.1.2).

- Wirkung einer pathologisch verursachten optischen Änderung

Zur Bewertung der pathologisch induzierten Wirkung auf die Kennwerte der Streulichtverteilung werden zwei unterschiedliche Zustände der **Kapsel** und der **Gelenkflüssigkeit** simuliert. Sie entsprechen einerseits einem mittleren frühen Erkrankungszustand und andererseits einem mittleren gesundem Zustand (s. Kap. 5.1.2). Die optischen Eigenschaften des umhüllenden Hautgewebe und des Knochen bleiben während dieser Messungen konstant. Die dargestellten Größen für den gesunden sowie den erkrankten Zustand stellen den Mittelwert aus jeweils vier Messungen dar. Die Differenz zwischen den Mittelwerten wird als **pathologisch verursachte Änderung** Δ_{path} bezeichnet

Um einen direkten Vergleich zu einer nicht pathologisch verursachten Abweichung Δ_{biol} ziehen zu können, wird diese in Form der Darstellung einer Schwankungsbreite graphisch berücksichtigt. Sie ergeben sich aus der *maximal auftretenden Abweichung* bei einer Hautänderung zwischen des Zustandes A und B, d.h. daß eine Bewertung *ohne* Berücksichtigung der Präparationsfehler durchführbar ist.

Zur Darstellung einer Änderung unter Einbeziehung der Präparationsfehler wird eine weitere Schwankungsbreite dargestellt, die sich in ihrer Dicke von der nicht pathologisch verursachten Abweichung unterscheidet. Die Anzahl der Messungen umfaßt vier.

Zur Bestimmung der Streulichtverteilungen gemäß dem nichtparametrischen Ortsfunktionsmodell, wird nach Auffinden der Anregungsnullage (Gelenkspalt) der Finger an fünf unterschiedlichen Orten in Abständen von 500µm durchleuchtet. Die Einstrahlorte liegen symmetrisch um den Gelenkspalt bei x = 0 verteilt. Bei jedem Einstrahlort wird die gesamte lokale Streulichtverteilung detektiert und die jeweiligen Kennwerte ermittelt. Zur Bewertung eines Kennwertes hinsichtlich einer optischen Änderung werden dessen Werte über dem Einstrahlort aufgetragen.

Die Untersuchungen erfolgen am cw-Durchleuchtungssystem (s. Kap. 5.2.1) und unter Verwendung des RA-Fingermodells (s. Kap. 5.1). Die Untersuchung zu Bewertung der Phasenverschiebung erfolgt am PDW-Durchleuchtungssystem (s. Kap. 5.2.2).

4.4.5 Merkmalsextraktion und Quantifizierung der Kennwerte in vivo

Zur Durchführung einer Ermittlung von zustandsabhängigen Kennwerten der Streulichtverteilung ist im ersten Abschnitt in *In-vitro*-Untersuchungen (s. Kap. 4.4.4) die Wirkung des Gelenksystems auf nicht pathologisch induzierte und pathologisch induzierte Veränderungen bei einer Durchleuchtung mit der Wellenlänge 675nm und 905nm untersucht und bewertet worden.

In diesem Abschnitt werden in einer Patientenstudie die ausgewählten zustandsabhängigen Kennwerte quantitativ gemäß ihrem diagnostisch verwertbaren Informationsgehalt beurteilt. Ziel ist die Extraktion von Merkmal aus Sicht einer frühzeitigen Diagnose und einer Verlaufskontrolle. Die Merkmalsextraktion erfolgt dabei auf zwei unterschiedlichen Wegen:

a. An mehreren Patienten erfolgt der direkte Vergleich eines erkrankten Gelenks zum gleichen Gelenk der gesunden Hand. Zur Bewertung wird die Differenz der Kenngrößen, d.h. die **pathologisch bedingte Abweichung** Δ_{path}, zwischen dem gesunden und dem pathologisch veränderten Gelenk ermittelt. Aus Sicht einer möglichen Therapiekontrolle ist nun von Interesse, ob sich der Wert der jeweiligen Kenngröße im Rahmen der biologischen Abweichung der untersuchten Patientenmenge charakteristisch vermindert oder erhöht.

b. Aus Sicht einer frühzeitige Diagnose einer RA erfolgt die Bewertung des **Absolutwertes** einer Kenngröße. Zu diesem Zweck wird die experimentell ermittelte Kenngröße jedes Patienten in Abhängigkeit des Absolutwertes geordnet dargestellt. Desweiteren ist der jeweilige medizinische gesicherte Befund (RA oder gesund) erkennbar. Um eine Diagnose anhand der jeweiligen Kenngröße zu ermöglichen, wird versucht, drei Wertebereiche (RA - unsicher - gesund) mit Hilfe von Bewertungsgrenzen zu bestimmen. Die Bewertung der diagnostischen Aussagefähigkeit jeder Kenngröße erfolgt auf der Basis des durch Angabe eines Wertebereiches erreichten **Beurteilungsumfangs** und der **Übereinstimmung** zum medizinischen Befund. Von besonderem Interesse sind hierbei die richtige Befunderhebung bei erkrankten Patienten, die klinisch nur mit Hilfe der Kernspintomographie (MRT), des Ultraschallverfahrens (US) oder mit der Szintigraphie (SZI) richtig diagnostiziert werden konnten.

Zusätzlich erfolgt mit geringerer Wichtung eine Überprüfung der Korrelation zwischen den Kenngrößen bei der Bewertung für die Therapiekontrolle und die Bestimmung der Signifikanz zwischen der gesunden und erkrankten Patientengruppe bei der Bewertung für die Diagnose.

- *Korrelationsanalyse*

    Es gilt zu überprüfen, ob ein funktioneller Zusammenhang zwischen den einzelnen Eigenschaften besteht, um bei eindeutig vergleichbaren Informationsgehalt die Anzahl der Merkmale *reduzieren* zu können. Berücksichtigt man Veränderungen in einer Streulichtverteilung z.B. aufgrund einer pathologischen Veränderung, so sind unterschiedliche Wirkungen auf die funktionsbeschreibenden Kenngrößen zu erwarten. Besteht jedoch ein linearer Zusammenhang zwischen zwei Kenngrößen, so kann in erster Näherung angenommen werden, daß beide aus Sicht einer Zustandsbewertung die gleiche Information liefern.

Aus diesem Grund kann eine Reduktion der Merkmale durchgeführt werden, wenn die Korrelationsgrenze $\rho_G(X,Y)$, unter Berücksichtigung der systembedingten Unsicherheit, den Wert ± 0.9 überschreitet (s. Kap. 2.4.5)

- *Signifikanzanalyse*

  Um die diagnostische Aussagefähigkeit eines Merkmals bzgl. seiner Trennschärfe zwischen den Systemzuständen gesund und RA abschätzen zu können, wird gemäß des Testes nach Signifikanz die Irrtumswahrscheinlichkeit α bestimmt. Die Ermittlung von α erfolgt unter Verwendung des F- und t-Tests (s. Kap. 3.4.1).

Die *In-vivo*-Untersuchung umfaßt 24 Fingergelenke (PIP: R/L II - IV), wobei ausschließlich Frauen im Alter zwischen 35 - 62 Jahren untersucht wurden. Die von ärztlicher Seite aus durchgeführte Diagnostik zur Sicherstellung der exakten Kenntnis des Patientenzustandes erfolgte auf der Basis klinischer Laboruntersuchungen, Röntgen, MRT, Szintigraphie und Ultraschallverfahren (näheres s. Anhang, Tab. A-1).

Nach der Extraktion von informationstragenden Merkmalen aus den Kenngrößen der Streulichtverteilung wird ein aussagefähiger Merkmalsvektor zusammengefaßt. Er stellt die Grundlage für die Signalklassifikation nach Bayes dar (s. Kap. 4.5.2). Gemäß den unterschiedlichen medizinischen Fragestellungen werden ein **Merkmalsvektor M$_D$** für den diagnostischen Einsatz und ein **Merkmalsvektor M$_v$** für den Einsatz in der Therapiekontrolle entwickelt.

4.4.6 Bestimmung eines parametrischen Systemmodells

Ziel dieses Abschnittes ist die Überführung des bisher bearbeiteten nichtparametrischen Ortsfunktionsmodells in ein parametrisches Systemmodell auf der Basis zustandsabhängiger Streulichtkennwerte.

Dabei steht nicht die Approximation des gesamten Funktionsverlaufes im Vordergrund, sondern vielmehr eine parametrische Beschreibung, die einen Teil der Verteilungskennwerte berücksichtigt, die anhand der *In-vitro*- und *In-vivo*-Untersuchungen auf ihre Zustandsabhängigkeit überprüft worden sind. Aus diesem Grund werden entsprechend der Annahmen der Systemtheorie sogenannte Identifikationsgleichungen zur Bestimmung einer Übertragungsfunktion $H(f_x)$ verwendet.

Das Modell bildet die Grundlage für einen Äquivalenzvergleich zur analytischen Lösung der Lichtausbreitung und ermöglicht damit einen prinzipiellen Zusammenhang zu den optischen Eigenschaften eines biologischen Systems darzustellen (s. Kap. 4.5.1 und 5.4.1).

4.5 Signalbewertung und -klassifikation

4.5.1 Systemtheoretische Beschreibung der Lichtausbreitung in streuenden Medien (DN)

In diesem Abschnitt der Signalbewertung wird nach der prinzipiellen Bedeutung der **Koeffizienten des parametrischen Gelenkmodells** im Bezug auf die **optischen** Gewebeparameter (μ_a, μ_s') gefragt.

Gemäß Kap. 2.3 wird die Lichtausbreitung in streuenden Medien durch die Strahlungstransportgleichung beschrieben. Ein analytische Lösung ist jedoch nur unter den Annahmen der Homogenität und Isotropie möglich, die zur allgemeinen Diffusionsnäherung führt.

Gl. 4.5-3
$$- D\Delta\Psi(\underline{r}) + \mu_a\Psi(\underline{r}) = q_o(\underline{r})$$

Für relativ einfache Randbedingungen bzw. Geometrien existieren analytische Lösungen für die Diffusionsnäherung, die in der Literatur vor allem über Greensche Funktionen ermittelt werden. In Kap. 2.3 wurde die Lösung der DN für den allgemeinen Fall einer isotropen, intensitätsmodulierten Punktquelle in einem unendlichen Streumedium behandelt.

Um eine Streulichtverteilung vergleichbar mit der experimentellen Erfassung auf der Basis der Diffusionsnäherung berechnen zu können, muß eine Erweiterung der Geometrie erfolgen, die zumindest eine kollimierte Quelle und eine Detektionsebene in Transmissionsrichtung umfaßt (Abb. 4.5-1).

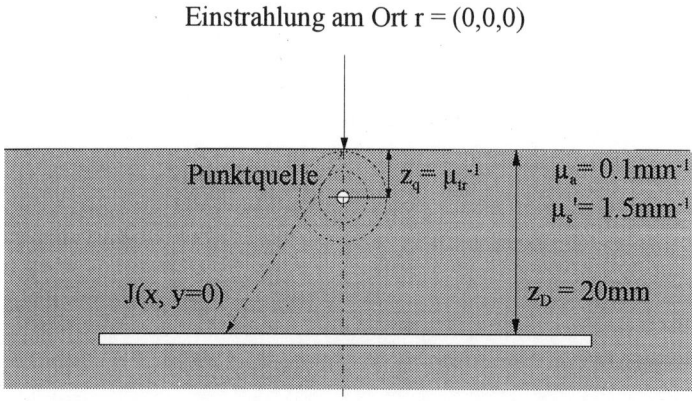

Abb. 4.5-1:   Dargestellt sind die geometrischen Bedingungen der Durchleuchtungssituation zur analytischen Berechnung einer lokalen Streulichtverteilung unter Anwendung der Diffusionsnäherung. Es wird das in Kap. 4.3.2 eingeführte kartesische Koordinatensystem verwendet.

Das Gelenksystem wird als homogenes, halb-unendlich ausgedehntes Streumedium betrachtet, das durch einen mittleren Satz von optischen Gewebeparametern beschrieben werden kann. Für den Absorptionskoeffizienten μ_a wird ein Mittelwert von 0.1mm^{-1} und für den reduzierten Streukoeffizienten μ_s' eine Wert von 1.5mm^{-1} festgelegt. Im Vergleich zu den realen Bedingungen ist dies natürlich eine sehr starke Einschränkung, so daß nur die Wirkung eine optischen Änderung auf eine transmittierende Intensitätsverteilung untersucht werden kann.

Ein vertikal auf die Oberfläche gerichteter, kollimierter Laserstrahl erzeugt eine Photonenstromverteilung $\Psi(x,y)$ im Gewebe. Um die Lasereinstrahlung im Rahmen der Diffusionsnäherung zu formulieren, dürfen hierfür nur isotrope Quellen verwendet werden. FARREL hat die Wirkung einer einzigen isotropen δ-Quelle (Punktquelle) untersucht und zeigt, daß zur Simulation einer kollimierten Einstrahlung der Quellenort in die Tiefe $z_q = \mu_{tr}^{-1} = (\mu_a + \mu_s')^{-1}$ und $x = 0$ gelegt werden kann [FARELL/92].

Um die Verteilung der Photonenstromdichte $J(x)$ entsprechend einer experimentell ermittelten lokalen Streulichtverteilung berechnen zu können, wird im Streumedium ein Areal definiert, das einen Detektor charakterisiert. Die innerhalb dieses Areals erfaßte Photonenstromdichte ist mit einer örtlichen Bestrahlungsstärke an einem Detektor vergleichbar. Die x-Lage des "Meßareals" ist bei z_D und wird konstant auf 20mm gesetzt. Relativ zur Grenzfläche befindet sich die Detektorebene im Fernfeld der Photonenausbreitung, so daß dessen Randeffekte, d.h. die Wirkung der negativen Punktbildquelle, bei einer Betrachtung in Transmission vernachlässigbar sind (s. auch Kap. 2.3.3).

Zur Bestimmung einer Streulichtverteilung in x-Richtung muß gemäß Kap. 2.4.4 das Quellenproblem für ein halb-unendliches, homogenes Medium mit einer Punktquelle in der Tiefe z_o gelöst werden. Dazu wird die Punktimpulsantwort $h(\underline{r},t)$ und ihr Spektrum $H(\underline{f_r},f_t)$ anhand der Diffusionsnäherung unter Berücksichtigung der Randbedingungen einer Grenzfläche bestimmt. Im Anschluß muß die Übertragung zum Ort $\underline{r} = (x, y = 0, z = z_D)^T$ berechnet werden. Als systembeschreibende Gleichung zur Berechnung der Photonenstromdichte J wird die Diffusionsnäherung und das Fick'sche Gesetz verwendet (s. Kap. 2.3.3).

Das Ziel dieses Abschnittes ist die Durchführung eines **Äquivalenzvergleichs** zwischen den Koeffizienten des parametrischen Modells des Gelenksystems und den optischen Eigenschaften, um deren Wirkung auf Kennwerte der Streulichtverteilung zu untersuchen.

4.5.2 Statistische Klassifikation nach Bayes

Nachdem Merkmale für die Diagnose extrahiert worden sind, gilt es eine Bewertungsvorschrift zu bestimmen, die bei unbekannte Realisation $\underline{X}$ der Merkmale eine diagnostische Aussage ermöglicht. Eine mögliche Methode ist die Definition von statistischen **Zustandsklassen** (s. Gl. 4.5-4).

Gl. 4.5-4

$$\frac{1}{2}(\underline{X}-\underline{\mu}_g)^T \cdot \Sigma_g^{-1} \cdot (\underline{X}-\underline{\mu}_g) - \frac{1}{2}(\underline{X}-\underline{\mu}_{RA})^T \cdot \Sigma_{RA}^{-1} \cdot (\underline{X}-\underline{\mu}_{RA}) + \frac{1}{2}\ln\left(\frac{\det\Sigma_g}{\det\Sigma_{RA}}\right)$$

$$\begin{array}{c}<\\>\end{array} - \ln\left(\frac{P(\omega_g)}{P(\omega_{RA})}\right) \rightarrow X \in \left\{\begin{array}{c}\omega_g\\\omega_{RA}\end{array}\right.$$

Basierend auf den experimentell bestimmten Einzelmerkmalen wird ein Mittelwertsvektor $\underline{\mu}$ für den Zustand *gesund* (Index: g) und *erkrankt* (Index: RA) sowie deren Kovarianzmatrizen Σ ermittelt. Diese Daten werden dazu verwendet, die Klassifikationsvorschrift nach Bayes für ein Zweiklassenproblem (gesund und krank) zu bestimmen. Für die gesunde und erkrankte Klasse wird die gleiche *a-priori*-Wahrscheinlichkeit $P(\omega)$ angenommen und gleich 0.5 angesetzt.

Zur Bestimmung eines diagnostisch verwertbaren Merkmalsvektors $\underline{M}_D$ wird die Befundübereinstimmung unterschiedlicher Kombinationen Merkmalen untersucht und bzgl. ihrer falsch-positiven und falsch-negativen Ergebnisse bewertet. Begonnen wird mit einer zweidimensionalen Klassifikation. Führt diese zu keiner totalen Befundübereinstimmung wird das beste Klassifikationsergebnis verwendet und um eine Dimension erhöht.

5 Ergebnisse

5.1 Realisierung eines RA-Fingermodells

5.1.1 Messung der optischen Eigenschaften

- *Fehlerbetrachtung*

Bevor eine Bewertung der experimentell ermittelten optischen Eigenschaften möglich ist, ist eine Abschätzung der auftretenden statistischen (zufälligen) Fehler notwendig. Dabei sind folgende Arten von möglichen Fehlern in Bezug auf eine geforderte Wiederholungsgenauigkeit zu unterscheiden:

1. Fehler des Meßsystems (Meßmittelfehler und Auswertefehler)
2. Fehler der Präparation

Davon unabhängig werden biologisch bedingte Abweichungen berücksichtigt, die sich aus Messungen von Proben unterschiedlicher Individuen ergeben.

- *Fehler des Meßsystems*

Der prozentuale statistische Meßsystemfehler kann gemäß WOLF bei dem verwendeten Meßaufbau (Doppel-Ulbrichtkugel-Meßplatz) mit ungefähr 10% angenommen werden [WOLFF/95]. Dabei werden hauptsächlich statistische Schwankungen im Bereich der Detektoren zur Messung von T_c, T_d und R_d sowie der Schwankungen der numerischen Auswertung berücksichtigt.

- *Fehler der Präparation*

Als weitaus schwerwiegender ist die Ungenauigkeit einzuschätzen, die bei der Präparation der einzelnen Proben entsteht. Die Voraussetzung für die Gültigkeit des gewählten Prinzips der Doppel-Ulbrichtkugel-Messung ist das Bestehen einer über den Bereich des Strahldurchmessers homogen Probe, d.h. einer Gleichverteilung von Absorptions- und Streuzentren. Betrachtet man jedoch die untersuchten Gewebearten, so sind im gewissen Maße strukturelle Inhomogenitäten nicht auszuschließen. Das Meßergebnis des jeweiligen optischen Parameters stellt demzufolge nur einen statistischen Mittelwert im durchleuchteten Volumen dar.

Zur Abschätzung der bei der Gewebepräparation entstehenden Meßfehler wurden die optischen Eigenschaften von Gewebeproben unter Wiederholbedingungen bestimmt. Unter Berücksichtigung der relativen Abweichung der Anlage erhält man einen prozentualen **Gesamtfehler** für den Absorptionskoeffizienten μ_a von etwa $\pm 30\%$ bei Knochen und Knorpel, $\pm 20\%$ bei Synovia und Kapsel, sowie für den reduzierten Streukoeffizienten μ_s' von ca. $\pm 20\%$ für Knochen und Knorpel und ca. $\pm 10\%$ für Synovia und Kapsel.

- *Biologisch bedingte Abweichungen*

Als biologisch bedingte Abweichungen werden die anatomischen und strukturellen Unterschiede zwischen den einzelnen Individuen verstanden. Sie stellen keine Unsicherheit im Sinne eines Meßfehlers dar und erfordern demzufolge eine andere Betrachtungsweise. Gemäß der Untersuchungsabsicht, der Ermittlung der zustandsabhängigen optischen Eigenschaften zur Formulierung von optischen Anforderungen für die Einzelkomponenten des RA-Fingermodells, ist die Bestimmung der Streubreite einer Einzelmessung nicht sinnvoll.

Vielmehr wird in den folgenden Ergebnissen der Mittelwert $\bar{x}$ der Einzelmessungen und dessen Abweichung bei einer Vertrauenswahrscheinlichkeit von P = 95% gemäß Gl. 5.1-1 ermittelt.

Gl. 5.1-1
$$\bar{x} \pm \frac{1.96 \cdot s}{\sqrt{n}}$$

- *Meßergebnisse*

In Abb. 5.1-1 bis Abb. 5.1-8 sind die Meßergebnisse der Bestimmung der optischen Eigenschaften für Knochen, Knorpel, Synovia und Kapselgewebe graphisch zusammengefaßt. Dargestellt sind die Mittelwerte der Einzelmessungen und deren Abweichungen gemäß Gl. 5.1-1.

- *Knochengewebe*

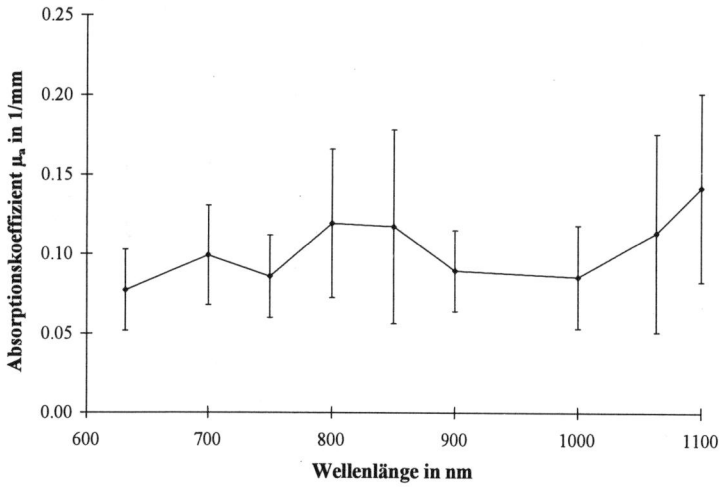

Abb. 5.1-1:   Absorptionskoeffizient μ_a von **Knochengewebe** (N = 11)

Möchte man die optischen Parameter von Knochengewebe bestimmen, so ist im Sinne einer frühzeitigen Bewertung von entzündlich-rheumatischen Veränderung nur ein mittlerer (gesunder) Zustand bestimmbar, da sich eine pathologische Wirkung erst ab dem Krankheitsstadium III bemerkbar macht (s. Kap. 2.1.2).

Unter Berücksichtigung der großen Schwankungsbreite der Mittelwerte kann über den Wellenlängenbereich von 630nm bis 1100nm für den Absorptionskoeffizient μ_a nur eine Mittelwert von ca. 0.10 ± 0.04 mm^{-1} angegeben werden (Abb. 5.1-1). Die Messung des reduzierten Streukoeffizienten μ_s' ergibt im Mittel einen Wert von 2.0 ± 0.5 mm^{-1} (Abb. 5.1-2).

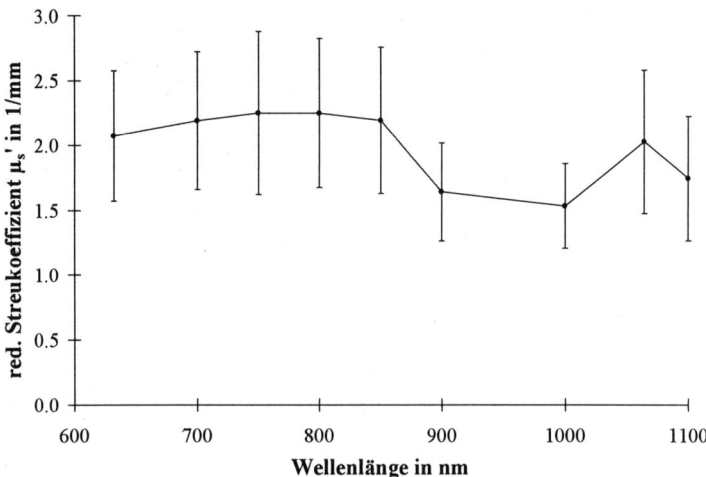

Abb. 5.1-2:   Reduzierter Streukoeffizient μ_s' von **Knochengewebe** (N = 11)

- *hyaliner Gelenkknorpel*

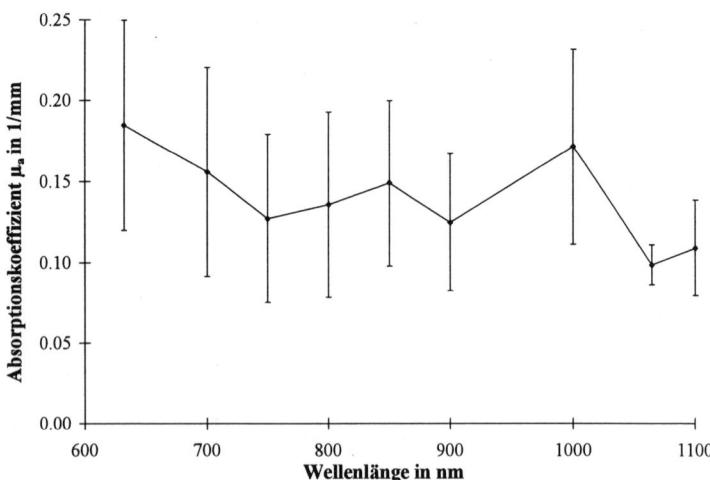

Abb. 5.1-3:   Absorptionskoeffizient μ_a von hyalinem **Gelenkknorpel** (N=20)

Entsprechend der pathologischen Veränderung des Knochengewebes im frühen Stadium einer RA ist für das Knorpelgewebe nur ein Zustand charakterisierbar. Im Vergleich zu Knochengewebe ist die Absorption im Knorpelgewebe geringfügig höher. Sie beträgt im Mittel ca. $\mu_a = 0.14 \pm 0.05$ mm^{-1}. Aufgrund der hohen biologischen Abweichung zwischen den Präparaten und des hohen Meßfehlers muß μ_a über den gemessenen Bereich von 630 bis 1100nm als konstant betrachtet werden (s. Abb. 5.1-3).

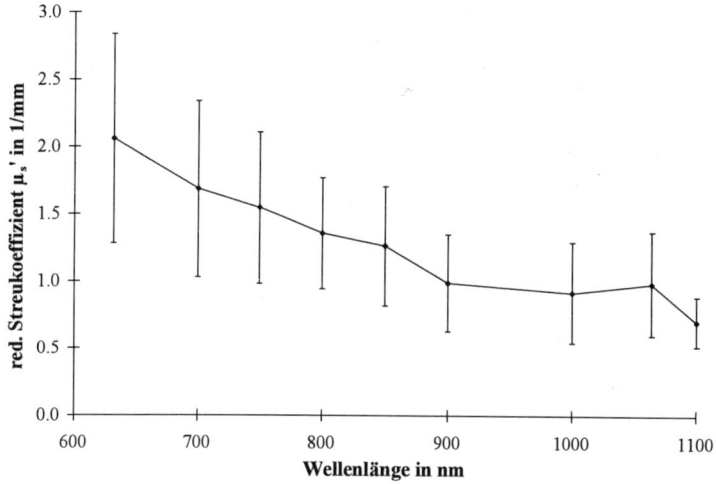

Abb. 5.1-4:   Reduzierter Streukoeffizient μ_s' von hyalinen **Gelenkknorpel** (N = 20)

Im Gegensatz zur spektralen Abhängigkeit der Absorption ist beim reduzierten Streukoeffizienten μ_s' des Knorpels ein charakteristischer Abfall zu größeren Wellenlängen hin erkennbar. Der reduzierte Streukoeffizient reduziert sich von 2.1 ± 0.7 mm^{-1} bei 630nm auf den Wert von 0.7 ± 0.2 mm^{-1} bei 1100nm. Vergleicht man diese Werte mit den optischen Eigenschaften des Knochens, so sind diese für den untersuchten Bereich und unter Berücksichtigung der Meßungenauigkeit vergleichbar.

- Gelenkflüssigkeit (Synovia)

Unter Einbeziehung von pathologisch veränderter Gelenkflüssigkeit entsprechend der Krankheitsstadien I und II wurden die optischen Eigenschaften für Synovia im Zustand gesund und krank bestimmt (Abb. 5.1-5 und Abb. 5.1-6). Bei der Synovialflüssigkeit ist eine deutliche Erhöhung des Absorptionskoeffizienten μ_a als Folge eines entzündlich-rheumatischen Zustandes meßbar. Die pathologisch induzierte, prozentuale Abweichung erreicht Werte zwischen maximal 200% bei 630nm und 15% bei 1000nm (Abb. 5.1-5).

Eine vergleichbare Tendenz zeigt sich auch beim reduzierten Streukoeffizient μ_s', der eine Abweichung im entzündlich-rheumatischen Fall zwischen ca. 145% bei 630nm und 8% bei 1050nm erfährt (Abb. 5.1-6).

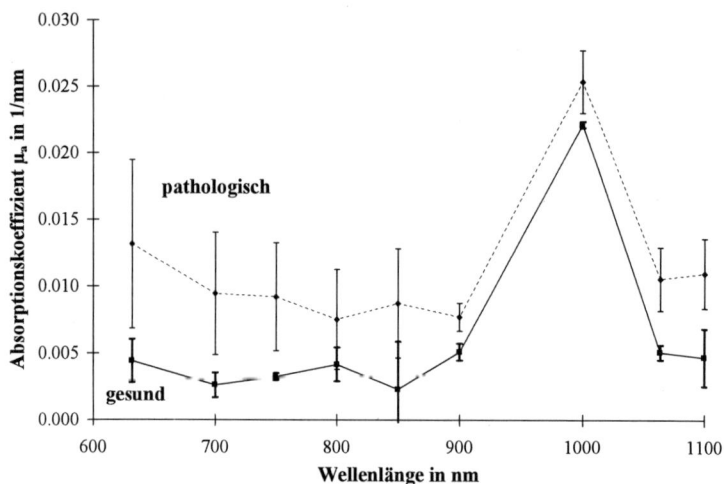

Abb. 5.1-5:   Absorptionskoeffizient μ_a von **Synovia** im gesunden (N = 10) und im pathologisch verändertem Fall (N = 14)

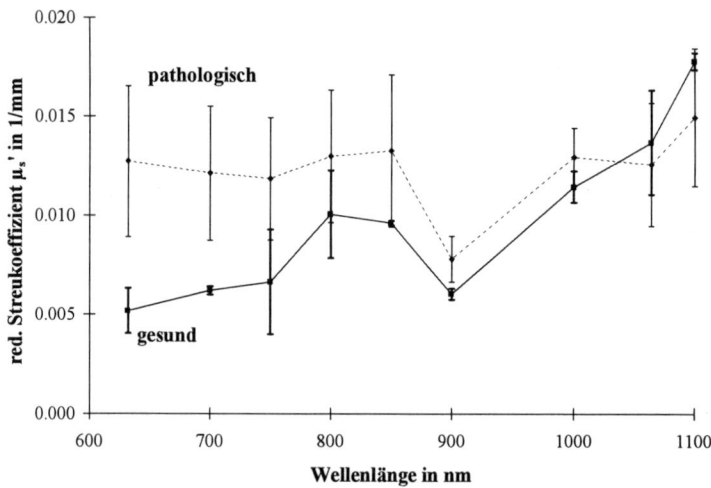

Abb. 5.1-6:   Reduzierter Streukoeffizient μ_s' von **Synovia** im gesunden (N = 10) und im pathologisch verändertem Fall (N = 14)

- Kapselgewebe

Untersucht man die optischen Eigenschaften von Kapselgewebe, so führt eine frühe RA ebenfalls zu einem meßbaren Anstieg der Absorptions- und Streueigenschaften.

Die pathologisch induzierte, prozentuale Abweichung liegt zwar etwas geringer als bei der Synovialflüssigkeit, erreicht aber trotzdem Werte zwischen 95% bei 700nm und 2% bei 1000nm (Abb. 5.1-7). Der reduzierte Streukoeffizient erfährt eine Abweichung im entzündlich-rheumatischen Fall zwischen ca. 98 % bei 630nm und 14% bei 850nm (Abb. 5.1-8).

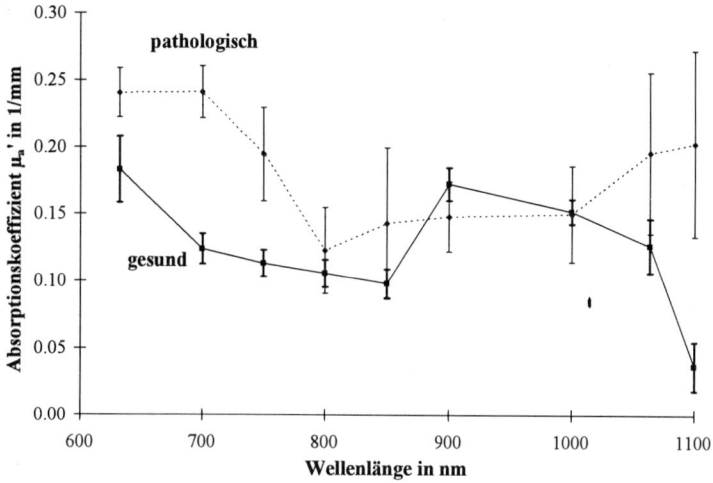

Abb. 5.1-7:   Absorptionskoeffizient μ_a von **Gelenkkapsel** im gesunden (N = 10) und im pathologisch verändertem Fall (N = 9)

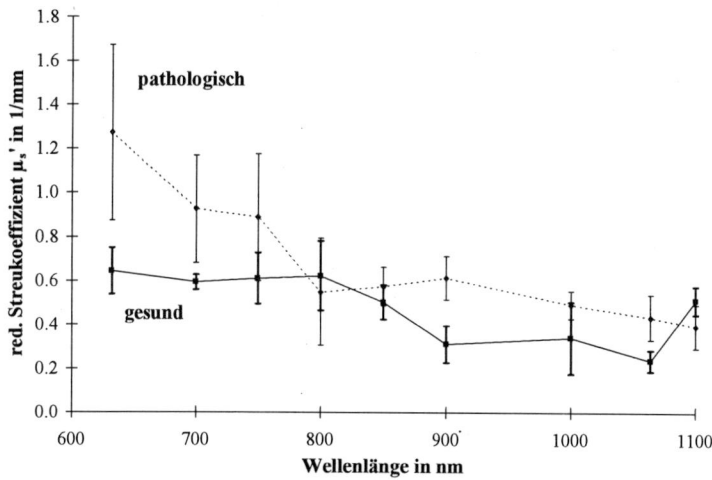

Abb. 5.1-8:   Reduzierter Streukoeffizient μ_s' von **Gelenkkapsel** im gesunden (N = 10) und im pathologisch verändertem Fall (N = 9)

- Schlußfolgerung

Für die Entwicklung eines RA-Fingermodells ist festzustellen, daß die optischen Eigenschaften von *Knochen-* und *Knorpelgewebe* unter Berücksichtigung der Meßsystem- und Präparations-abweichung vergleichbar sind. In einem Modell müssen demzufolge diese Gewebeareale *nicht* differenziert berücksichtigt werden. Für das pathologisch veränderliche Gewebe der *Synovia* und der *Kapsel* ergibt sich eine pathologisch verursachte Erhöhung von μ_s' und μ_a. Dies bestä-tigt die anhand der medizinischen Ausgangsanalyse angenommenen Wirkung (s. Kap. 2.1). Zudem ist zu beachten, daß die Schwankungsbreite der Mittelwerte des pathologischen Zu-standes größer ist als bei den Werten des gesunden Zustandes. Die Ursache dafür liegt in der größeren Abweichung innerhalb des Zustandes "pathologisch", der Gewebe der Krankheitssta-dien I und II beinhaltet.

Betrachtet man den spektralen Verlauf von μ_a und μ_s' der einzelnen Gewebekomponenten und berücksichtigt deren pathologisch bedingte Abweichungen sowie die dominierende Absorption von Blut und Wasser (s. Kap. 2.1.5), so können zwei spezielle Wellenlängenbereiche für die Durchleuchtung ausgewählt werden.
Der erste Wellenlängenbereich, der für die Entwicklung eines Durchleuchtungsverfahrens ge-eignet erscheint, liegt zwischen 630nm und 700nm, da in diesem Spektralabschnitt eine Diffe-renz zwischen den Zuständen gesund und krank deutlich meßbar ist. Dieser Wellenlängenbe-reich reagiert im wesentlichen auf Änderungen der Durchblutung und der Hämoglobin- und Oxyhämoglobinkonzentrationen, die charakteristisch für Entzündungsvorgänge sind.

Aus Sicht der Pathologie der RA ist es zusätzlich von Interesse, Abweichungen in Abhängig-keit der Wasserabsorption berücksichtigen zu können, da es infolge der Pannusbildung zu einer Verdickung der Kapsel aufgrund von Wassereinlagerung kommen kann (s. Kap. 2.1). Es ist anzunehmen, daß dieser spezielle Zustand in einer *In-vitro*-Messung mit seiner Präparati-onsungenauigkeit nicht dargestellt werden kann, so daß zudem eine Durchleuchtung mit der Wellenlänge 900nm realisiert werden wird.

Anhand der dargestellte Meßergebnisse wird zudem experimentell bestätigt, daß die Werte der optischen Eigenschaften von Knochen- und Knorpelgewebe größer sind als die zu detektie-renden pathologisch bedingten Änderungen von Synovia und Kapsel. Um somit eine Streu-lichtverteilung erzeugen zu können, die einen hohen diagnostisch verwertbaren Informations-gehalt besitzt, muß das Fingergelenk an einem **optimalen Einstrahlort** durchleuchtet werden. Dieser Ort ist durch einen minimalen Einfluß von Knorpel und Knochengewebe gekennzeich-net. Die in Kap. 4.2 aufgestellten geometrischen Anforderungen an Anregung, Fingeraufnahme und Positionierung, die eine Durchleuchtung direkt im **Gelenkspalt** zur Sicherstellung der Gewinnung diagnostisch verwertbaren Information fordern, sind folglich aufrechtzuerhalten.

5.1.2 Konstruktion des RA-Fingermodells

- Knochen und Knorpel

Als Grundlage für die geometrischen Abmessungen des zu simulierenden Fingergelenkes die-nen Mittelwerte der Verbindung zwischen dem *Phalanx media* und *Phalanx proximalis* des Mittelfingers (s. Abb. 5.1-9).

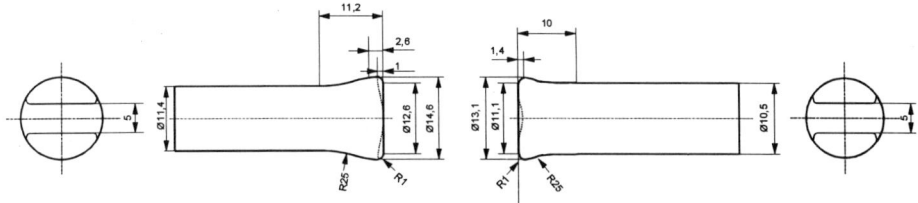

Abb. 5.1-9:   Gewählte Abmessungen für das Knochenphantom des Phalanx media und proximalis zur Simulation des Fingergelenkes

Die optischen und geometrischen Eigenschaften des Knochens sind während der ersten beiden Stadien der RA konstant, d.h. für die Simulation kann ein nicht veränderliches Modell ausgewählt werden. Zur Sicherstellung einer hohen Wiederhol- und Vergleichsgenauigkeit wird ein Werkstoff aus einer festen Trägermatrix gewählt [z.B. FIRBANK/93, SUKOVSKI/95]. Nach Vorgabe der aufgestellten geometrischen und optischen Anforderungen für Knochen wurde in Zusammenarbeit mit der Physikalisch-Technischen Bundesanstalt ein Festkörperphantom erstellt [RINNEBERG/95]. Bei dieser Methode wird eine Gemisch aus monodispersen Quarzglaskugeln (R=255nm, Fa. Merck) und NIR Farbstoff (PRO-JET 830NP) als Streuer bzw. Absorber verwendet. Zur Fixierung erfolgt die Einbettung dieses Gemisches in ein Copolymerisat aus Styrol und optisch transparentem Polyesterharz [SUKOVSKI/95]. Eine gute Handhabbarkeit ist durch die feste Trägermatrix und die Geometrie des Knochenphantoms gegeben, die Langzeitstabilität ist durch den Werkstoff gewährleistet.

Die optischen Eigenschaften des Knochenmodells wurden experimentell durch zeitaufgelöste „time-of-flight" Messungen (TOF) bei ps-Laserpulsen bestimmt [GROSENICK/95] und durch eigene Messungen am Doppel-Ulbrichtkugel-Meßplatz bestätigt (s. Tab. 5.1-1).

Tab. 5.1-1:   Zusammenfassung der optischen Eigenschaften des verwendeten Knochenmodells.

	675nm	905 nm
Knochen	$\mu_a = 0.09$ mm^{-1}	$\mu_a = 0.06$ mm^{-1}
	$\mu_s' = 2.5$ mm^{-1}	$\mu_s' = 1.74$ mm^{-1}

- *Kapsel und Synovia*

Die wesentliche Anforderung des RA-Fingermodells besteht darin, einen mittleren gesunden und einen mittleren entzündlich-rheumatischen Zustand des Stadiums I und II simulieren zu können. Da sich derartige Veränderungen vor allem im Bereich der Kapsel und Synovia manifestieren, muß bei der Wahl eines entsprechenden Phantomwerkstoffes dessen optische und geometrische Einstellbarkeit sichergestellt werden.

Zur Einstellung der verschiedenen Absorptionskoeffizienten wurde ein Grundmischung, bestehend aus handelsübliche schwarze Tinte in einer Verdünnung von 1 : 25 mit destilliertem Wasser, hergestellt. Zur Simulation der Streueigenschaften wurde entsprechend den Erfahrungen aus der Literatur Intralipid® (IL₁₀), eine Wasser-Lipid-Emulsion, verwendet [z.B. VAN STAVEREN/91, FLOCK/92].

Mit Hilfe von experimentell ermittelten Verdünnungsreihen [SCHRÖDER/91, BODAMMER/95, HELFMANN/95, WOLF/95] werden in Abhängigkeit von dem geforderten reduzierten Streukoeffizienten μ'_s und Absorptionskoeffizienten μ_a die entsprechenden Intralipid-Tinte-Wasser-Mischungsverhältnisse ermittelt (s. Abb. 5.1-10).

Die Simulation der Synovia erfolgt analog der der Kapsel mit einer speziellen Mischung aus Wasser-Lipid-Emulsion (Intralipid® IL10) und destilliertem Wasser. Auf die Zugabe von Tinte als Absorber wird aufgrund der geringen absoluten Größe von μ_a und der geringen Differenz zu dem entzündlichen Zustand verzichtet.

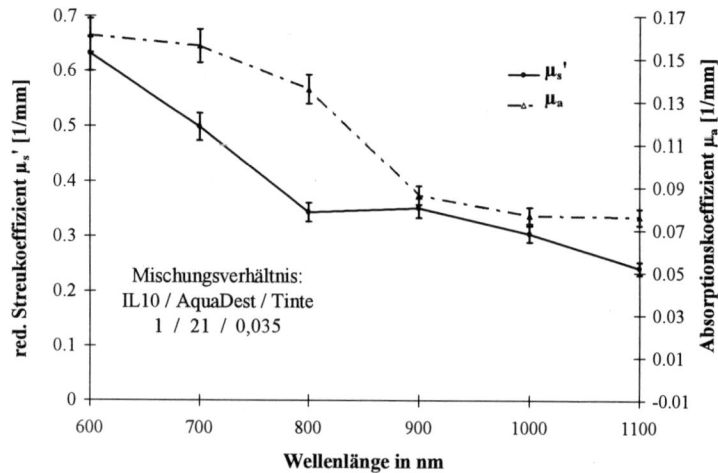

Abb. 5.1-10:   Spektrale Abhängigkeit des Absorptionskoeffizienten μ_a und des Streukoeffizienten μ_s' am Beispiel des Mischungsverhältnisses zur Simulation des Kapselgewebes im gesunden Zustand

Die notwendige Fixierung zur Sicherstellung einer einheitlichen geometrischen Form wird über die Beigabe eines Gelbildners (Agarose) durchgeführt. Tab. 5.1-2 faßt die zustandsabhängigen optischen Eigenschaften und die gewählten Mischungsverhältnisse zusammen.

Tab. 5.1-2:   Zusammenfassung der gewählten Mischungsverhältnisse zur Simulation von Kapsel- und Synoviazuständen.

	opt. Eigenschaften **675nm**	opt. Eigenschaften **905 nm**	Mischungsverhältnisse (IL$_{10}$ / AquaDest / Tinte)
Kapsel (gesund)	μ_a = 0.15 mm^{-1} μ_s' = 0.53 mm^{-1}	μ_a = 0.09 mm^{-1} μ_s' = 0.35 mm^{-1}	**1 / 21 / 0.035**
Kapsel (pathol.)	μ_a = 0.24 mm^{-1} μ_s' = 0.94 mm^{-1}	μ_a = 0.13 mm^{-1} μ_s' = 0.62 mm^{-1}	**1 / 12 / 0.054**
Synovia (gesund)	μ_a = 0.0 mm^{-1} μ_s' = 0.006 mm^{-1}	μ_a = 0.0 mm^{-1} μ_s' = 0.004 mm^{-1}	**1 / 2000 / -**
Synovia (pathol.)	μ_a = 0.0 mm^{-1} μ_s' = 0.011 mm^{-1}	μ_a = 0.0 mm^{-1} μ_s' = 0.007 mm^{-1}	**1 / 1000 / -**

Die Gelenkkapsel und die Synovialflüssigkeit verändern sich bei einer rheumatischen Erkrankung auch in der Ausdehnung (Anschwellen der Kapsel, Volumenvergrößerung der Synovia). Das Volumen der Synovia im Interphalangealgelenk ist im gesunden Fall äußerst gering (ca. 100μl) und bildet nur einen kapillaren Schmierfilm zwischen den Knochenhälften. Im rheumatisch erkrankten Fall wird vermehrt Synovialflüssigkeit abgesondert (ca. 250μl). Das Kapselvolumen beträgt im gesunden Fall im Mittel ca. 1200 μl. Ein erkrankter Zustand führt zu einer Erhöhung des Kapselvolumens auf ca. 2200μl.

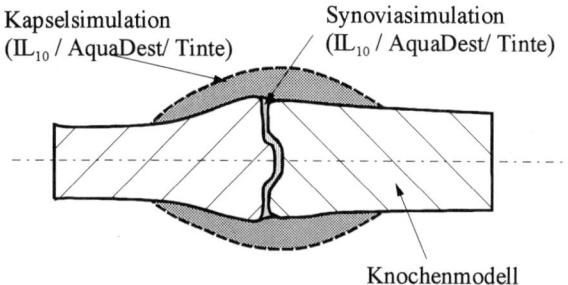

Kapselsimulation   Synoviasimulation
(IL_{10} / AquaDest/ Tinte)   (IL_{10} / AquaDest/ Tinte)

Knochenmodell

Abb. 5.1-11: Modell des Interphalangealgelenkes mit Synovia- und Kapselsimulation

- *Haut*

Nach Maßgabe der in Kap. 2.1.1 ausgewählten mittleren optischen Eigenschaften für die gelenkumhüllende Gewebeschicht werden die in Tab. 5.1-3 dargestellten Zustände realisiert. Mit der Realisierung eines zweiten Zustandes B wird eine **biologische induzierte, optische Abweichung** Δ_{biol} der Haut simuliert (s. Kap. 2.1.5).

Tab. 5.1-3:   Zusammenfassung der gewählten Mischungsverhältnisse zur Simulation von unterschiedlichen Hautzuständen

	opt. Eigenschaften **675 nm**	opt. Eigenschaften **905 nm**	Mischungsverhältnisse (IL_{10} / AquaDest / Tinte)
Haut, Zustand A	$\mu_a = 0.02$ mm^{-1} $\mu_s' = 1.95$ mm^{-1}	$\mu_a = 0.01$ mm^{-1} $\mu_s' = 1.32$ mm^{-1}	**1 / 5.6 / 0.004**
Haut, Zustand B	$\mu_a = 0.04$ mm^{-1} $\mu_s' = 1.95$ mm^{-1}	$\mu_a = 0.02$ mm^{-1} $\mu_s' = 1.32$ mm^{-1}	**1 / 5.6 / 0.008**

- *Gesamtsystem*

Die Konstruktion des RA-Fingermodells garantiert eine eindeutige örtliche Zuordnung zwischen Gelenkspaltlage und Detektionsfenster. Um eine einwandfreie Präparation der Kapsel- und Synoviasimulation sicherstellen zu können, muß die relative Positionierung der Knochenhälften reproduzierbar sein. Dies erfordert vor allem die maßgenaue Einstellung des Gelenkspaltes. Um eine axiale Verstellmöglichkeit durchführen zu können, wird eine Knochenhälfte am zylindrischen Ende mit einem Halter befestigt, der auf einem Lineartisch manuell mit einer Genauigkeit von ± 1μm positioniert werden kann. Die Lagegenauigkeit der Gelenke jedoch aufgrund der Biegesteifheit das Haltesystem auf ca. ±100μm zu veranschlagen.

In Abb. 5.1-12 ist ein Auszug aus der Gesamtkonstruktion des experimentellen Phantoms dargestellt. Bei einer entzündlich-rheumatischen Erkrankung kann es zu Veränderungen in der Gelenkspaltdimension kommen. Die Gelenkspaltbreite vergrößert sich bei einer RA im Mittel um ca. 200µm [STAUBESAND/80]. Da sich diese Abmessung im Bereich der maximalen Lagegenauigkeit des Gesamtsystem befindet, wird eine pathologisch bedingte Verbreiterung des Gelenkspaltes *nicht* berücksichtigt.

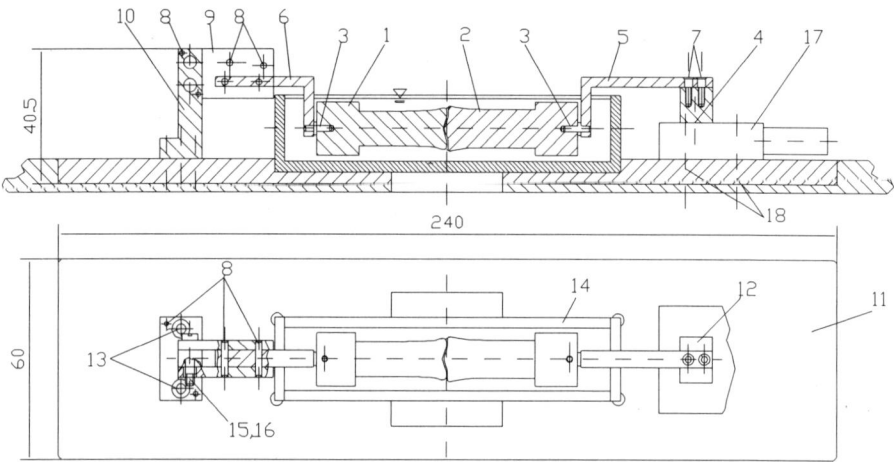

Abb. 5.1-12: Auszug aus der Konstruktionszeichnung des experimentellen RA-Phantoms

- *Präparation*

Nach Fertigstellung der jeweiligen Mischungsverhältnisse für die Haut-, Kapsel- und Synovia-Simulation wird in der montierten Anordnung und bei definiertem Gelenkspaltabmaß der aufzufüllende Gelenkspaltraum mit Latexschläuchen eng abgrenzt und zu den Knochenhälften hin abgedichtet. Das erhitzte Synovia-Gemisch wird bei Beachtung der zustandsabhängigen Menge in den Gelenkspaltraum injiziert. Nach dessen Erkalten und Erhärten wird der Latexschlauch entfernt und die gleiche Prozedur zur Kapselsimulation durchgeführt. Nach Fertigstellung der Kapsel kann die flüssige Hautsimulation in die vorab eingesetzte Glaswanne eingefüllt werden.

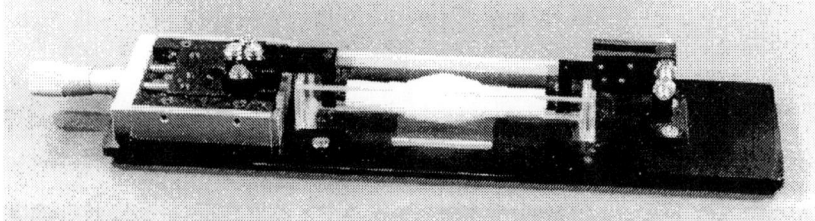

Abb. 5.1-13: Dargestellt ist das RA-Fingermodell mit präparierter Kapselsimulation aus Intralipid, Agarose und Tinte. Zur Simulation der gelenkumhüllenden Gewebeschicht wird die Hautsimulation aus Intralipid und Tinte in die Glaswanne gefüllt

- *Präparationsfehler*

Der Vorteil der Realisierung eines vielschichtigen und optisch variablen RA-Fingermodells ist die Möglichkeit, gezielt Gelenkregionen optisch verändern und dessen Auswirkung auf die Streulichtverteilung und deren Kenngrößen bestimmen zu können. Der Nachteil eines komplexen Gelenkphantoms ist die hohe Anzahl von Ungenauigkeitsquellen bei der Präparation. Als größte zu erwartende Abweichungen können Pipettierfehler (ca. 5%) und Abweichungen bei der Volumenverteilung des Kapsel und Synovia Modells (ca. 10%) benannt werden. Es ist weiterhin zu beachten, daß das Ergebnis einer experimentellen Fehleranalyse der Modellpräparation den Fehler des Meßsystems mit berücksichtigt.

Um die Aussagefähigkeit einer Kenngrößenbewertung auf der Basis von *In-vitro*-Studien bestimmen zu können, werden in Abb. 5.1-14 die experimentell bestimmten maximalen prozentualen Abweichungen aufgrund von Präparationsungenauigkeiten der jeweiligen Kenngröße dargestellt.

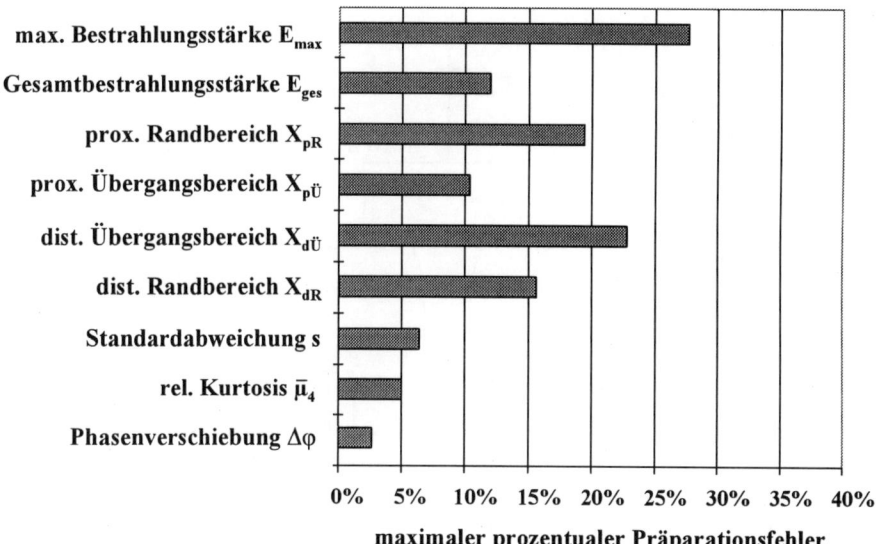

Abb. 5.1-14: Maximale Abweichung der jeweiligen Kenngröße der Streulichtverteilung in Prozent unabhängig vom Modellzustand und unabhängig von der Einstrahlposition (±1mm) bei der Durchleuchtung.

Die experimentell ermittelte Ungenauigkeit ist unabhängig vom simulierten Modellzustand. Bei den Kenngrößen des Schwerpunktes $\overline{m}$ und der relativen Skewness $\overline{\mu}_3$ erfolgt die Bewertung der relativen Abweichung, so daß sich ein Präparationsfehler beim Schwerpunkt von $\Delta\overline{m} = 0.44mm$ und bei der relativen Skewness von $\Delta\overline{\mu}_3 = 0.077$ ergibt.

5.2 Realisierung eines Durchleuchtungssystems

Aufgrund der unterschiedlichen Lösungskonzepte, die sich in ihrer Anregungs- und Detektionsart unterscheiden, wird im folgenden zwischen einem cw- und einem PDW-Durchleuchtungssystem unterschieden.

5.2.1 Realisierung eines cw-Durchleuchtungssystems

In Abb. 5.2-1 ist das realisierte cw-Durchleuchtungssystem schematisch dargestellt.

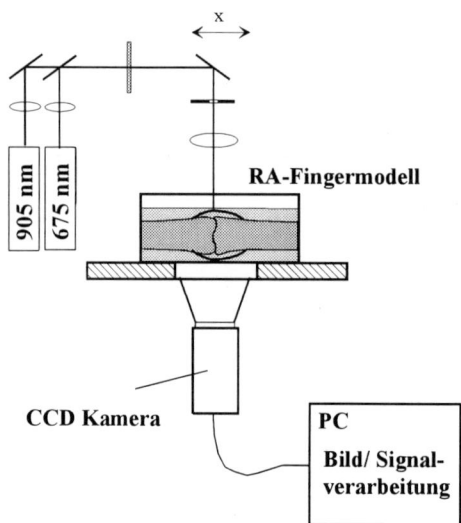

Abb. 5.2-1:   Schematische Darstellung des realisierten cw-Durchleuchtungssystems

- *Anregung*

Die Durchleuchtung wird nach Maßgabe der Ergebnisse der Messungen der optischen Eigenschaften und der konstruktiven Konzeption mit zwei separaten Diodenlasern der Wellenlänge 675nm (Fa. Laser 2000; Modell PM15(675-20) und 905nm (Fa. Laser 2000; Modell PPMT20(905-25)) durchgeführt. Beide Laser besitzen eine integrierte Optik, die einen gering divergenten Ausgangsstrahl von ca. 0.3mrad erzeugt. Die Strahlprofile der Laser wurden mit der „**Knife-edge-Methode**" nach SIEGMANN bestimmt (s. Abb. 5.2-2 und Abb. 5.2-3) [SIEGMANN/91].

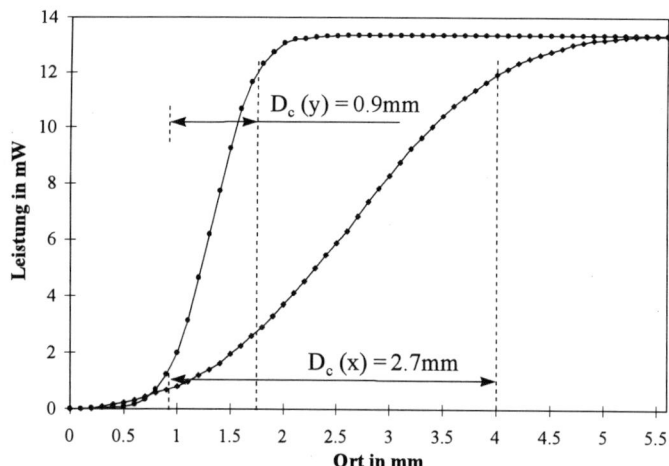

Abb. 5.2-2: Messung der integralen Verteilung der Leistung über den Ort mit Hilfe der Knife-edge-Methode [SIEGMANN/91] in x- und y-Richtung. Die Bestimmung des 10% - 90% Intervalls D_c ergibt den Strahldurchmesser des Diodenlasers mit *675nm*

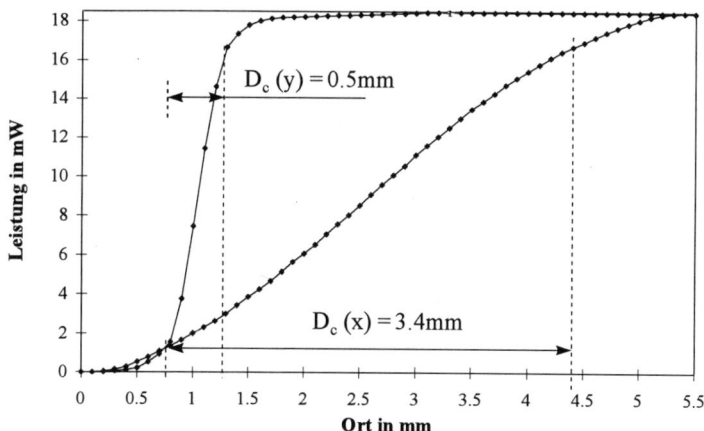

Abb. 5.2-3: Messung der integralen Verteilung der Leistung über den Ort mit Hilfe der Knife-edge-Methode [SIEGMANN/91] in x- und y-Richtung. Die Bestimmung des 10% - 90% Intervalls D_c ergibt den Strahldurchmesser des Diodenlasers mit *905nm*

Das Strahlprofil entspricht einem Rechteckprofil, das beim 675nm Diodenlaser ein Seitenverhältnis von ca. 1:3 und beim 905nm Diodenlaser ein Seitenverhältnis von ca. 1:6.8 aufweist

Um eine gleichartige Durchleuchtung mit beiden Lasersystem sicherstellen zu können, erfolgt eine Symmetrisierung der jeweiligen Rechteckstrahlprofile mit einem optischen Aufbau, bestehend aus zwei Zylinderlinsen und einer positiven Linse (s. Abb. 5.2-4). Der resultierende Strahldurchmesser liegt bei beiden Strahlengängen einheitlich bei ca. 1mm.

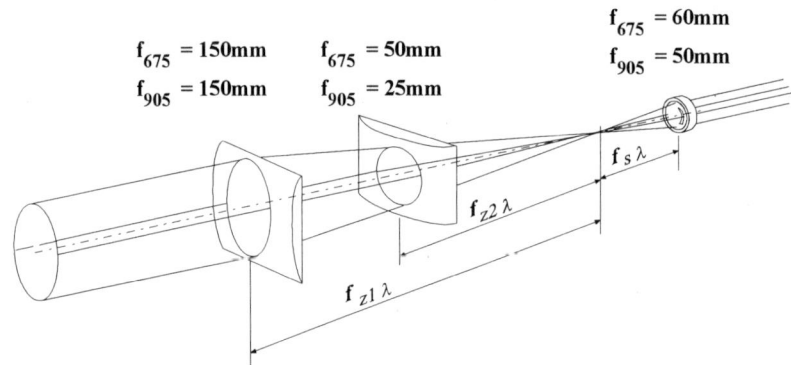

Abb. 5.2-4:   Optischer Aufbau zur Symmetrisierung der rechteckigen Strahlprofile des 675nm und 905nm Diodenlasers. Die Wahl der Zylinderlinsen z_1 und z_2 sowie deren Anordnung ist abhängig vom vorliegenden Seitenverhältnis des Strahldurchmessers. Die anschließende Parallelisierung auf einen Strahldurchmesser auf ca. 1mm erfolgt mittels einer Sammellinse (Index s)

Über ein nachfolgendes Spiegelsystem werden beide Strahlengänge so zueinander ausgerichtet, daß sie koinzidieren. Die Zusammenführung erfolgt über einen „Cold-Mirror" (Fa. Edmund Scientific), der die Wellenlänge 905nm zu 75% transmittiert und 675nm zu 78% reflektiert. Zur Reduzierung der Reflexionsverluste bei 905nm werden zur weiteren Übertragung goldbeschichtete Umlenkspiegel eingesetzt, die einen Reflexionsgrad von $R_{675} \approx 95\%$ und $R_{905} \approx 98\%$ aufweisen. Die Fokussierung des kombinierten Strahlenganges auf 250µm erfolgt durch das gleichmäßige Ausleuchten einer Blende ($\varnothing$ 1 mm) und deren Abbildung auf der Hautoberfläche (s. Abb. 5.2-5).

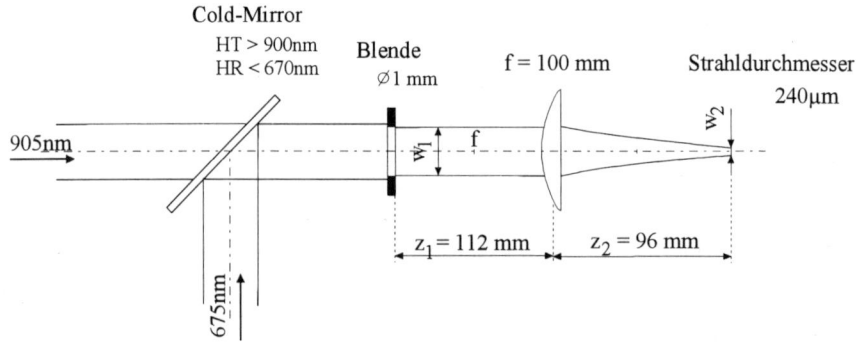

Abb. 5.2-5:   Optischer Aufbau zur Parallelisierung und Fokussierung der Strahlengänge des 675nm und 905nm Diodenlasers auf die Fingeroberfläche (HT: <u>h</u>igh <u>t</u>ransmittance; HR: <u>h</u>igh <u>r</u>eflectance)

Die maximal erreichbaren Bestrahlungsstärken auf der Hautoberfläche liegen bei $u^{675} = 50$ mW/mm^2 und $u^{905} = 40$ mW/mm^2. Die geforderte Variabilität der Strahlungsleistung erfolgt über die Integration von Graufiltern unterschiedlicher optischer Dichte in den Strahlengang. Unter Einsatz dem in Abb. 5.2-5 dargestellten optischen Aufbaus erhält man einen Strahldurchmesser von ca. 240 µm. Um eine Änderung des Einstrahlortes zu ermöglichen, wird das fokussierende System auf einem 2-Phasen-Linearschrittmotor (Fa. Owis) montiert und der Strahl über einen Umlenkspiegel senkrecht auf die Hautoberfläche eingebracht. Die Bewegungsachse des Motors ermöglicht die Verschiebung des Einstrahlortes orthogonal zum Gelenkspalt. Die Ansteuerung erfolgt über eine Schrittmotorkarte SMK02 (Fa. Owis) und PC.

- Fingeraufnahme

Nach Maßgabe der Anforderungen zur Fingerpositionierung wurde zur axialen Voreinstellung ein Anschlag realisiert, der mit einer Genauigkeit von ± 2 mm den Gelenkspalt im Detektionsfenster zentriert. Um die geforderte axiale Genauigkeit von ≤ 250 µm bzgl. der Gelenkspaltlage zu erreichen, wird ein spezieller Algorithmus zur Positionierung entwickelt (s.u.). Die geforderte Genauigkeit von ≤ 2 mm für die radiale Positionierung kann durch den Einsatz von flexiblen Bändern erreicht werden, die in Form einer Schlaufe in der Fingeraufnahme angebracht werden (Abb. 5.2-6).

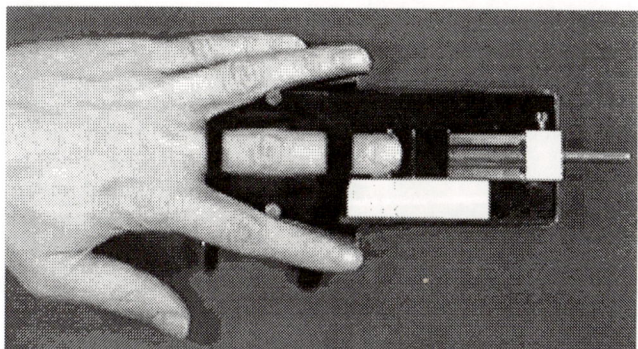

Abb. 5.2-6:   Dargestellt ist die Fingeraufnahme, bei der das zu untersuchende Fingergelenk mittig über das Detektionsfenster positioniert wird und axial über zwei Bänder mit Klettverschlüssen und radial über einen Anschlag fixiert wird

Abb. 5.2-7 zeigt einen Auszug aus der Zusammenstellungszeichnung der Konstruktion der Fingeraufnahme.

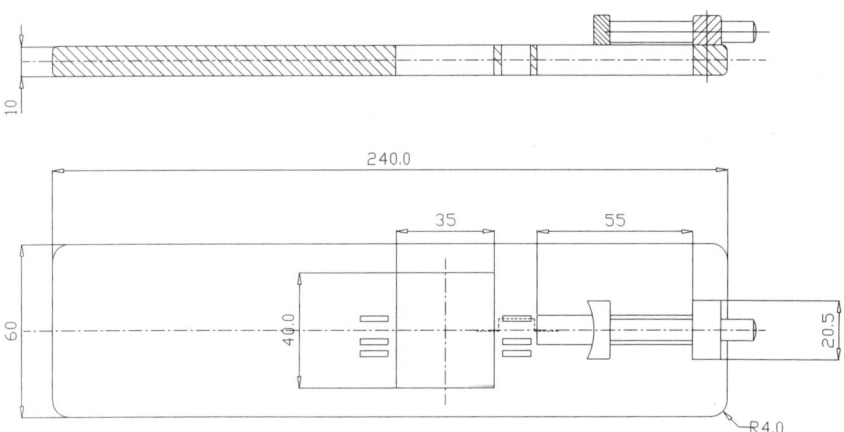

Abb. 5.2-7: Auszug aus der Konstruktionszeichnung der Fingeraufnahme. Sie beinhaltet einen variablen axialen Fingeranschlag sowie Schlitze zur Befestigung von Bändern mit Klettverschluß

- *Positionierung*

Um einen *Algorithmus zur Positionierung* des Durchleuchtungsintervalls relativ zum knöchernen Gelenkspalt zu entwickeln, wurden mehrere Finger mit Hilfe ihrer Röntgenaufnahmen in der Fingeraufnahme positioniert (s. Abb. 5.2-8).

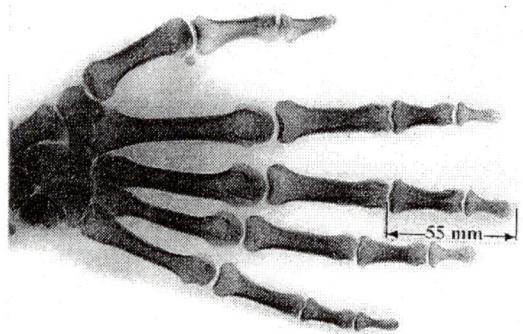

Abb. 5.2-8: Röntgenaufnahme eines pathologisch nicht veränderten Fingergelenkes. Die Aufnahme wird unter Berücksichtigung des Abbildungsfehlers zur Ermittlung des Positionierungsalgorithmus verwendet. Der Abstand vom Weichgewebe der Fingerspitze bis zum knöchernen Gelenkspalt wurde abgenommen und die entsprechende Einstellung an dem Anschlag der Fingeraufnahme vorgenommen

Unter Kenntnis der Lage des PIP Gelenkspaltes erfolgt die Durchleuchtung des Fingers und die Erfassung der örtlichen Streulichtverteilung. Zur Ermittlung der Streulichtverteilung in Abhängigkeit vom Einstrahlort wird in Abständen von 250µm der Finger in einem Gesamtintervall von ±2mm symmetrisch um den Gelenkspalt durchleuchtet [MANS/95].

Entsprechend Kap. 5.4.3 erfolgt die Analyse und Bewertung der Verteilungskenngrößen im Hinblick auf die bekannte Lage des Gelenkspaltes. Da die Lage des Gelenkspaltes zwischen der Handinnenfläche (palmar) und Fingeroberseite unterschiedlich sein kann, ergibt sich jeweils ein unterschiedliches Lokalisationsmerkmal. In Abb. 5.2-9 sind die für die **Gelenkspaltdetektion** entscheidenden Merkmale zusammengefaßt.

Ort des Gelenkspaltes

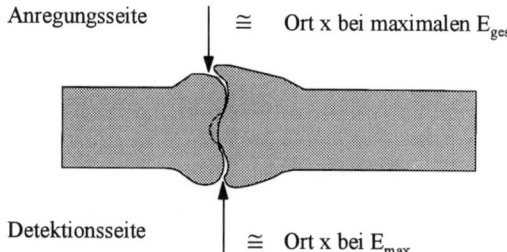

Abb. 5.2-9:   Zusammenfassung der Bewertungskriterien zur Erfassung des Gelenkspalt-ortes. Aufgrund der Gelenkanatomie kann seine Lage bzgl. der Anregungs- und der Detektorseite unterschiedlich sein

Die Genauigkeit der Positionierung auf der Basis der Merkmale der Streulichtverteilung liegt auf Seite der Anregung bei ca. $\pm 500\mu m$. Die Genauigkeit des Auffindens der Gelenkspaltlage auf der dem Detektor zugewandten Seite beträgt statt dessen nur ca. $\pm 250\mu m$, so daß als Positionierungsmerkmal die x-Koordinatenlage der maximalen Bestrahlungsstärke E_{max} festgelegt wird. Zur Positionierung des Fingers in der Handaufnahme *ohne* Röntgenaufnahme erfolgt nun dessen Durchleuchtung in einem Intervall von ± 2 mm um den Mittelpunkt des Detektionsfensters. Von den erfaßten Streulichtfunktionen wird der Ort der maximalen Bestrahlungsstärke E_{max} bestimmt und als **Anregungsnullage** verwendet. Auf diese Weise kann reproduzierbar die Durchleuchtung relativ zum Gelenkspalt erfolgen.

- Detektion

Die Detektion der lokalen Streulichtverteilung erfolgt mit einer flüssigkeitsgekühlten, digitalen CCD-Kamera (Fa. Kappa, Modell: CF8/1 DX DLL), die eine Empfindlichkeit im Videomode (40ms) von ca. 42 digits/E bei 675nm und ca. 6 digits/E bei 905nm bezogen auf die Bestrahlungsstärke E in mW/cm^2 aufweist. Zur Erhöhung der Detektionsempfindlichkeit können bei den Aufnahmen Integrationszeiten bis maximal 3h verwendet werden. Über ein Objektiv (Fa. Cosmicar) der Brennweite f = 12.5mm und einen Objektabstand von 70mm wird die Unterseite des Fingers in einem konstanten Fenster von 20mm (radial) x 30mm (axial) vollständig auf den ½"-Chip (Interline Transfer) abgebildet. Die effektive Bildpunktanzahl des Bildaufnehmers liegt bei 582x752, bei einer Bildpunktgröße von 8.3µm mal 8.6µm (V).

Zur Bestimmung der eindimensionalen örtlichen Streulichtverteilung wird entsprechend Kap. 5.4.2 ein zum Gelenkspalt orthogonaler Auswertscan in der Fingerachse von 30mm mit 256 Bildpunkten extrahiert. Die Abtastweite beträgt demnach 117µm, so daß eine Mittelung in x-Richtung über ca. 14 Pixel erfolgt. Die Dynamik der Kamera beträgt bei der verwendeten Ar-beitstemperatur von -27±2°C 8bit. In Abb. 5.2-10 ist das Grauwertsignal, das durch das ther-mische Rauschen verursacht wird, über die Integrationszeit aufgetragen.

Die erfaßten zweidimensionalen Daten werden über einen Frame-Grabber (Fa. Kappa) in einen PC eingelesen und unter Verwendung einer Bildverarbeitungssoftware weiterverarbeitet.

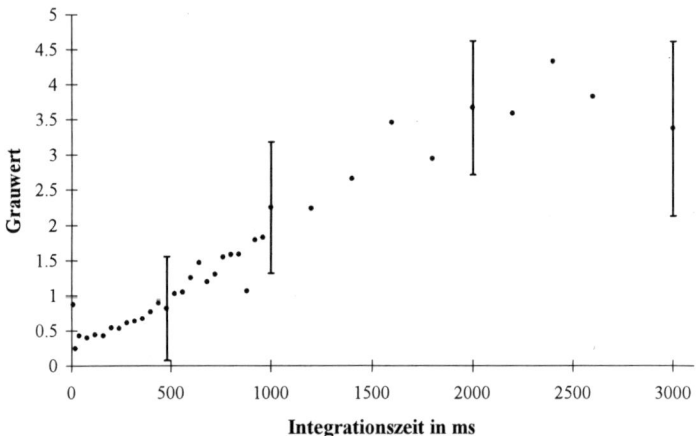

Abb. 5.2-10: Dargestellt ist die Wirkung des Detektorrauschens auf das Meßsignal in Grauwerten (Digits) als Funktion der Integrationszeit. Der Dynamikbereich entspricht 8 Bit (256 Digits)

- *Auflösung*

Die Anforderung an das Auflösungsvermögen des Detektors ergibt sich gemäß Tab. 5.2.8 aus der Ausdehnung des Strahldurchmessers von 240μm. Das entspricht einer geforderten Auflösung von minimal 4.2Lp/mm. Berücksichtigt man den Abbildungsmaßstab und die Bildpunktanzahl von 752 Punkten, so ist eine maximale Auflösung von 25Lp/mm realisierbar. Die tatsächliche Auflösung nach Extraktion des Auswertscans ist mit 8.5Lp/mm doppelt so hoch wie die geforderte Auflösung.

- *Kalibrierung*

Um einen direkten Vergleich des über das CCD-System gemessene Ausgangssignals $w^\lambda_{cw}(x)$ zur eingebrachten Eingangsgröße durchführen zu können, ist eine auf die Bestrahlungsstärke E bezogene Grauwertkalibrierung erforderlich. Da die verwendete CCD-Kamera Aufnahmen mit unterschiedlichen Integrationszeiten ermöglicht, ist die aus Gründen der Automatisierung zu ermittelnde Kalibrierfunktion der Bestrahlungsstärke neben einer Funktion des Grauwertes eine Funktion der Integrationszeit t_{int}.

Zur Erzeugung eines Kalibriernormals mit definierter Ausstrahlung wird ein homogenes, stark streuendes Medium mit der jeweiligen Laserstrahlung durchleuchtet und an seiner Unterseite eine definierte Fläche (A = 8.46mm²) mittels einer Kreisblende ausgeblendet. Man erhält ein homogenes, kreisrundes Strahlprofil, dessen Gesamtstrahlungsleistung mit Hilfe einer Photodiode (Photodyne Model 66XLA Kopf #600) bestimmt wurde. Wird die ermittelte Strahlungsleistung auf die Fläche A bezogen, ergibt sich die jeweilige Bestrahlungsstärke E. Die Meßgenauigkeit der Photodiode ist mit max. 8% angegeben. Durch Messung des Strahlprofils mit der

CCD-Kamera und zur Bestimmung der zweidimensionalen Grauwertverteilung erhält man einen zur Bestrahlungsstärke E proportionalen mittleren Grauwert. Zur Bestimmung der Kalibrierfunktion wird mit der jeweiligen Laserwellenlänge (675nm, 905nm) die Abhängigkeiten zwischen Grauwert (GW), Integrationszeit t_{int} und Bestrahlungsstärke E ermittelt.

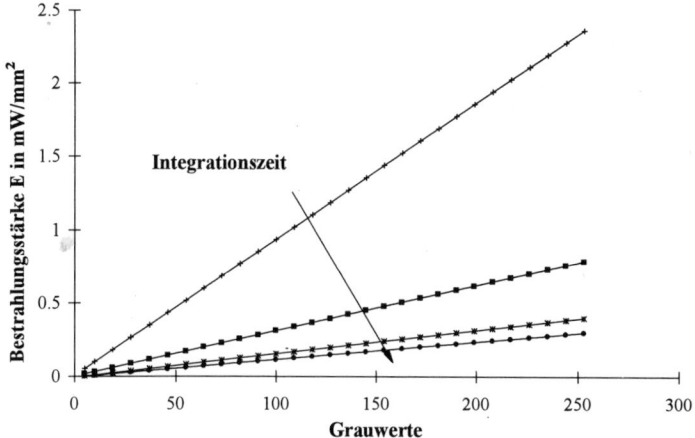

Abb. 5.2-11:   Bestrahlungsstärke E als Funktion des Grauwertes

Bei konstanter Integrationszeit ergibt sich ein linearer Zusammenhang zwischen der Bestrahlungsstärke E und dem Grauwert GW (Abb. 5.2-11). Die Steigung der Funktion ist von der gewählten Integrationszeit abhängig. Der Zusammenhang zwischen Integrationszeit t_{int} und Bestrahlungsstärke E bei konstantem Grauwert ist in Abb. 5.2-12 dargestellt.

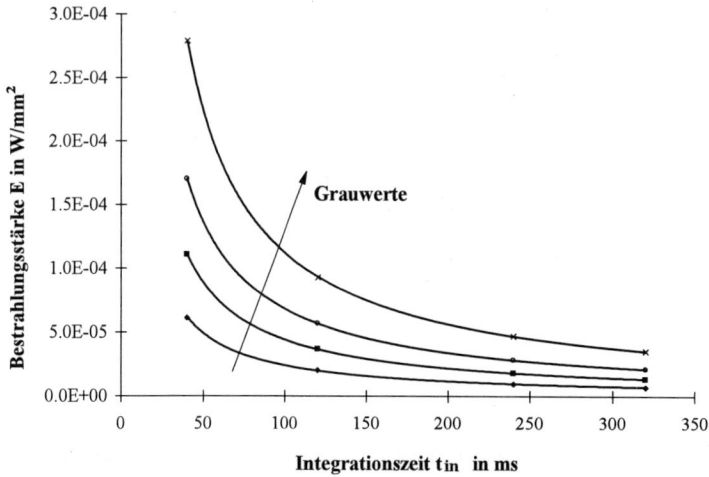

Abb. 5.2-12: Bestrahlungsstärke E als Funktion der Integrationszeit t_{int}

Es ergibt sich eine nichtlineare Abhängigkeit zwischen Integrationszeit und Bestrahlungsstärke. Sie kann in guter Näherung mit einer Potenzfunktion gemäß Gl. 5.2-1 approximiert werden.

Gl. 5.2-1 $$E(GW, t_{int}) = \frac{m(GW)}{t_{int}^{b(GW)}}$$

Der Faktor m ist eine Funktion des Grauwertes, die sich als Geradengleichung darstellen läßt. Der Exponent b ist für Integrationszeiten größer 100ms konstant gleich 1 und zeigt bei kürzeren Zeiten eine Abhängigkeit vom Grauwert, die durch eine additiv verknüpfte Potenz- und Exponentialfunktion approximiert werden kann. Durch Bestimmung der wellenlängenabhängigen Parameter der Funktionen m(GW) und b(GW) erhält man die Kalibrierfunktion zur Berechnung der Bestrahlungsstärke aus den experimentell ermittelten Grauwerten und der jeweiligen Integrationszeit.

5.2.2 Realisierung eines PDW-Durchleuchtungssystems

Der im Rahmen dieser Arbeit verwendete PDW-Durchleuchtungsaufbau basiert auf dem bei Carl Zeiss entwickelten Lichtmammograph LIMA [KASCHKE/94, NABER/94]. Der schematische Aufbau ist in Abb. 5.2-13 dargestellt.

Um dieses System zur Zustandsbewertung von Fingergelenken verwenden zu können und eine Vergleichbarkeit beider System zu ermöglichen, wurden gemäß der aufgestellten Anforderungen die Einzelkomponenten angepaßt.

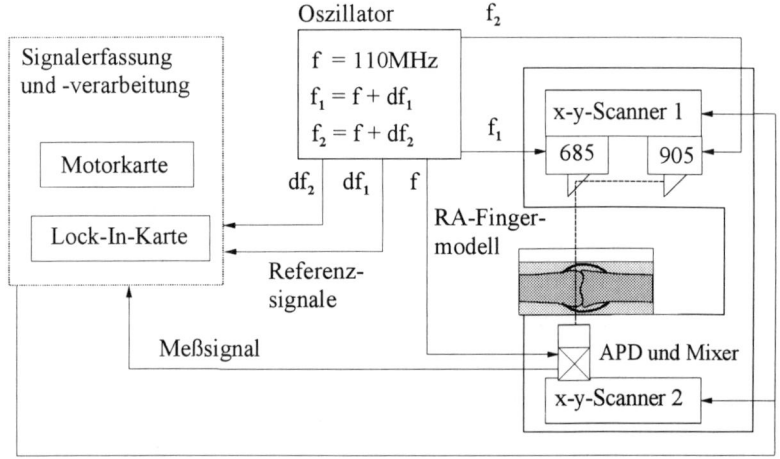

Abb. 5.2-13: Schematische Darstellung des von Carl Zeiss entwickelten PDW-Durchleuchtungssystems (Lichtmammographs LIMA) [NABER/94]

- *Anregung*

Die Durchleuchtung erfolgt nach Maßgabe der konstruktiven Konzeption mit zwei separaten, modulierbaren Diodenlasern der Wellenlänge 685nm (R) (Fa. LISA, Modell HL25-MIII-685-30) und 905nm (IR) (Fa. LISA, Modell HL25-MIII-900-40). Beide Laser besitzen eine integrierte Optik, die einen gering divergenten Ausgangsstrahl von ca. 1mrad erzeugt. Über ein Prismensystem und Polarisationsteiler werden die auf ca. 600µm kollimierten Laserstrahlen zusammengeführt und auf den zu untersuchenden Finger gelenkt. Die Anforderung des unabhängig von der Fingerdicke konstanten Strahldurchmessers auf der Hautoberfläche wird durch einen höhenverstellbare Anregungseinheit berücksichtigt.

Die Bestrahlungsstärken auf der Hautoberfläche liegen konstant bei $u^{685} = 91\text{mW/mm}^2$ und $u^{905} = 120\text{mW/mm}^2$. Die geforderte Dynamik der Meßempfindlichkeit des Systems wird über die Variation der Detektorhochspannung gesteuert. Zur Änderung des Einstrahlortes wird das gesamte Anregungssystem über einen Riementrieb mit zwei Schrittmotoren positioniert. Die Bewegungsachsen der Motoren ermöglichen die kompletten Verschiebung des Einstrahlortes in der Ebene.

Um im durchstrahlten Gewebe Photonen-Dichte-Wellen zu erzeugen, werden die Diodenlaser in ihrer Amplitude mit zueinander leicht versetzten Hochfrequenzen moduliert: Die Trägerfrequenz beträgt f = 110 MHz, die Versatzfrequenzen liegen bei $df_1 = 800$ Hz und $df_2 = 1000$ Hz. Die in das Fingergelenk eingebrachten Signale besitzen demnach die Frequenzen $f_1 = 110.000800$ MHz und $f_2 = 110.001000$ MHz.

- *Fingeraufnahme*

Um die Vergleichbarkeit der Meßergebnisse zwischen dem cw- und dem PDW-Durchleuchtungssystem sicherzustellen, wird zur Aufnahme des zu untersuchenden Fingers dasselbe Haltesystem verwendet (s. Abb. 5.2-7, S.92).

- *Positionierung*

Im Gegensatz zum cw-Durchleuchtungssystem erfolgt die Positionierung des Einstrahlortes unabhängig von der Lage des Gelenkspaltes. Zu Beginn der Meßprozedur wird der Strahlengang durch eine Kalibrierung am unteren Rand des Detektionsfensters axial und radial am Rand des Fingers positioniert. Die proximale Lage des Strahlenganges ist durch den Verfahrbereich des entsprechenden Riementriebes bestimmt und entspricht dem oberen Rand des Detektionsfensters der Fingeraufnahme (s. Abb. 5.2-7, S.92).

Um eine Vergleichbarkeit der Durchleuchtungssysteme zu ermöglichen, bleibt bei den *In-vivo*-Untersuchungen die Lage des Fingeranschlags konstant, so daß die Lagekoordinaten des PDW-Systems anhand der cw-Positionierungsdaten umgerechnet werden können.

- *Detektion*

Zur Detektion wird eine Avalanche-Photodiode (APD) verwendet, die sich an der Unterseite des Fingers befindet. Die APD wird beim Scannen mitgeführt, so daß sie sich immer in der Achse des Laserstrahls befindet. Die Lichtzuführung erfolgt durch eine Optik hoher Apertur, angepaßt an die 1.5mm große lichtempfindliche Fläche der APD. Der Objektabstand zwischen Detektor und Fingerunterseite ist konstant.

Die Datenerfassung erfolgt über einen der APD nachgeschalteten Mischer, der das hochfrequente Mischsignal durch multiplikatives Mischen mit der Trägerfrequenz f in den Niederfrequenzbereich transformiert. Der resultierende Mischprozeß liefert die Differenzfrequenzen $df_1 = 0.8$ kHz und $df_2 = 1$ kHz, die einem digitalen Lock-In-Verstärker zugeführt werden. Diese Frequenzen tragen die Amplituden- und Phaseninformation für beide Wellenlängen. Durch anschließende Signalverarbeitung werden die Rohdaten **Amplitude** und **Phase** gewonnen und vom Rechner während des Scanvorgangs pixelweise ausgelesen.

Die Mischung hat den Vorteil, daß Amplituden- und Phasenverschiebung im Niederfrequenzbereich (1kHz/0.8kHz) statt im Hochfrequenzbereich (110 MHz) gemessen werden können, wodurch die entsprechende Meßtechnik einfacher und mit höherer Genauigkeit realisiert werden kann. Mit dem Effekt einer höheren Phasenauflösung wären auch höhere Basisfrequenzen möglich. Dadurch würde jedoch der AC-Anteils der PDWs stark abgeschwächt. Bei Verwendung kleinerer Modulationsfrequenzen wird die AC-Amplitude kaum weniger gedämpft, während die streuungsbedingte Phasenverzögerung und damit auch die Phasenauflösung mit geringerer Frequenz näherungsweise linear kleiner wird. Der hier verwendete Experimentalaufbau stellt somit einen guten Kompromiß dar.

5.3 Experimentelle Untersuchungen des Gelenksystemmodells

Zur Entwicklung des **Bewertungssystems** wird gemäß Kap. 4.4 das zu diagnostizierende Fingergelenk und seine Zustände über experimentell zu ermittelnde Modelle beschrieben.
Die Ergebnisse der zu diesem Zweck durchgeführten Untersuchungen werden in diesem Abschnitt zusammengefaßt und beinhalten die Bestimmung der Systemeigenschaften, Spezifizierung von nichtparametrischen Modellen, die zustandsabhängige Kennwertermittlung und die Extraktion und Quantifizierung diagnostisch verwertbarer Merkmale. Abschließend wird in Kap. 5.3.5 (S. 151 ff.) ein parametrisches Systemmodell beschrieben, mit dem die Wirkung der optischen Eigenschaften auf Kennwerte der Streulichtverteilung untersucht wird.

5.3.1 Systemeigenschaften

- *Linearität*

In Abb. 5.3-1 und Abb. 5.3-2 ist die funktionelle Abhängigkeit des Verstärkungsfaktors k_u des Eingangssignals von der Verstärkung k_w des Ausgangssignals aufgetragen. Dargestellt sind die Mittelwerte und Standardabweichungen[1] der Verstärkung $k_w = f(k_u)$, die sich aus den Einzelverstärkungen der örtlichen Streulichtverteilungsfunktion ergeben.

Als Ergebnis des *In-vivo*-Experiments kann in guter Näherung die Gültigkeit des Verstärkungsprinzips, d.h. $k_w \approx k_u$, angenommen werden.

---

[1] Mit einer Vertrauenswahrscheinlichkeit von P = 95%.

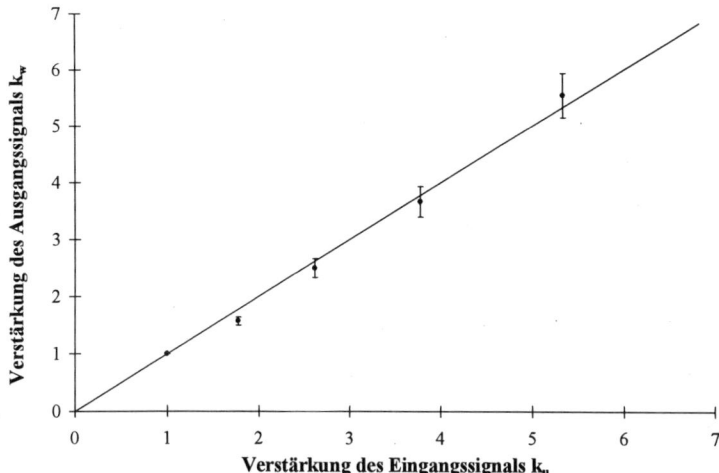

Abb. 5.3-1:   Verstärkungsfaktor k_w des Ausgangssignals $w^{905}(x)$ als Funktion der Verstärkung k_u des Eingangssignals $u^{905}(x)$ (*in vivo*)

Mit Hilfe der Untersuchungen am RA-Fingermodell kann dies für die simulierten Zustände, erkrankt und gesund, im Rahmen der Präparationsungenauigkeit bestätigt werden (Abb. 5.3-2).

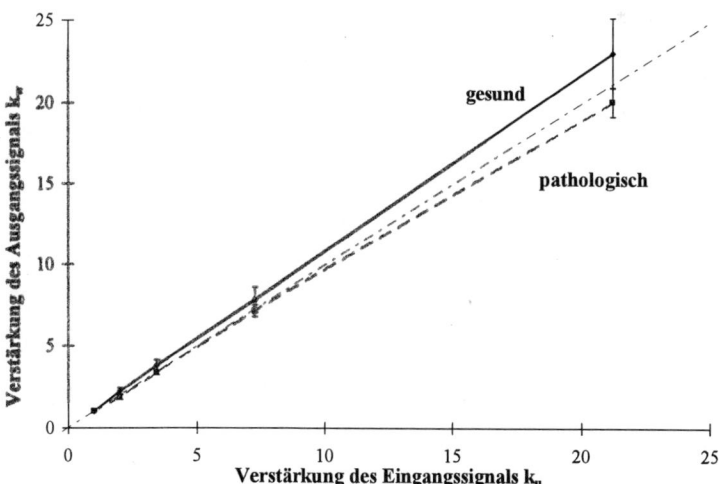

Abb. 5.3-2:   Verstärkungsfaktor k_w des Ausgangssignals $w^{905}(x)$ bei Durchleuchtung des *RA-Fingermodells* im Zustand gesund und pathologisch, als Funktion der Verstärkung k_u des Eingangssignals $u^{905}(x)$

In Abb. 5.3-3 sind die Ergebnisse der *In-vivo*-Untersuchungen zur Überprüfung der Gültigkeit des Superpositionsgesetzes dargestellt. Es zeigt als Beispiel das Ergebnis einer cw-Durchleuchtung mit der Wellenlänge 905nm.

Bei gleichzeitiger Durchleuchtung eines Fingergelenkes in einem Abstand von 4mm proximal und distal vom Gelenkspalt erhält man das Ausgangssignal $w_G(x)$. Bei separater Durchleuchtung an beiden Positionen erhält man die jeweiligen Ausgangssignale $w_d(x)$ und $w_p(x)$ mit den Indizes d für den distalen und p für den proximalen Einstrahlort. Vergleicht man die Summation der Verteilung $w_d(x)$ und $w_p(x)$ mit dem Ausgangssignal $w_G(x)$, so kann unter Berücksichtigung der Schwankungsbreite die Gültigkeit des Superpositionsgesetzes angenommen werden.

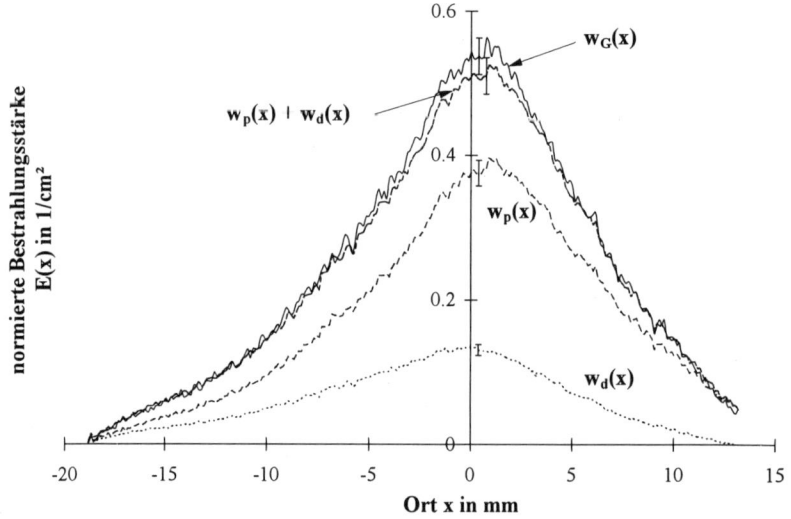

Abb. 5.3-3:   Zur Überprüfung der Gültigkeit des Superpositionsgesetzes werden die resultierenden örtlichen Streulichtverteilungen w(x) ermittelt, die sich bei separater und kombinierter Durchleuchtung eines Fingergelenkes (*in vivo*) ergeben

Mit den in Abb. 5.3-3 dargestellten Untersuchungsergebnissen kann zudem die angenommene ortsvariante Eigenschaft des Gelenksystems bestätigt werden. Eine Durchleuchtung an unterschiedlichen Orten $w_p(x)$ und $w_d(x)$ orthogonal zum Gelenkspalt führt zu eindimensionalen örtlichen Streulichtverteilungen, die eine deutliche Abhängigkeit in Form und Skalierung vom Einstrahlort aufweisen.

5.3.2 Nichtparametrische Systemmodelle

- *nichtparametrisches Ortsfunktionsmodell*

In Abb. 5.3-4 ist das nichtparametrische Ortsfunktionsmodell in Form der örtlichen Streulichtverteilung für ein gesundes und ein entzündlich-rheumatisches Gelenk bei einer Durchleuchtung im Gelenkspalt (x = 0) dargestellt.

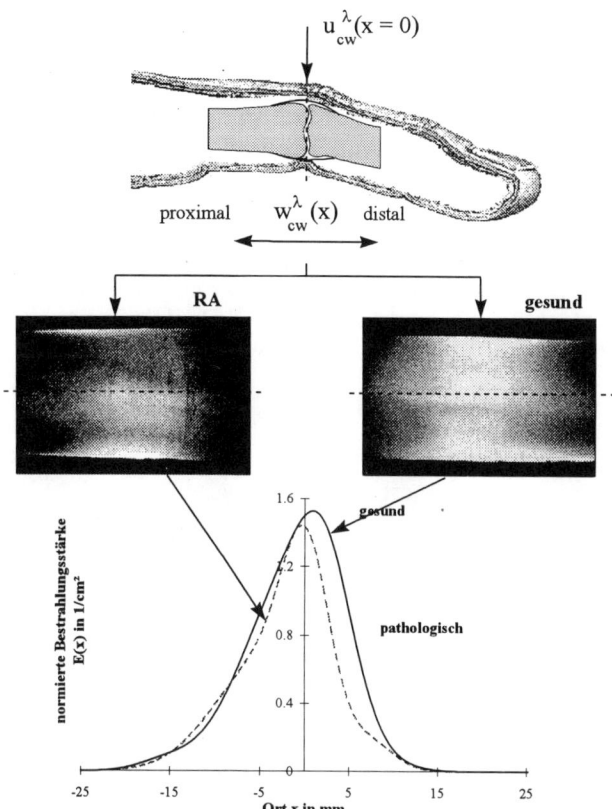

Abb. 5.3-4:   Dargestellt ist die **örtliche Streulichtverteilung** $w^\lambda(x)$ als nichtparametrisches Ortsfunktionsmodell (Punktverwaschungsfunktion) eines gesunden
und eines pathologisch veränderten PIP-Gelenkes des Mittelfingers der
rechten bzw. linken Hand desselben Patienten. Die Verteilung ergab sich
bei Durchleuchtung direkt am Ort des Gelenkspaltes $u(x = 0)$

Bei punktförmiger Einstrahlung am Ort des Gelenkspaltes $u(x=0)$ ergibt sich eine die optischen
Verhältnisse charakterisierende Ortsfunktion, die durch eine asymmetrische Verteilungsform
gekennzeichnet ist.
Wesentlich für den gewählten Ansatz einer Bewertung der örtlichen Streulichtverteilung ist,
daß sich in Folge einer Pathologie die optischen Eigenschaften im durchstrahlten Volumen
ändern. Dies führt zu veränderten Photonenwegen und demzufolge zu einem veränderten Aus-
tritts-, d.h. Detektionsort. Pathologisch induzierte Änderungen ergeben aus diesem Grund eine
von der "gesunden" Streulichtverteilung abweichenden Form.
An dem in Abb. 5.3-4 dargestellten Beispiel führt eine frühe entzündlich-rheumatische Erkrankung zu einer Reduktion der transmittierenden Bestrahlungsstärke E im Bereich von 4mm bis
10mm. Die Steigung bleibt annähernd konstant. Proximal vom Gelenkspalt, d.h. im Bereich bis
$x = -15$ mm, resultiert die Pathologie statt dessen in einer Steigungsänderung.

Um derartige Veränderung in Abhängigkeit von der biologischen und pathologischen Abweichung und der Einstrahlposition bewerten zu können, werden in Kap. 5.3.3 die in Kap. 4.4.3 ausgewählten Kennwerte bestimmt und in Abhängigkeit ihres zustandsabhängigen Informationsgehaltes bewertet.

- nichtparametrisches PDW-Modell

Im Gegensatz zum cw-Durchleuchtungssystem erfolgt beim PDW-System neben der Anregung auch die Detektion punktförmig. Das intensitätsmodulierte Licht erzeugt Photonen-Dichte-Wellen, die sich im Gelenk ausbreiten. Das nichtparametrische PDW-Modell stellt die lokale Phasenverschiebung der detektierten Lichtwelle zur Anregungswelle dar. Um eine ortsabhängige Information zu erhalten, wird der Anregungs- und Detektionsort parallel verschoben. Es ergibt sich ein zweidimensionales Abbild der Phasenverschiebung (Abb. 5.3-5).

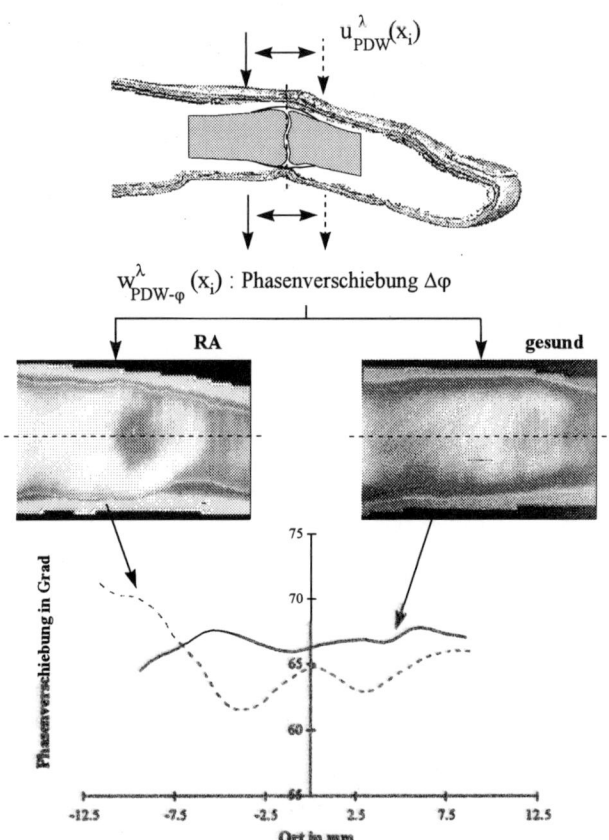

Abb. 5.3-5:   Örtliche Verteilung der **Phasenverschiebung** $w^\lambda_{PDW}(x) = \Delta\varphi$ (nichtparametrisches PDW-Modell) eines gesunden und eines pathologisch veränderten Fingergelenkes am Beispiel einer *In-vivo*-Messung am selben Patienten

5.3.3 Wirkung der Kennwerte unter Variation pathologisch veränderlicher und nicht veränderlicher Strukturen

In dem folgenden Kapitel werden entsprechend der in Kap. 4.4.4 dargestellten Methode die *In-vitro*-Ergebnisse zusammengefaßt, in denen die Wirkung der Verteilungskennwerte auf unterschiedliche optische Veränderungen bewertet wird. Dabei wird einerseits die Wirkung einer nicht pathologisch verursachten (optischen) Änderung untersucht und andererseits die einer krankhaften Veränderung.

Zur Bestimmung der Wirkung nicht pathologisch induzierter optischer Veränderungen Δ_{biol} wird die örtliche Streulichtverteilung des Gelenkes mit einer Haut des Zustandes A und des Zustandes B bei einer Durchleuchtung mit 675nm bzw. 905nm ermittelt und über den Ort der jeweiligen Einstrahlposition aufgetragen (N = 1). Sie ermöglicht die Bewertung der Richtung der Wirkung und deren Quantität, die entscheidet, ob diagnostisch verwertbare Information extrahierbar ist.

Die Wirkungen von pathologisch verursachten optischen Veränderungen Δ_{path} werden in einer weiteren graphischen Darstellung zusammengefaßt. Um den jeweiligen Kennwert bzgl. des extrahierbaren diagnostischen Informationsgehalts bewerten zu können, wird die maximale nicht pathologische Abweichung in Form von Fehlerbalken dargestellt. Zusätzlich wird die Schwankungsbreite der Kennwerte berücksichtigt, die durch den Präparationsfehler des Phantoms verursacht wird. Zu unterteilen sind die jeweiligen Streuintervalle in **dicke** (nicht pathologisch verursachte Hautänderung) und **dünne** Fehlerbalken (Hautänderung zzgl. Präparationsfehler).

Extremstellen

- *Wirkung einer nicht pathologisch verursachten optischen Änderung*

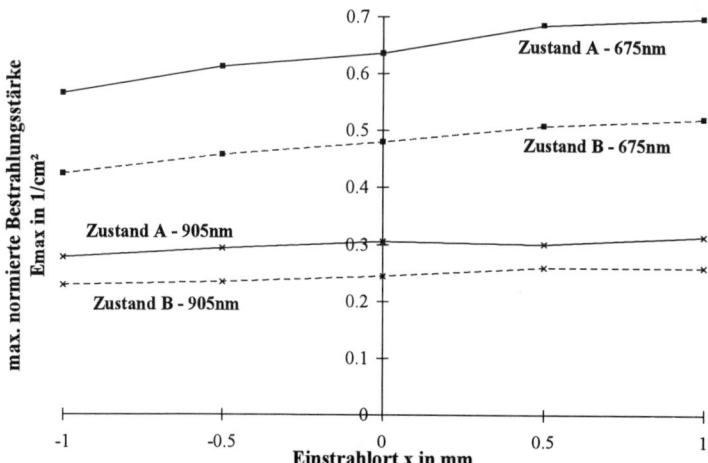

Abb. 5.3-6:   Dargestellt ist die Kenngröße E_{max} der resultierenden Streulichtverteilungen bei einer Durchleuchtung mit der Wellenlänge *675nm* und *905nm* als Funktion des jeweiligen Einstrahlortes des Eingangssignals sowie der Wirkung einer optischen Änderung der Hautschicht (Zustand A und B)

Das absolute Maximum E_{max} der Streulichtverteilung ist im Intervall von ± 1mm um den Gelenkspalt minimal abhängig vom Einstrahlort. Der in Abb. 5.3-6 erkennbare Anstieg korreliert jedoch mit der Lage des Fingers, der im positiven Bereich der Ordinate einen geringeren Durchmesser aufweist, so daß keine pathologische Abhängigkeit erkennbar ist (s. Abb. 5.3-4). Erhöht sich die Absorptionseigenschaft der gelenkumhüllenden Gewebeschicht (Haut-Zustand B), so reduziert sich die maximale Bestrahlungsstärke der Verteilungsfunktion konstant über die Einstrahlpositionen. Dies entspricht der Tatsache, daß sich diese optische Änderung lokal unabhängig vollzieht. Die infolge der Absorptionserhöhung in der Hautschicht bewirkte prozentuale Abweichung Δ_{biol} der Kenngröße E_{max} beträgt bei 675nm ca. -25 % und bei 905nm ca. -18 %. Bei dem untersuchten Fingermodell ist E_{max} bei einer Durchleuchtung mit 675nm absolut größer als bei der Funktion w^{905}.

Die x-Koordinate des absoluten Maxima wird im Rahmen des Positionierungsalgorithmus zur Bestimmung der Nullposition verwendet (s. Kap. 5.2). Deren Lage befindet sich mit einer Ungenauigkeit von ±250µm im Bereich des Gelenkspaltes auf der Handinnenseite. Minima und relative Extremstellen treten nicht auf.

- *Wirkung einer pathologisch verursachten optischen Änderung*

Betrachtet man die Wirkung einer pathologisch verursachten Änderung Δ_{path}, so führt diese ebenfalls zu einer Reduktion der maximalen Bestrahlungsstärke E_{max} (s. Abb. 5.3-7 und Abb. 5.3-8).

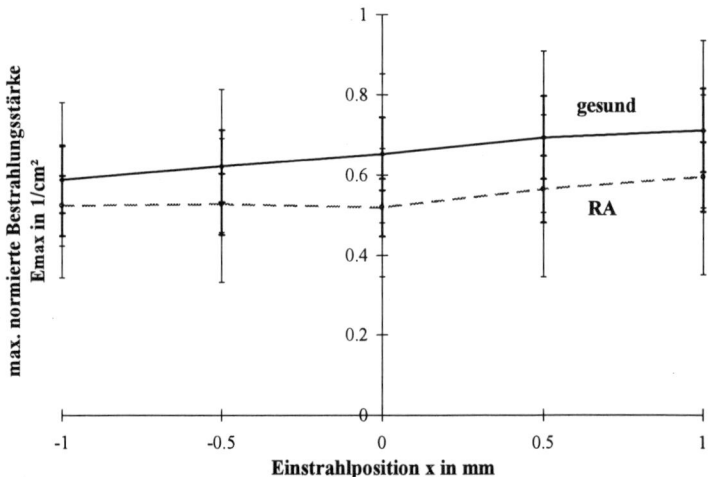

Abb. 5.3-7: Dargestellt ist die Kenngröße E_{max} bei einer Durchleuchtung mit *675nm* als Funktion des Einstrahlortes des Eingangssignals und der simulierten Gelenksystemzustände RA und gesund

Wird das Fingergelenk mit einer Wellenlänge von 675nm durchleuchtet, dann ist zwar eine mittlere Differenz zwischen einem gesunden und einem erkrankten Zustand von ca. -17% zu erkennen, jedoch ist diese Wirkung kleiner als die aufgrund der simulierten optischen Änderung Δ_{biol}. An einer Verminderung des Kennwertes E_{max} bei 675nm ist demzufolge nicht erkennbar, ob eine Erkrankung vorliegt oder nicht. Der Kennwert E_{max}^{675} ist eignet sich deshalb nicht, um diagnostisch verwertbare Information aus dem Streulicht zu extrahieren.

Durchleuchtet man das Gelenk statt dessen mit einer Wellenlänge von 905nm, so reduziert sich der E_{max}-Wert um ca. -22 %. Wesentlich aus Sicht der Extraktion zustandsbeschreibender Merkmale ist hierbei, daß es zu keinen Überschneidungen zwischen den Gelenkzuständen aufgrund der Abweichungen pathologisch nicht veränderlicher Strukturen Δ_{biol} (dicke Dispersionsbalken) kommt (Abb. 5.3-8).
Für die Kenngröße E_{max} bei 905nm ergibt sich demzufolge die aus diagnostischer Sicht entscheidende Eigenschaft, daß die pathologisch verursachte Abweichung Δ_{path} *größer* ist als die Abweichungen pathologisch nicht veränderlicher Strukturen Δ_{biol}. Der Unterschied zwischen Δ_{biol} und Δ_{path} ist jedoch mit ca. 4% gering, so daß der Kennwert E_{max}^{905} eine geringe Wichtung in der allgemeinen Bewertung erhält (s. Tab. 5.3-2, S. 128).

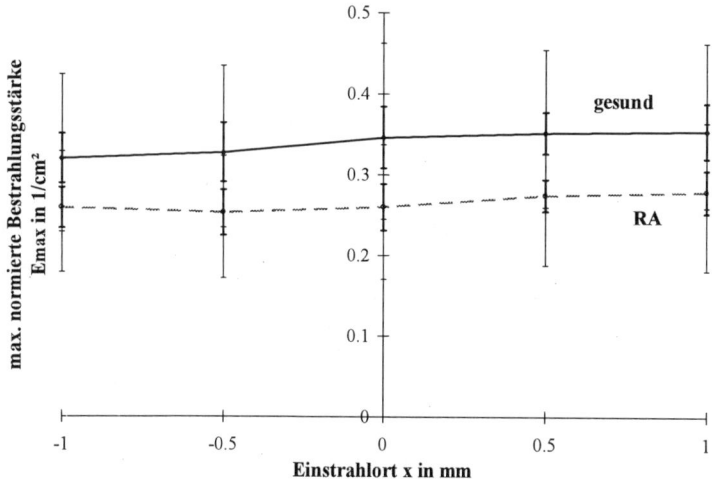

Abb. 5.3-8:   Dargestellt ist die Kenngröße E_{max} bei einer Durchleuchtung mit *905nm* als Funktion des Einstrahlortes des Eingangssignals und der simulierten Gelenksystemzustände RA und gesund

charakteristische Verteilungsbereiche (X_{pR}, $X_{pÜ}$, $X_{dÜ}$, X_{dR})

- *Wirkung einer nicht pathologisch verursachten optischen Änderung*

Betrachtet man in Abb. 5.3-9 die Wirkung einer Hautzustandsänderung auf den proximalen Randbereich X_{pR} der Streulichtverteilung, so erkennt man im Falle einer Durchleuchtung mit der Wellenlänge 675nm eine meßbare Verkleinerung dieses Bereiches um ca. -10% bei x=0. Das bedeutet, daß durch eine Erhöhung der Absorption in der umhüllenden Hautschicht weniger Photonen entfernt gelegene Orte erreichen.

Eine Verbreiterung des Randbereiches würde statt dessen bedeuten, daß sich entweder die Streuung oder die Absorption im Gewebe reduziert.

Betrachtet man die Abweichungen Δ_{biol}, die sich bei einer Durchleuchtung symmetrisch um den Gelenkspalt ergeben, so sind starke Schwankungen erkennbar.

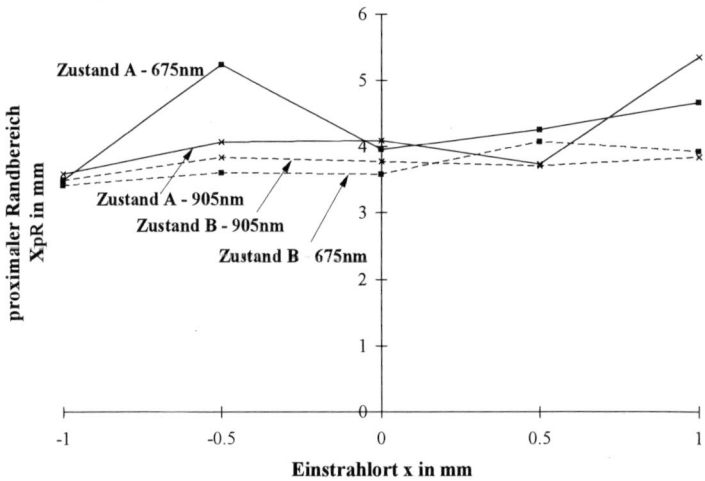

Abb. 5.3-9:   Dargestellt ist der proximale Randbereich X_{pR} der Streulichtverteilungen bei einer Durchleuchtung mit der Wellenlänge *675nm* und *905nm* als Funktion des jeweiligen Einstrahlortes des Eingangssignals sowie der Wirkung einer optischen Änderung der Hautschicht (Zustand A und B)

Die Abweichung Δ_{biol} fällt bei 905nm mit ca. -7% bei x=0 geringer aus als bei einer Durchleuchtung mit 675nm.

- *Wirkung einer pathologisch verursachten optischen Änderung*

Die Erhöhung der Streu- und Absorptionseigenschaften aufgrund einer entzündlich-rheumatischen Veränderung im Gelenksystem führt im Gegensatz zu der nicht pathologisch verursachten Änderung Δ_{biol} zu einer *Vergrößerung* des proximalen Randbereiches X_{pR} bei 675nm von 22 %, wenn sich der Einstrahlort bei x = 0 befindet. Das bedeutet, daß eine Vielzahl an Photonen das Gewebe weit von der ursprünglichen Einstrahlachse verlassen und demzufolge die mittlere freie Weglänge in diesem Bereich deutlich größer geworden ist.

Die pathologische verursachte Abweichung Δ_{path} ist bei einer Durchleuchtung direkt am Gelenkspalt **größer** als Δ_{biol}, so daß $X_{pR}^{675}(u(x = 0))$ extrahierbare Information enthält (Abb. 5.3-10).

Die Meßergebnisse zeigen jedoch auch, daß bei der Extraktion dieser Kenngröße hohe Anforderungen an die Positionierung zu stellen sind, da die optische Wirkung des Systems in hohem Maße ortsvariant ist. Erfolgt die Bewertung am Einstrahlort x=0.5mm, dann ergibt sich aufgrund einer pathologischer Veränderung eine Verringerung des Randbereiches. Aus diesem Grund kann dieser Kennwert im Sinne der diagnostischen Bewertung nur gering gewichtet werden.

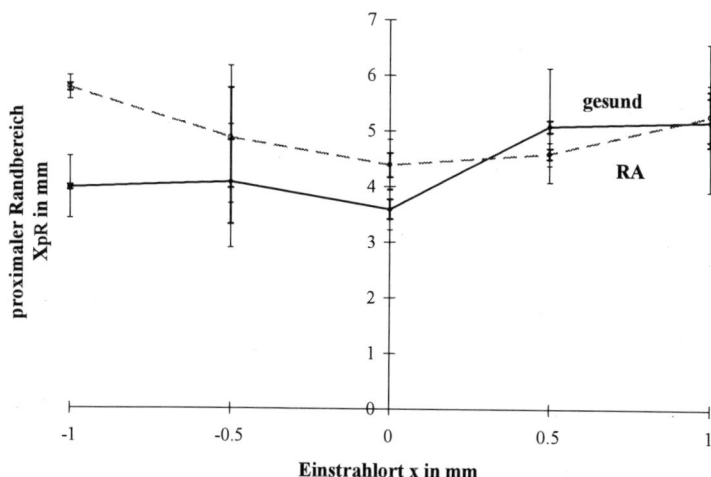

Abb. 5.3-10: Dargestellt ist der Kennwert X_{pR} von w^{675} als Funktion des Einstrahlortes und der simulierten Gelenksystemzustände RA und gesund

Im Gegensatz zur pathologischen Wirkung bei der Streulichtfunktion w^{675} ist die pathologisch verursachte Abweichung bei 905nm kleiner als 1% und damit nicht von einer optischen Änderung Δ_{biol} zu unterscheiden (s. Abb. 5.3-11).

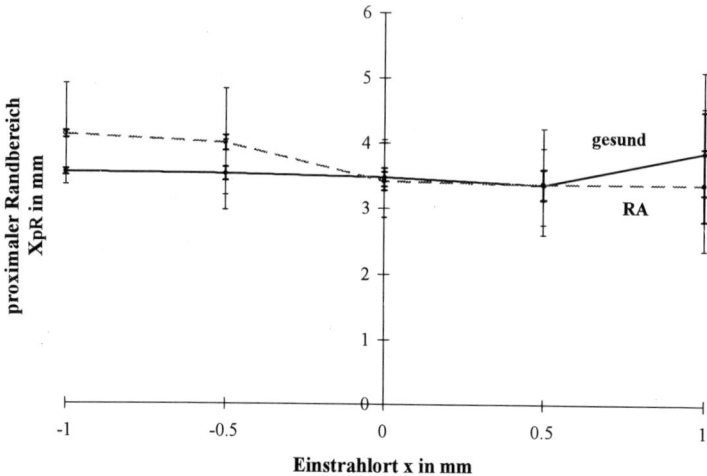

Abb. 5.3-11: Dargestellt ist der Kennwert X_{pR} von w^{905} als Funktion des Einstrahlortes und der simulierten Gelenksystemzustände RA und gesund

<u>proximaler Übergangsbereich $X_{pÜ}$</u>

- *Wirkung einer nicht pathologisch verursachten optischen Änderung*

Der proximale Übergangsbereich der Streulichtverteilung ist im Vergleich zum proximalen Randbereich um ca. 2-3mm größer (Abb. 5.3-12). Die Änderung der optischen Eigenschaften der Haut Δ_{biol} ergeben die gleiche Wirkungsrichtung, die jedoch mit -7% bei 675nm und -2% bei 905nm geringer ausfällt. Die Varianz des Kennwertes ist wiederum erhöht bei Durchleuchtung in einem gewissen Abstand vom Gelenkspalt.

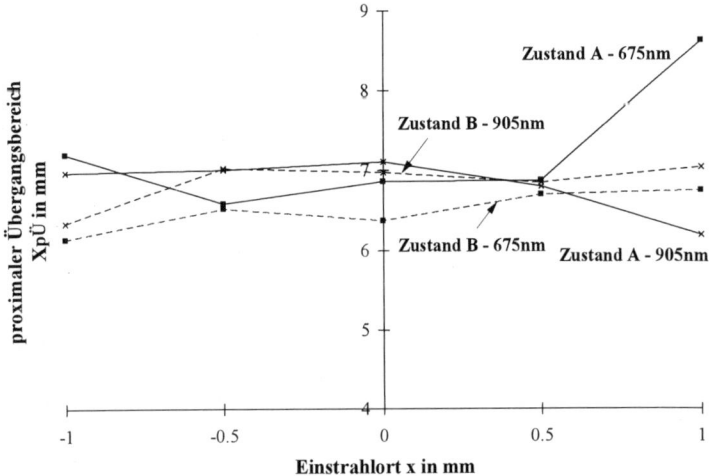

Abb. 5.3-12: Dargestellt ist der Kennwert $X_{pÜ}$ der Streulichtverteilungen bei einer Durchleuchtung mit der Wellenlänge *675nm* und *905nm* als Funktion des jeweiligen Einstrahlortes des Eingangssignals sowie der Wirkung einer optischen Änderung der Hautschicht (Zustand A und B)

- *Wirkung einer pathologisch verursachten optischen Änderung*

Entsprechend der Wirkung des Randbereiches führt eine pathologisch verursachte optische Veränderung zu einer positionsabhängigen Vergrößerung oder Verkleinerung des proximalen Übergangsbereiches.

Im Falle einer Durchleuchtung mit der Wellenlänge 675nm direkt am Ort des Gelenkspaltes $x = 0$ ergibt sich eine pathologisch induzierte Erhöhung von $\Delta_{path} \approx 13\%$ (s. Abb. 5.3-13). Sie ist damit größer als die Abweichung Δ_{biol}, und damit von dieser unterscheidbar. Dies gilt auch bei einer Bewertung der Streulichtverteilungen, die sich bei einer Durchleuchtung am Ort $x = -1$mm und $x = 0.5$mm ergeben. Verwendet man jedoch die Kennwerte der Streulichtverteilungen, die sich als Antwort auf eine Durchleuchtung von $x \geq 0.5$mm ergeben, kann aufgrund der verringerten pathologischen Wirkung keine Aussage über den Zustand getroffen werden.

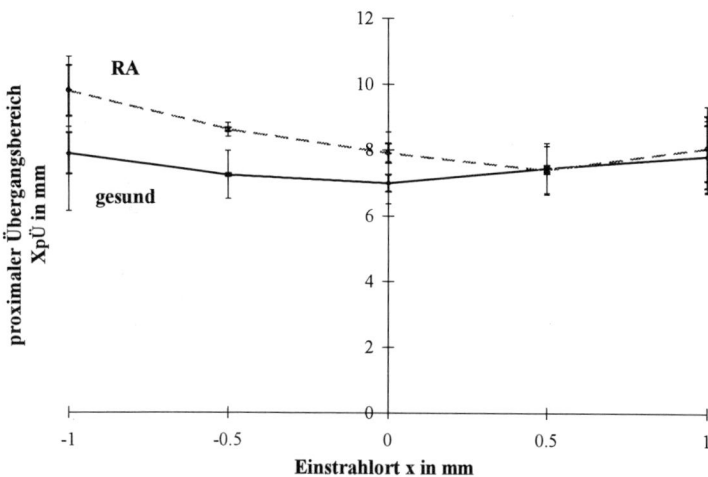

Abb. 5.3-13: Dargestellt ist der Kennwert $X_{pÜ}$ bei einer Durchleuchtung mit *675nm* als Funktion des Einstrahlortes des Eingangssignals und der simulierten Gelenksystemzustände RA und gesund

Die Streulichtverteilung w^{905} ermöglicht statt dessen nur bei einer proximalen Durchleuchtung im Bereich von x = -0.5mm bis x = -1mm eine minimale zustandsabhängige Trennung. Im Falle einer Erkrankung vergrößert sich dort der proximale Übergangsbereich um ca. 8% bei einer nicht pathologisch induzierten Abweichung Δ_{biol} von ca. 5% (x=-0.5mm) (s. Abb. 5.3-14).

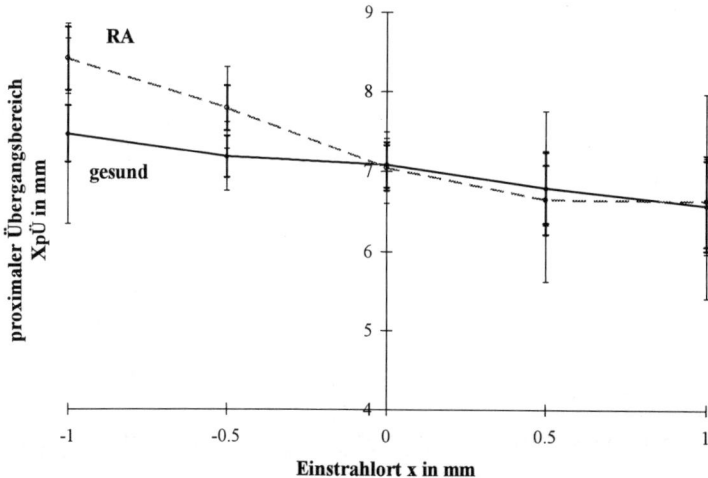

Abb. 5.3-14: Dargestellt ist der Kennwert $X_{pÜ}$ bei einer Durchleuchtung mit *905nm* als Funktion des Einstrahlortes und der simulierten Gelenksystemzustände RA und gesund

distaler Übergangsbereich $X_{d\ddot{U}}$

- *Wirkung einer nicht pathologisch verursachten optischen Änderung*

Betrachtet man die in Abb. 5.3-15 dargestellte Wirkung einer optischen Änderung auf den distalen Übergangsbereich $X_{d\ddot{U}}$, so ist entsprechend des proximalen Bereiches eine Verkleinerung der Strecke $X_{d\ddot{U}}$ zu erkennen.

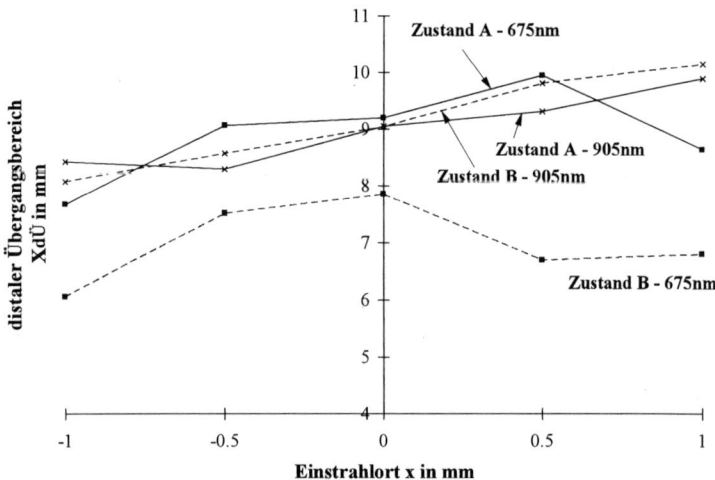

Abb. 5.3-15: Dargestellt ist der Kennwert $X_{d\ddot{U}}$ der Streulichtverteilungen bei einer Durchleuchtung mit der Wellenlänge *675nm* und *905nm* als Funktion des jeweiligen Einstrahlortes sowie der Wirkung einer optischen Änderung der Hautschicht (Zustand A und B)

Die optische Änderung Δ_{biol} ist mit ca. -14% bei 675nm distal doppelt so groß wie proximal. Mit ca. -1% am Einstrahlort x = 0 (Gelenkspalt) bei 905nm ist die Änderung des distalen mit dem des proximalen Übergangsbereiches vergleichbar. Die Größe des distalen Übergangsbereiches $X_{d\ddot{U}}$ ist wie der entsprechende proximale Abschnitt stark vom Einstrahlort abhängig. So verursacht eine Durchleuchtung etwas entfernt vom Gelenkspalt bei 905nm sogar eine Vergrößerung des $X_{d\ddot{U}}$ Wertes.

- *Wirkung einer pathologisch verursachten optischen Änderung*

Im Vergleich zum proximalen Übergangsbereich $X_{p\ddot{U}}$ ist die pathologisch induzierte Auswirkung auf den distalen Übergangsbereich $X_{d\ddot{U}}$ zwar auch von der nicht pathologischen Abweichung unterscheidbar, jedoch begrenzt sich diese bei 675nm auf die Einstrahlorte x = 0mm bis x = 0.5mm (s. Abb. 5.3-16).
Bei einer Durchleuchtung direkt am Ort des Gelenkspaltes ergibt sich eine pathologisch induzierte Verringerung Δ_{path} von $X_{d\ddot{U}}$ von ca. -20%. Die maximale nicht pathologisch verursachte Änderung Δ_{biol} ist um ca. 6% geringer. Bewertet man jedoch die Streulichtverteilung w^{675}, die sich als Antwort auf eine Durchleuchtung von x ≠ 0mm ergibt, kann aufgrund der verringerten pathologischen Wirkung Δ_{path} und der erhöhten Wirkung Δ_{biol} keine eindeutige Zustandsaussage getroffen werden.

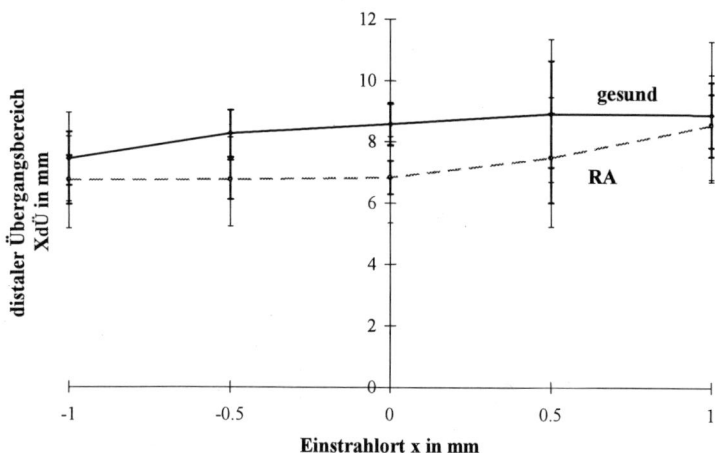

Abb. 5.3-16: Dargestellt ist der Kennwert des distalen Übergangsbereiches $X_{d\ddot{U}}$ von w^{675} als Funktion des Einstrahlortes und der simulierten Gelenksystemzustände RA und gesund

Im Fall einer Durchleuchtung mit der Wellenlänge 905nm reduziert sich der distale Übergangs-bereich $X_{d\ddot{U}}$ bei x = 0mm um ca. -10% (s. Abb. 5.3-17). Die experimentell ermittelte Wirkung Δ_{biol} von unter 1% ist deutlich geringer, so daß aufgrund der unterschiedlichen Ausmaße eine Trennung der Zustände möglich ist. Im Gegensatz zu den anderen Streckenabschnitten ist die Trennbarkeit auch für Durchleuchtungen an den Orten x > 0mm möglich, jedoch ist dies auf-grund der Ergebnisse der anderen Streckenabschnitte nicht zu empfehlen.

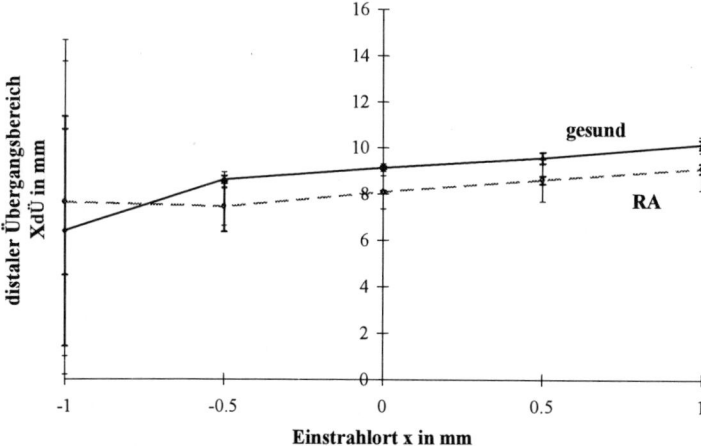

Abb. 5.3-17: Dargestellt ist der Kennwert $X_{d\ddot{U}}$ von w^{905} als Funktion des Einstrahlortes und der simulierten Gelenksystemzustände RA und gesund.

distaler Randbereich X_{dR}

- *Wirkung einer nicht pathologisch verursachten optischen Änderung*

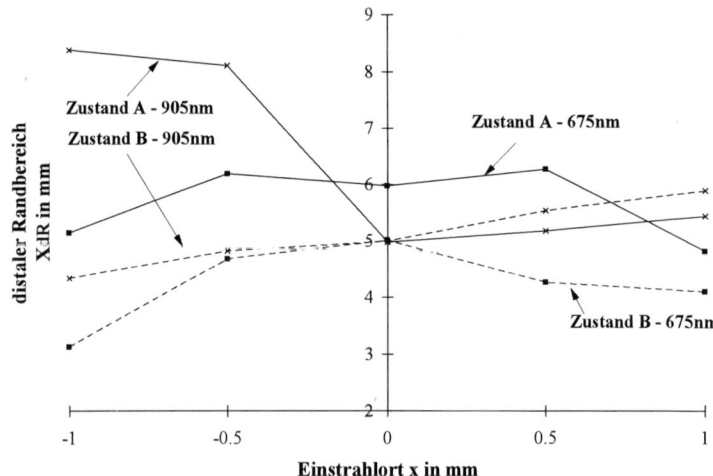

Abb. 5.3-18: Dargestellt ist der Kennwert X_{dR} der Streulichtverteilungen bei einer Durchleuchtung mit der Wellenlänge *675nm* und *905nm* als Funktion des jeweiligen Einstrahlortes sowie der Wirkung einer optischen Änderung der Hautschicht (Zustand A und B)

Ein vergleichbares symmetrisches Verhalten zeigt sich bei der Auswirkung auf den Randbereich der Streulichtverteilung (s. Abb. 5.3-18). Der distale Randbereich ist ebenfalls geringer in seinem Ausmaß als der distale Übergangsbereich und weist bei 675nm eine größere Wirkung Δ_{biol} als der proximale Abschnitt auf. Eine optische Änderung in Form des Hautzustandes Δ_{biol} führt zu einer Verkleinerung des distalen Randbereichs um -16%. Ein Wirkung bei 905nm ist im Bereich um den Gelenkspalt nicht meßbar, weist jedoch bei einer Durchleuchtung im Bereich von x ≠ 0mm deutliche Unterschiede auf, die bei einer Durchleuchtung bei x > 0mm zu einer Vergrößerung des Randbereiches und bei x < 0mm zu einer Verkleinerung führen.

- *Wirkung einer pathologisch verursachten optischen Änderung*

Die Trennbarkeit einer pathologisch verursachten Änderung ist durch Bewertung des distalen Randbereiches bei einer Durchleuchtung am Ort x ≥ 0mm mit 675nm möglich (s. Abb. 5.3-19).

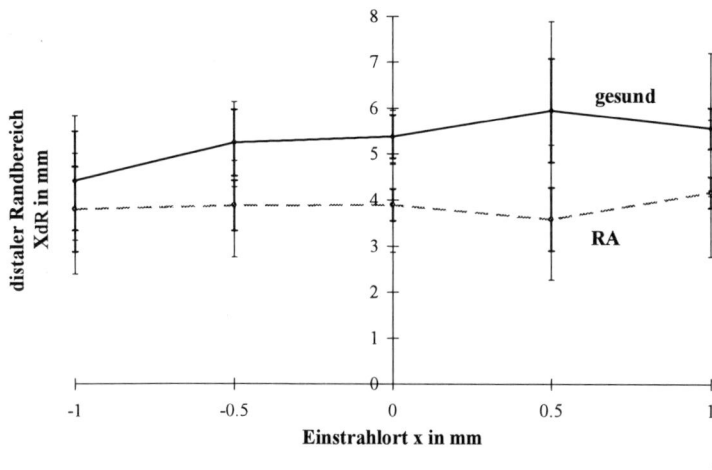

Abb. 5.3-19: Dargestellt ist der Kennwert des distalen Randbereichs X_{dR} von $\mathbf{w}^{675}$ als Funktion des Einstrahlortes und der simulierten Gelenksystemzustände RA und gesund

Die größte Trennsicherheit ist bei einer Durchleuchtung direkt am Gelenkspalt zu erreichen, die eine pathologisch bedingte Reduktion von X_{dR} von ca. -26% bei w^{675} und ca. -13 % bei w^{905} aufweist (Abb. 5.3-20).

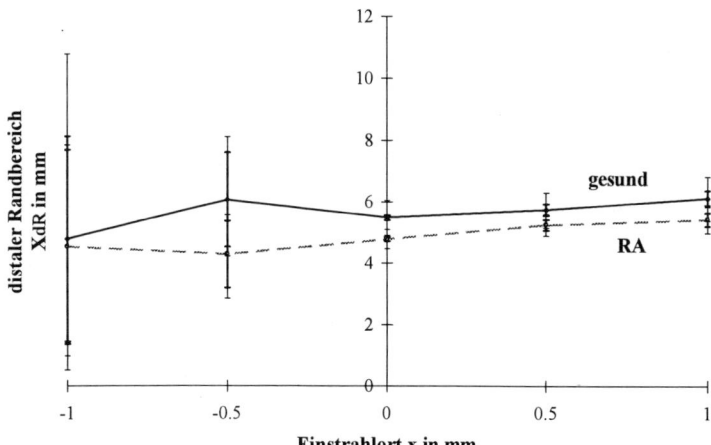

Abb. 5.3-20: Dargestellt ist der Kennwert X_{dR} von $\mathbf{w}^{905}$ als Funktion des Einstrahlortes und der simulierten Gelenksystemzustände RA und gesund

Momente höherer Ordnung

<u>normierte Gesamtbestrahlungsstärke E_{ges} (Moment 0.Ordnung)</u>

- *Wirkung einer nicht pathologisch verursachten optischen Änderung*

Die normierte Gesamtbestrahlungsstärke E_{ges} der Streulichtverteilung ist ebenso wie deren Maximalwert E_{max} nur geringfügig ortsvariant. Der Verlauf korreliert mit der Lage des Fingers, d.h. mit dessen Durchmesser (Abb. 5.3-21).

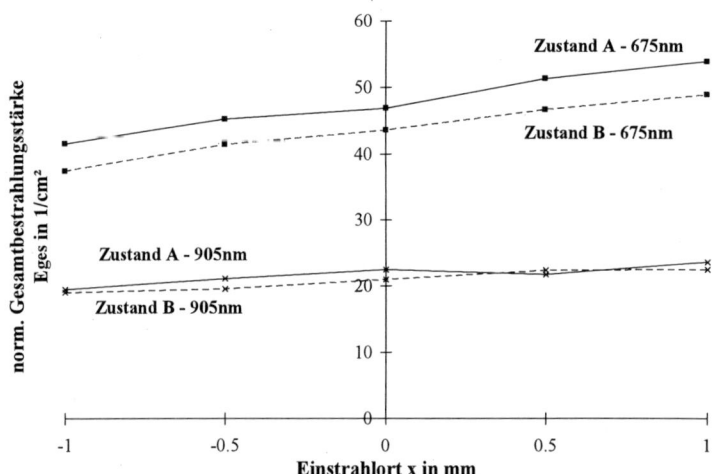

Abb. 5.3-21: Dargestellt ist die Kenngröße E_{ges} der resultierenden Streulichtverteilungen w^{675} und w^{905} als Funktion des jeweiligen Einstrahlortes x sowie der Wirkung einer optischen Änderung der Hautschicht (Zustand A und B).

Erhöht sich die Absorption der gelenkumhüllenden Gewebeschicht (Haut-Zustand B), so führt dies zu einer ortsinvarianten Wirkung in Form der Reduktion der Gesamtbestrahlungsstärke E_{ges}. Die infolge der Absorptionserhöhung in der Hautschicht bewirkte prozentuale Abweichung Δ_{biol} der Kenngröße E_{ges} beträgt im Mittel bei 675nm ca. -9 % und bei 905nm ca. -4 %.

- *Wirkung einer pathologisch verursachten optischen Änderung*

Die pathologisch induzierte Abweichung Δ_{path} der normierten Gesamtbestrahlungsstärke E_{ges} fällt bei einer Durchleuchtung mit einer Wellenlänge von 675nm im Mittel nicht so deutlich aus wie bei einer Durchleuchtung mit der Wellenlänge von 905nm (Abb. 5.3-22). Beide Funktionen weisen die größte Änderung bei einer Durchleuchtung bei x = 0 mm auf. Die pathologisch bewirkten Abweichungen Δ_{path} betragen bei 675nm ca. -18% und bei 905 nm ca. -26%.

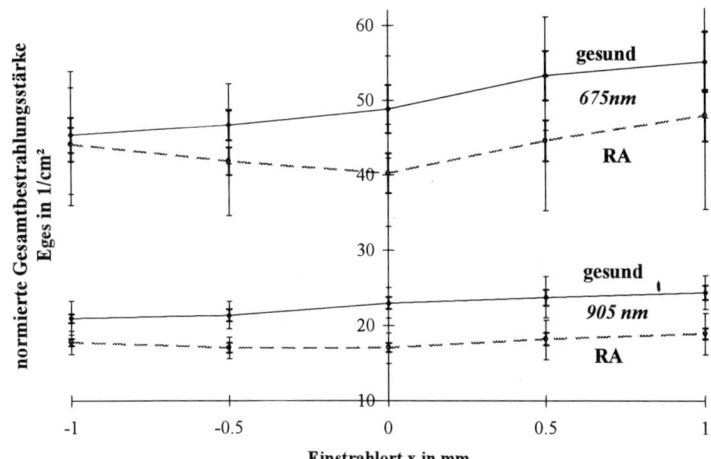

Abb. 5.3-22: Dargestellt ist die Kenngröße der normierten Gesamtbestrahlungsstärke E_{ges} bei einer Durchleuchtung mit **675nm** und **905nm** als Funktion des Einstrahlortes und der simulierten Gelenksystemzustände RA und gesund.

Im Vergleich zur simulierten optischen Änderung pathologisch konstanter Strukturen Δ_{biol} ist die pathologisch induzierter Abweichung Δ_{path} um den Faktor 6 bei 675nm und den Faktor 2 bei 975nm größer. Aus diesem Grund ist die Kenngröße E_{ges}, die sich bei der Durchleuchtung mit beiden Wellenlängen ergibt, insbesondere bei einer Therapiekontrolle als potentielles Merkmal am Patienten zu testen.

Moment 1.Ordnung $\overline{m}$ (x) (Lage des Schwerpunktes)

- *Wirkung einer nicht pathologisch verursachten optischen Änderung*

Betrachtet man in Abb. 5.3-23 und Abb. 5.3-24 die Lage der Schwerpunkte der örtlichen Streulichtverteilung in Abhängigkeit vom Ort der Einstrahlposition, so ist ein gleichmäßiger Versatz deren Lage in proximaler Richtung zu erkennen. Der Schwerpunkt der Streulichtverteilung liegt nicht auf der Höhe des jeweiligen Einstrahlortes, sondern ist leicht zur Fingerspitze hin (distal) verschoben, was sich aus der geometrischen Form des Fingers ergibt. Die Abweichung zwischen Einstrahlposition und Lage des Schwerpunktes beträgt im Mittel bei w^{675} ca. 200μm und bei w^{905} ca. 350μm unabhängig vom Einstrahlort.

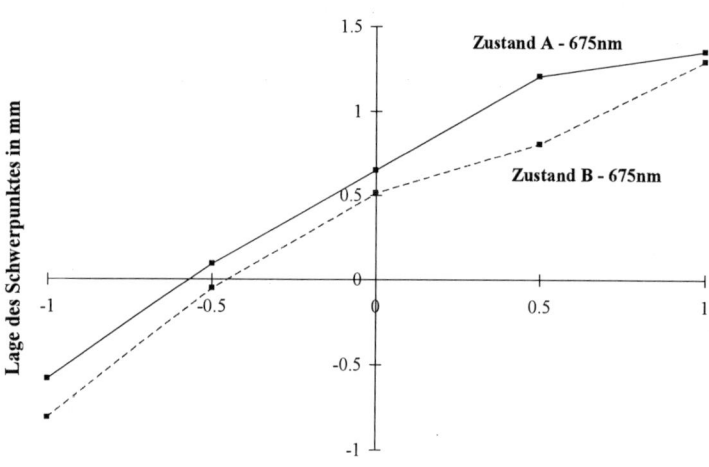

Abb. 5.3-23: Dargestellt ist die Kenngröße $\overline{m}(x)$, die Lage der Verteilungsschwerpunkte der resultierenden Streulichtverteilungen w^{675} als Funktion des jeweiligen Einstrahlortes sowie der Wirkung einer optischen Änderung der Hautschicht (Zustand A und B).

Variieren die optischen Eigenschaften der umhüllenden Hautschicht, so wirkt sich das meßbar auf die Lage des jeweiligen Schwerpunktes aus. Er verschiebt sich gleichmäßig in Richtung des Einstrahlortes nach proximal. Die induzierte Abweichung pathologisch konstanter Strukturen Δ_{biol} beträgt im Mittel bei 675nm ca. -200μm und bei 905nm ca. -300μm.

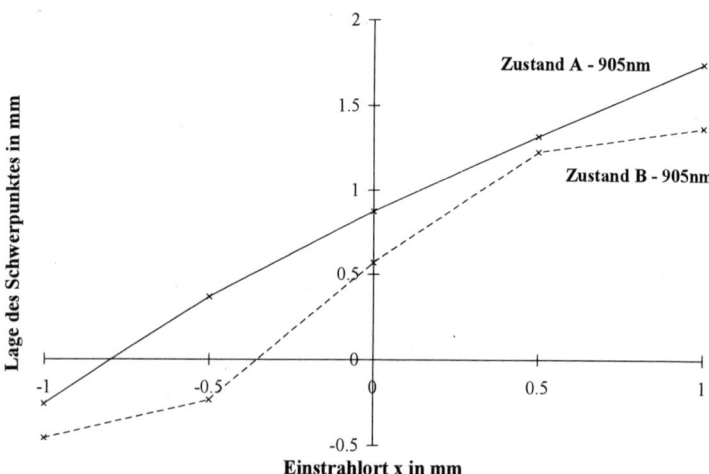

Abb. 5.3-24: Dargestellt ist die Kenngröße $\overline{m}(x)$ der Streulichtverteilungen w^{905} als Funktion des jeweiligen Einstrahlortes sowie der Wirkung einer optischen Änderung der Hautschicht (Zustand A und B)

Die Ursache dafür ist, daß durch die größere Absorption in der Haut im Zustand B Photonen mit längerem Weg, d.h. einer größeren Wegdifferenz zwischen Einstrahlposition und Detektionsort, mit höherer Wahrscheinlichkeit absorbiert werden.

- *Wirkung einer pathologisch verursachten optischen Änderung*

Die pathologisch bedingte Abweichung Δ_{path} der Lage des Schwerpunktes $\overline{m}(x)$ entspricht in seinem Effekt der einer optischen Änderung pathologisch nicht veränderlicher Strukturen Δ_{biol}. Sie führt ebenfalls zu einer Verringerung von $\overline{m}(x)$, die einer proximalen Verschiebung des Schwerpunktes entspricht. Im Falle einer Durchleuchtung mit 675nm ergibt sich im Mittel eine Verschiebung der Schwerpunktlage der Streulichtverteilung von ca. -370µm (s. Abb. 5.3-25).

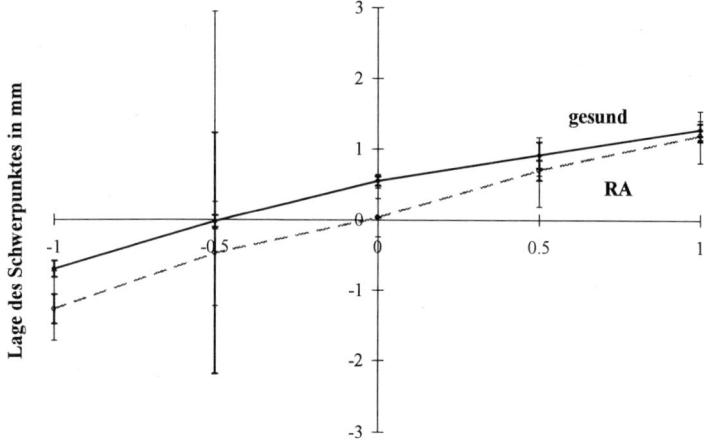

Abb. 5.3-25: Dargestellt ist die Kenngröße $\overline{m}(x)$, die Lage des Schwerpunktes der Streulichtverteilung bei einer Durchleuchtung mit ***675nm*** als Funktion des Einstrahlortes und der simulierten Gelenksystemzustände RA und gesund

Im Vergleich zur optisch induzierten Abweichung pathologisch konstanter Strukturen Δ_{biol} ergibt sich nur für eine Durchleuchtung direkt am Gelenkspalt ein größerer Wert von Δ_{path}, so daß auch nur an diesem Ort Information extrahiert werden kann. In einem größerem Abstand vom Gelenkspalt erhöht sich die Abweichung infolge der optischen Hautänderung, so daß dort keine Aussage möglich ist.

Bei einer Durchleuchtung mit einer Wellenlänge von 905nm beträgt Δ_{path} im Mittel ca. -380µm und ist im Intervall von x = ±0.5mm größer als Δ_{biol} (s. Abb. 5.3-26). Die prozentualen Abweichungen Δ_{biol} der Schwerpunktlage sind im Falle der Funktion w^{905} kleiner als bei w^{675}. Daraus folgt, daß eine Extraktion der pathologisch verursachten Lageänderung bei einer Streulichtverteilung bei 905nm besser als bei 675nm möglich ist.

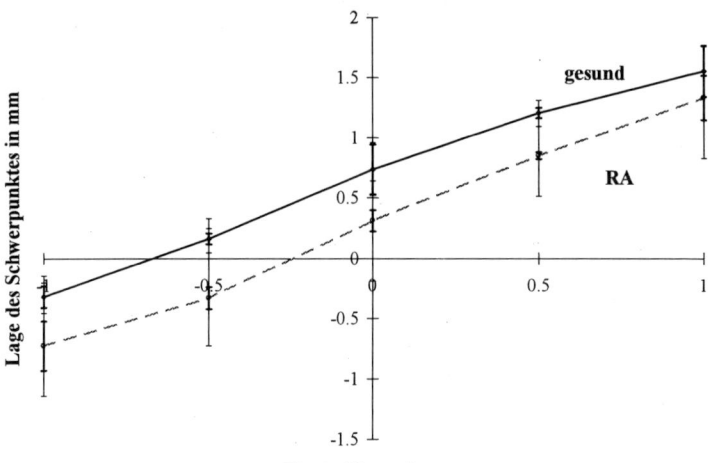

Abb. 5.3-26: Dargestellt ist die Kenngröße des Schwerpunktes $\overline{m}(x)$ der Streulichtverteilung bei einer Durchleuchtung mit **905nm** als Funktion des Einstrahlortes
und der simulierten Gelenksystemzustände RA und gesund

Standardabweichung s

- *Wirkung einer nicht pathologisch verursachten optischen Änderung*

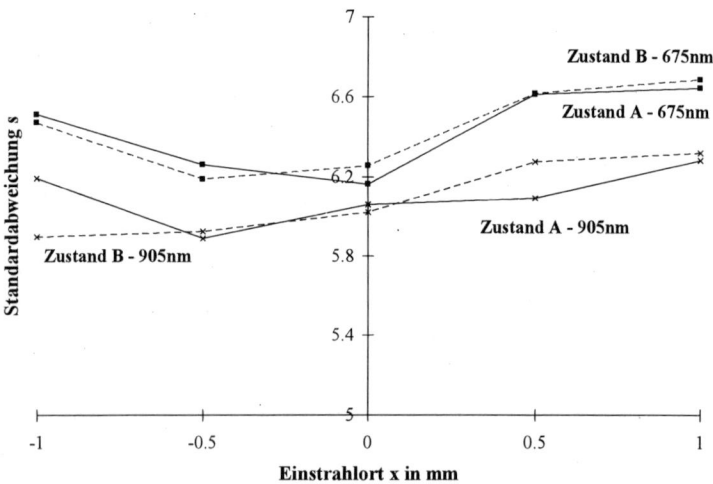

Abb. 5.3-27: Dargestellt ist die Kenngröße s der resultierenden Streulichtverteilungen bei
einer Durchleuchtung mit der Wellenlänge **675nm** und **905nm** als Funktion
des jeweiligen Einstrahlortes sowie der Wirkung einer optischen Änderung
der Hautschicht (Zustand A und B)

Die Wirkung einer Hautänderung auf die Standardabweichung s der Streulichtverteilung $w_{cw}^{675}(x)$ und $w_{cw}^{905}(x)$ als Maß für die Breite der Funktion ist mit einer Veränderung um $\pm 1\%$ bei der Ausgangsfunktion w^{675} und um $\pm 0.5\%$ bei w^{905} äußerst gering (s. Abb. 5.3-27). Tendenziell ist zu erwarten, daß sowohl bei einer Erhöhung der Absorption als auch Gewebestreuung, die Streulichtverteilung schmaler wird und damit s kleinere Werte annimmt. Die in den in Abb. 5.3-27 dargestellten Ergebnissen zeigen, daß die induzierte Abweichung einer Hautzustandsänderung nicht sehr ausgeprägt ist.

- *Wirkung einer pathologisch verursachten optischen Änderung*

Bewertet man die Standardabweichung s der Streulichtfunktion für eine Durchleuchtung mit 675nm und 905nm auf ihre Abhängigkeit zum optischen Gelenkzustand, so ergibt sich eine pathologisch verursachte Abweichung Δ_{path} der Standardabweichung bei x = 0 von ca. -2% bei 675nm und ca. -5% bei 905nm (s. Abb. 5.3-28 und Abb. 5.3-29).

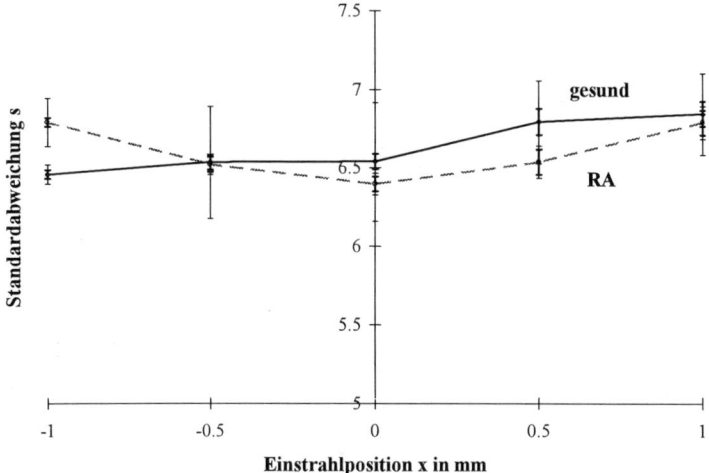

Abb. 5.3-28: Dargestellt ist die Kenngröße der Standardabweichung s der Streulichtverteilung bei einer Durchleuchtung mit *675nm* als Funktion des Einstrahlortes und der simulierten Gelenksystemzustände RA und gesund

Die pathologisch verursachte Änderung entspricht einer Verringerung der Breite der Streulichtfunktionen, die bei 905nm stärker ausgeprägt ist. Bei beiden Wellenlängen ist die pathologisch verursachte Abweichung größer als die entsprechende Abweichung infolge einer optischen Hautänderung Δ_{biol}. Die Sensitivität der Standardabweichung der Streulichtverteilung verringert sich jedoch, wenn der Einstrahlort sich nicht direkt am Gelenkspalt bei x = 0mm befindet, so daß bei einer Durchstrahlung distal vom Fingergelenk keine Trennung der unterschiedlichen Wirkungen möglich ist. Um demzufolge die Standardabweichung als potentielles Merkmal nutzen zu können, wird gefordert, ausschließlich die Standardabweichung der Streulichtfunktion zu verwenden, die sich bei direkter Gelenkspaltdurchleuchtung ergibt.

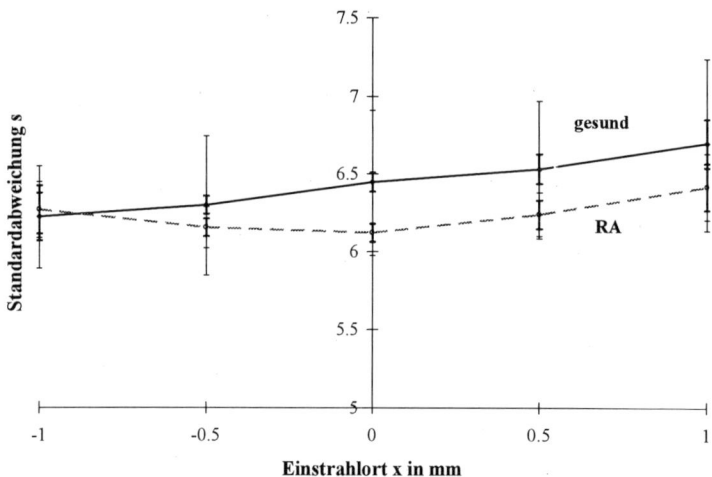

Abb. 5.3-29: Dargestellt ist die Kenngröße des Standardabweichung s der Streulichtverteilung bei einer Durchleuchtung mit **905nm** als Funktion des Einstrahlortes des Eingangssignals und der simulierten Gelenksystemzustände RA und gesund.

<u>normiertes Zentralmoment 3.Ordnung $\bar{\mu}_3$ (x) (relative Skewness)</u>

- *Wirkung einer nicht pathologisch verursachten optischen Änderung*

Die relative Skewness $\bar{\mu}_3$ (x), als Symmetrieparameter ein Maß für die Schiefe der Streulichtfunktion, ist in Abhängigkeit vom Einstrahlort für eine Durchleuchtung mit 675nm in Abb. 5.3-30 und für eine Durchleuchtung mit 905nm in Abb. 5.3-31 dargestellt.

Die Durchleuchtung des RA-Gelenkphantoms mit einer Wellenlänge von 675nm proximal und distal vom Gelenkspalt führt zu einer rechtssteilen Streulichtverteilung, d.h. einer relativen Skewness $\bar{\mu}_3$ (x) < 0, die zum Gelenkspalt hin ihre Symmetrie erhöht. Ergibt sich eine optische Änderung in der Hautschicht (Zustand B), vergrößert sich die relative Skewness im Mittel um 0.015, was einer geringfügigen Begradigung der Streulichtfunktion entspricht. Im Gelenkspalt ist die induzierte Abweichung pathologisch konstanter Strukturen Δ_{biol} mit ca. +0.03 am größten.

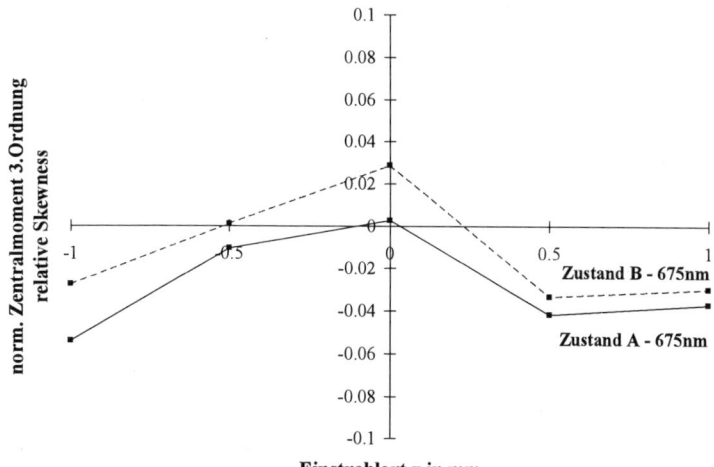

Abb. 5.3-30: Dargestellt ist die Kenngröße der normierten relativen Skewness $\overline{\mu}_3(x)$ der resultierenden Streulichtverteilungen w^{675} als Funktion des jeweiligen Einstrahlortes sowie der Wirkung einer optischen Änderung der Hautschicht (Zustand A und B)

Im Falle der Streulichtverteilung w^{905} (s. Abb. 5.3-31) stellt sich die Funktion bei proximaler Einstrahlung auch als rechtssteil dar, besitzt jedoch einen Nulldurchgang, so daß diese bei Durchleuchtung im Gelenkspalt und distaler Region linkssteil wird. Die mittlere Abweichung Δ_{biol} über das Untersuchungsintervall beträgt ebenfalls im Mittel +0.015.

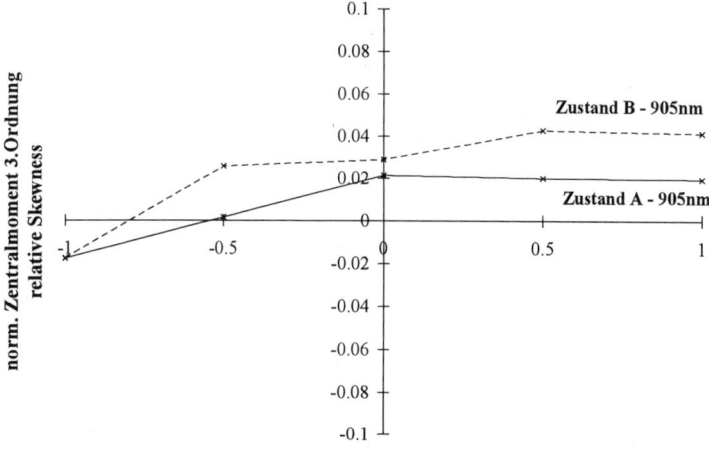

Abb. 5.3-31: Dargestellt ist die Kenngröße der normierten relativen Skewness $\overline{\mu}_3(x)$ der resultierenden Streulichtverteilungen w^{905} als Funktion des jeweiligen Einstrahlortes sowie der Wirkung einer optischen Änderung der Hautschicht (Zustand A und B)

Im Vergleich zur *In-vivo*-Streulichtverteilung (s. Kap. 5.3.4, S. 146 ff.) zeigt sich, daß bei experimentell ermittelten Streulichtverteilungen am RA-Gelenkphantom der asymmetrische Verlauf nicht so stark ausgeprägt ist. Der Grund dafür ist die im Phantom standardisierte Knochenanatomie, die als einfache Näherung betrachtet werden muß. Die Auswirkungsrichtung der relativen Skewness als Folge einer optischen Änderung kann jedoch dargestellt werden.

- *Wirkung einer pathologisch verursachten optischen Änderung*

Es ist festzustellen, daß sich im Falle einer pathologisch induzierten Streuänderung Δ_{path} im Gelenksystem der Anteil der proximal vom Spalt detektierten Photonen erhöht, wodurch sich die *In-vitro*-Streulichtverteilung w^{675} von einer linkssteilen zu einer rechtssteilen Verteilung ändert. Die mittlere Abweichung ist bei einer Durchleuchtung distal vom Gelenk am größten und liegt bei $\bar{\mu}_3$ = -0.15. Aufgrund des Einflusses der optischen Hautänderung Δ_{biol} kommt es partiell zu einer Überschneidung, so daß keine zustandsabhängige Trennung mehr möglich ist. Zur Berücksichtigung der relativen Skewness bei 675nm sollte demnach diese Bewertung ausschließlich an der Streulichtverteilung durchgeführt werden, die sich bei Durchleuchtung direkt am Gelenkspalt ergibt (x=0) (s. Abb. 5.3-32).

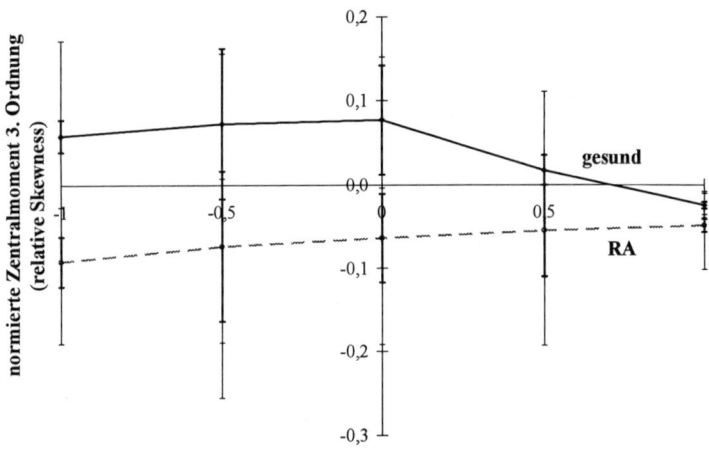

Abb. 5.3-32: Dargestellt ist die Kenngröße der relativen Skewness $\bar{\mu}_3(x)$ der Streulichtverteilung bei einer Durchleuchtung mit ***675nm*** als Funktion des Einstrahlortes des Eingangssignals und der simulierten Gelenksystemzustände pathologisch und gesund.

Im Falle einer Durchleuchtung mit der Wellenlänge 905nm (Abb. 5.3-33) ist der Einfluß einer optischen Hautänderung Δ_{biol} deutlich geringer, so daß es im kompletten Untersuchungsintervall zu keinen Überschneidungen kommt. Die mittlere pathologisch verursachte Abweichung Δ_{path} beträgt s = -0.1. Damit ist die Änderung zwar geringer als bei einer Durchleuchtung mit 675nm, sie besitzt jedoch eine höherer Trennsicherheit.

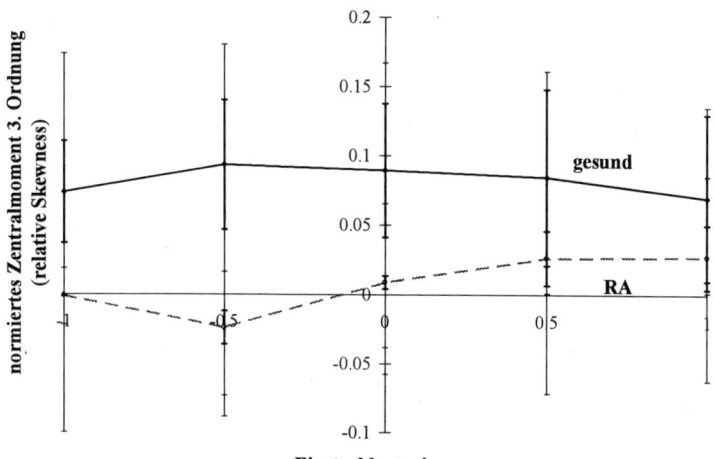

Abb. 5.3-33: Dargestellt ist die Kenngröße der relativen Skewness $\overline{\mu}_3(x)$ der Streulichtverteilung bei einer Durchleuchtung mit *905nm* als Funktion des Ein-
strahlortes und der simulierten Gelenksystemzustände RA und gesund.

<u>normiertes Zentralmoment 4. Ordnung $\overline{\mu}_4(x)$ (relative Kurtosis)</u>

- *Wirkung einer nicht pathologisch verursachten optischen Änderung*

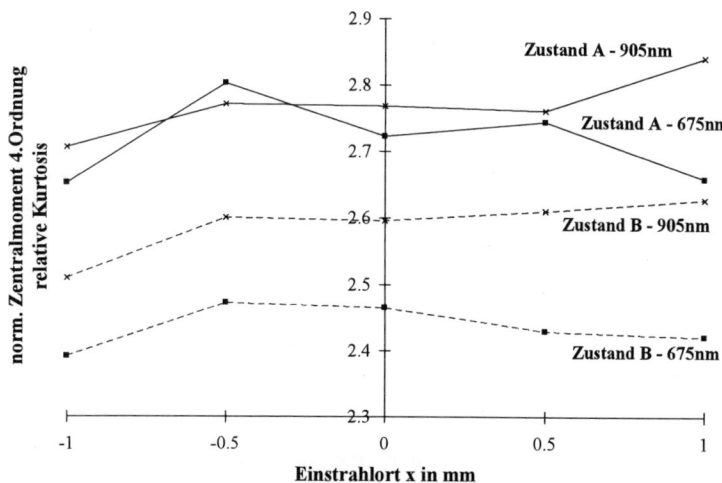

Abb. 5.3-34: Dargestellt ist die Kenngröße der normierten relativen Kurtosis $\overline{\mu}_4(x)$ der
resultierenden Streulichtverteilungen w^{675} und w^{905} als Funktion des jeweiligen Einstrahlortes sowie der Wirkung einer optischen Änderung der Hautschicht (Zustand A und B).

Eine deutliche Wirkung auf eine optische Änderung Δ_{biol} im umhüllenden Hautgewebe zeigt die relative Kurtosis $\bar{\mu}_4\,(x)$ (s. Abb. 5.3-34). Die Durchleuchtung des RA-Gelenkphantoms ergibt eine Streulichtverteilung, die eine flachere Wölbung als eine Gauß'sche Normalverteilung ($\bar{\mu}_4 = 3$) aufweist. Bei der Hautsimulation im Zustand A ergibt sich eine Streulichtverteilung, deren relative Kurtosis unabhängig vom jeweiligen Einstrahlort im Mittel um 2.75 ± 0.08 bei w^{675} und bei w^{905} variiert. Eine optische Veränderung in Form einer Absorptionserhöhung der Hautschicht (Zustand B) ergibt eine lokal unabhängige Abweichung Δ_{biol}, die sich in einer Reduzierung um -10 % bei w^{675} und um -6.5 % bei w^{905} manifestiert. Die Antwort der Durchleuchtung verringert demzufolge ihre Wölbung infolge der Absorptionsänderung in nicht pathologisch veränderlichen Gewebebereichen.

- *Wirkung einer pathologisch verursachten optischen Änderung*

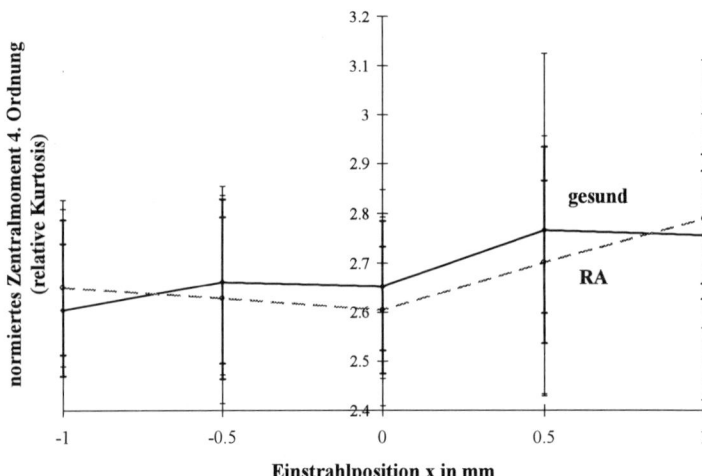

Abb. 5.3-35: Dargestellt ist die Kenngröße der relativen Kurtosis $\bar{\mu}_4(x)$ der Streulichtverteilung bei einer Durchleuchtung mit **675nm** als Funktion des Einstrahlortes des Eingangssignals und der simulierten Gelenksystemzustände RA und gesund

Die Wölbung reduziert sich ebenfalls in Folge einer pathologischen Änderung um ca. -2% bei w^{675} (s. Abb. 5.3-35) und um ca. -1.5% bei der Ausgangsfunktion w^{905} (Abb. 5.3-36).

Im Gegensatz zu den bisher dargestellten Verteilungskennwerten ist jedoch der Einfluß einer optischen Hautänderung Δ_{biol} um ein vielfaches höher als die pathologische Wirkung Δ_{path}, so daß diagnostisch verwertbarer Information nicht extrahiert werden kann ist.

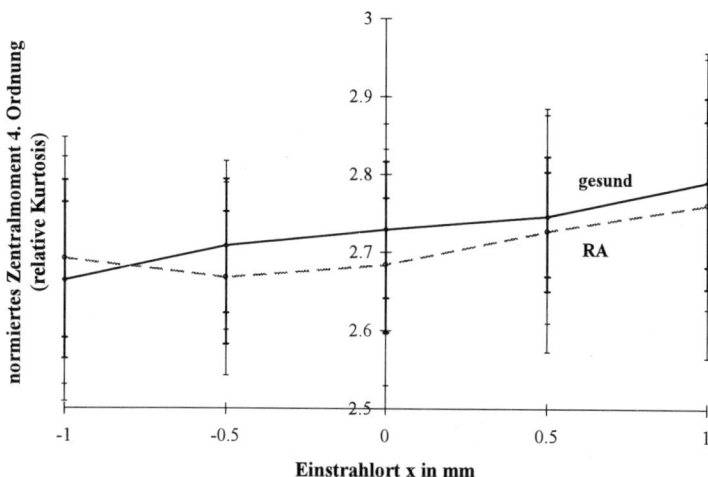

Abb. 5.3-36: Dargestellt ist die Kenngröße des relativen Kurtosis $\overline{\mu}_4(x)$ der Streulichtverteilung bei einer Durchleuchtung mit *905nm* als Funktion des Ein-
strahlortes und der simulierten Gelenksystemzustände RA und gesund

Phasenverschiebung φ

- *Wirkung einer nicht pathologisch verursachten optischen Änderung*

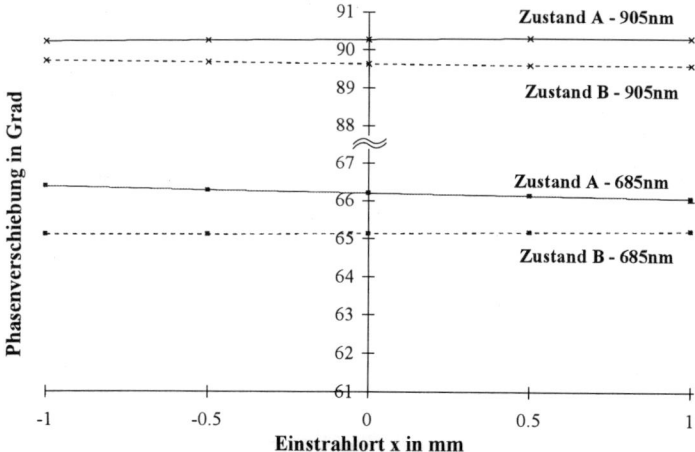

Abb. 5.3-37: Dargestellt ist die Kenngröße der Phasenverschiebung $\Delta\varphi$ des Ausgangssignals w_{PDW}^{685} und w_{PDW}^{905} als Funktion des jeweiligen Einstrahlortes sowie
der Wirkung einer optischen Änderung der Hautschicht (Zustand A und B)

Betrachtet man in Abb. 5.3-37 das Verhalten der Phasenverschiebung $\Delta\varphi$ in Abhängigkeit vom Einstrahlort x und von einer Erhöhung der Absorption in der gelenkumhüllenden Gewebeschicht (Haut-Zustand B), so ist eine ortsinvarianten Verringerung von $\Delta\varphi$ um Δ_{biol} = -1.6% bei 685nm und um Δ_{biol} = -0.7% bei 905nm erkennbar.

Dies entspricht der Vorstellung, daß der Anteil der Photonen mit längeren Weglängen stärker absorbiert wird. Die Photonen-Dichte-Wellen breiten sich demzufolge schneller im Medium aus, was zu der Verringerung der Phasenverschiebung führt.

- *Wirkung einer pathologisch verursachten optischen Änderung*

Erhöht sich sowohl die Absorption als auch die Streuung in der Gelenkflüssigkeit und der Gelenkkapsel, führt dies ebenfalls zu einer ortsinvariante Reduzierung der Phasenverschiebung $\Delta\varphi$ bei 685nm und 905nm. Da die Wirkung einer reinen Streuänderung auf die Ausbreitung der Photonen-Dichte-Wellen antiproportional der einer reinen Absorptionsänderung ist (s. Kap. 2.3.3), überwiegt im Falle der Durchleuchtung des erkrankten Gelenkes die Erhöhung der Absorption.

Die prozentuale pathologisch induzierte Abweichung Δ_{path} der Phasenverschiebung fällt im Mittel bei beiden Wellenlängen gleich aus, wobei die Phasenverschiebung bei 905nm einen größeren Wert aufweist. Die pathologisch bewirkten Abweichungen Δ_{path} betragen bei 685nm ca. -0.6% und bei 905 nm ca. -0.7%.

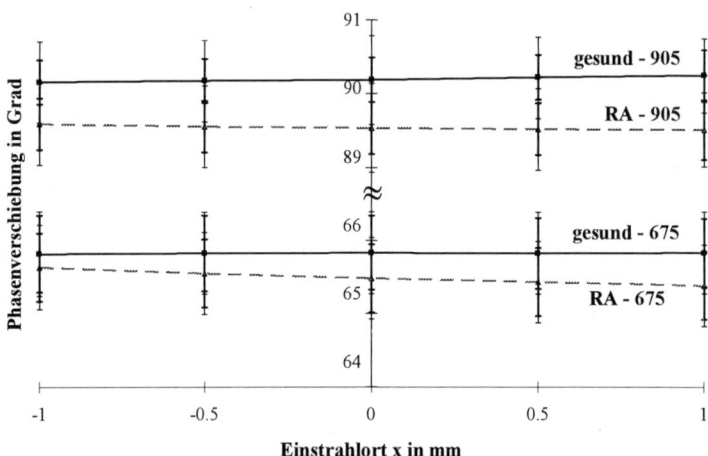

Abb. 5.3-38: Dargestellt ist der Kennwert $\Delta\varphi$ von w_{PDW}^{685} w_{PDW}^{905} als Funktion des Einstrahlortes und der simulierten Gelenksystemzustände RA und gesund

Im Vergleich zur simulierten optischen Änderung pathologisch konstanter Strukturen Δ_{biol} ist die pathologisch induzierten Abweichung Δ_{path} 685nm geringer und bei 975nm ungefähr gleich groß, so daß eine eindeutige Trennung der Wirkungen nicht möglich ist. Aus diesem Grund ist mit diesem Ansatz aus der Kenngröße $\Delta\varphi$ des PDW-Durchleuchtungssystems keine diagnostisch verwertbare Information extrahierbar.

- *Schlußfolgerung*

Vergleicht man die im Rahmen der Phantomuntersuchungen ermittelten Kennwerte der Streu-lichtverteilung bzgl. des jeweiligen extrahierbaren pathologischen Informationsgehaltes, so werden die prozentuale Abweichung Δ_{path} und Δ_{biol} sowie deren Richtung ($\downarrow$: Verringerung des Kennwertes; $\uparrow$: Vergrößerung) bestimmt. Ist die pathologisch verursachte Abweichung **kleiner** als die Abweichung infolge einer nicht pathologisch induzierten Änderung, ist keine diagnostisch verwertbare Information extrahierbar und dieser Kennwert braucht nicht weiter berücksichtigt werden. Er erhält den **Wichtungsfaktor** null. Ist statt dessen die pathologisch verursachte Abweichung Δ_{path} von einer nicht pathologisch induzierten Abweichung Δ_{biol} unter-scheidbar, erhält er den Wichtungsfaktor 1 und wird entsprechend seiner Sensitivität nach dem Punktwertverfahren bewertet. Dabei werden folgende Kriterien berücksichtigt:

- die prozentuale Abweichung zwischen Δ_{path} und Δ_{biol} und
- wieviele Einstrahlorte zur Bewertung genutzt werden können.

Für die Punktwertrichtung gilt: 0...keine Sensitivität - 5...höchste Sensitivität.

Die Bewertungsergebnisse der *In-vitro*-Untersuchungen sind in Tab. 5.3-1 für eine Durch-leuchtung mit der Wellenlänge 675nm und in Tab. 5.3-2 für eine Durchleuchtung mit der Wel-lenlänge 905nm zusammengefaßt.

Tab. 5.3-1: Zusammenfassung der Wirkung pathologisch und nicht pathologisch verän-derlicher Strukturen und Bewertung der untersuchten Kennwerte bei einer Durchleuchtung mit der Wellenlänge *675nm* (*In-vitro*-Ergebnisse*)

Durchleuchtung mit der Wellenlänge *675 nm*	Wirkung pathol. nicht veränderlicher Strukturen			
		Wirkung pathol. veränderlicher Strukturen		
Kennwerte **der** **Streulichtverteilung**	Δ_{biol}	Δ_{path}	Randbedingungen (Einstrahlort x)	
			Sensitivität	
				Wichtung
Max. Bestrahlungstärke E_{max}	$\downarrow$ 25 %	$\downarrow$ 17 %	-	0	0
Gesamtbestrahlungsstärke E_{ges}	$\downarrow$ 9 %	$\downarrow$ 18 %	± 0.5 mm	4	1
Schwerpunkt $\overline{m}$	$\downarrow$ 200µm	$\downarrow$ 370µm	0 mm	2	1
Standardabweichung s	± 1 %	$\downarrow$ 2 %	0 mm	2	1
relative Skewness $\overline{\mu}_3$	$\uparrow$ 0.03	$\downarrow$ 0.15	0 mm	4	1
relative Kurtosis $\overline{\mu}_4$	$\downarrow$ 10 %	$\downarrow$ 1.5 %	-	0	0
proximaler Randbereich X_{pR}	$\downarrow$ 10 %	$\uparrow$ 22 %	0 mm	2	1
prox. Übergangsbereich $X_{pÜ}$	$\downarrow$ 7 %	$\uparrow$ 13 %	-1 bis 0	4	1
distaler Übergangsbereich $X_{dÜ}$	$\downarrow$ 14 %	$\downarrow$ 20 %	0 mm	1	1
distaler Randbereich X_{dR}	$\downarrow$ 16 %	$\downarrow$ 26 %	0 bis 0.5	3	1
Phasenverschiebung $\Delta\varphi$ (685nm)	$\downarrow$ 1.6 %	$\downarrow$ 0.6 %	-	0	0

Tab. 5.3-2:   Zusammenfassung der Wirkung pathologisch und nicht pathologisch veränderlicher Strukturen, qualitative Bewertung und Wichtung der Kenngrößen
der lokalen Streulichtverteilung bei einer Durchleuchtung mit der Wellenlänge *905nm* (*In-vitro*-Ergebnisse)

Durchleuchtung mit der Wellenlänge **905 nm** / **Kennwerte** der **Streulichtverteilung**	Wirkung pathol. nicht veränderlicher Strukturen				
		Wirkung pathol. veränderlicher Strukturen			
	Δ_{biol}	Δ_{path}	Randbedingungen (Einstrahlort x)		
				Sensitivität	
					Wichtung
Max. Bestrahlungsstärke E_{max}	↓ 18 %	↓ 22 %	± 0.5mm	3	1
Gesamtbestrahlungsstärke E_{ges}	↓ 4 %	↓ 26 %	-	5	1
Schwerpunkt $\overline{m}$	↓ 300µm	↓ 380µm	± 1mm	3	1
Standardabweichung s	± 2 %	↓ 5 %	± 0.5 mm	4	1
relative Skewness $\overline{\mu}_3$	↑ 0.015	↓ 0.1	-	5	1
relative Kurtosis $\overline{\mu}_4$	↓ 6.5 %	↓ 2 %	-	0	0
proximale Randbereich X_{pR}	↓ 9 %	< 1 %	-	0	0
prox. Übergangsbereich $X_{pÜ}$	↓ 2 %	↑ 8 %	-1 bis -0.5	4	1
distale Übergangsbereich $X_{dÜ}$	< 1 %	↓ 12 %	0 bis 1	5	1
distale Randbereich X_{dR}	< 1%	↓ 10 %	0 bis 1	5	1
Phasenverschiebung $\Delta\varphi$	↓ 0.7%	↓ 0.7%	-	0	0

Bei dieser Bewertung ist jedoch zu beachten, daß damit nicht ausgeschlossen wird, daß diese
Kenngrößen keine diagnostisch verwertbare Informationen beinhalten. Die Aussage ist vielmehr, daß sie im Rahmen des gewählten apparatetechnischen Durchleuchtungs- und methodischen Bewertungsansatzes nicht ausreichend genau extrahierbar sind.

Im Falle der Phasenverschiebung φ ist vermutlich eine Verbesserung der pathologischen Aussagefähigkeit in Form einer zusätzlichen Informationsquelle mit einem speziell angepaßten Ansatz möglich, bei der eine analytische Verknüpfung des AC- und Phasen-Signals durchgeführt
wird. Nach den Ansätzen von PATTERSON, FISKIN, BEUTHAN und KLOSE könnte ein zustands-
abhängiges Modell, z.B. auf der Basis der Monte-Carlo-Simulation, erstellt werden, das als
Funktion der optischen Eigenschaften μ_s, μ_a, g des durchstrahlten Volumens dargestellt werden
kann und die Anwendung von angepaßten Rekonstruktionsverfahren ermöglicht [PATTERSON/89,
FISKIN/91, BEUTHAN/96, KLOSE/97]. Zudem ist eine Anpassung der Anregungs- und Detektoran-
ordnung sowie des Durchleuchtungsalgorithmus notwendig, um in Bezug zur Phasenverschiebung einen ausreichenden Informationsgehalt im Ausgangssignal sicherzustellen.

Die Kenngrößen mit den Wichtungsfaktor 1 werden in der abschließenden *In-vivo*-Bewertung
zur Formulierung der Merkmalsvektoren für die Frühdiagnostik und Therapiekontrolle ver-

wendet (s. Kap. 5.3.4). Des weiteren ist erkennbar, daß bei der Mehrzahl der Kenngrößen deren pathologische Informationsgehalt am größten bzw. ausschließlich bei Durchleuchtung des Gelenkspaltes vorhanden ist, so daß bei der Merkmalsextraktion *in vivo* ausschließlich die Kennwerte bei x = 0mm bewertet werden.

In der in Kap. 5.3.4 zusammengefaßten Korrelationsanalyse der jeweiligen Streulichtverteilungkenngrößen ergibt sich eine hohe Übereinstimmung des Informationsgehaltes bei den Kennwerten E_{max} und E_{ges}. Der Korrelationskoeffizient ρ beträgt hierbei 0.99, so daß eine parallele Bestimmung und Bewertung der maximalen Bestrahlungsstärke E_{max} und Gesamtbestrahlungsstärke E_{ges} nicht notwendig ist. Im folgenden wird demzufolge ausschließlich die Gesamtbestrahlungsstärke E_{ges} bewertet, da die maximale Bestrahlungsstärke E_{max} nach den *In-vitro*-Untersuchungen empfindlicher auf Änderungen pathologisch konstanter Gewebestrukturen reagiert.

5.3.4 Merkmalsextraktion und Quantifizierung der Kennwerte in vivo

Um eine abschließende Merkmalsextraktion in Abhängigkeit von ihrem zustandsabhängigen Informationsgehalt durchführen zu können, wird im folgenden eine *In-vivo*-Bewertung der in den *In-vitro*-Untersuchungen ausgewählten Verteilungskennwerte durchgeführt. Die Methode der Patientenstudie ist im einzelnen in Kap. 4.4.5 dargestellt.

Das Ziel dieses Kapitels ist:

1.   die Bewertung der **pathologisch verursachten Abweichung** Δ_{path} , die sich durch direkten Vergleich eines entzündlich-rheumatischen Gelenks zum gleichen Gelenk der gesunden Hand ergibt. Zur Bestimmung der Aussagefähigkeit des Kennwertes für eine Therapieverlaufskontrolle wird die Streubreite bewertet, die sich aus Messungen an unterschiedlichen Patienten ergibt

2.   die **quantitative** Beurteilung des jeweiligen Kennwertes zur Bestimmung eines Merkmalsvektors aus Sicht einer frühzeitigen Diagnostik.

Aufgrund der Ergebnisse aus den Phantomuntersuchungen wird ausschließlich der jeweilige Kennwert bei direkter Durchleuchtung im Gelenkspalt (x = 0) verwendet und bewertet.

charakteristische Abschnitte (X_{pR}, $X_{pÜ}$, $X_{dÜ}$, X_{dR})

proximaler Randbereich X_{pR}

- *Bewertung des Informationsgehaltes für eine Therapieverlaufskontrolle*

Um einen Kennwert in einer Therapieverlaufskontrolle einsetzen zu können, reicht es aus, daß eine meßbare Abweichung eintritt, wenn ein Gelenk vom gesunden Zustand in einen erkrankten Zustand übergeht oder umgekehrt. Es ist demzufolge nicht notwendig, daß eine Übereinstimmung von absoluten Größen vorliegt, sondern vielmehr eine Differenz zwischen den Zuständen an einem Patienten.

Betrachtet man in Abb. 5.3-39 die pathologisch verursachten Abweichung Δ_{path} des Kennwertes X_{pR}^{675} , so ist im Mittel eine Verringerung des proximalen Randbereiches aufgrund einer Erkrankung zu erkennen.

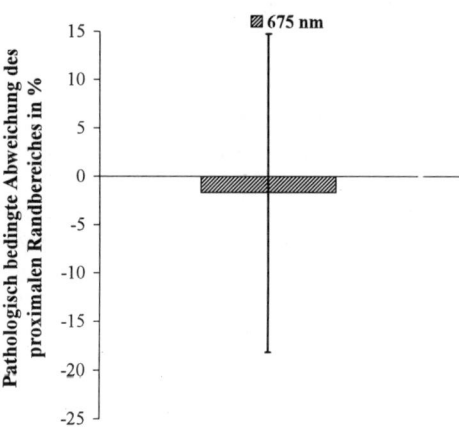

Abb. 5.3-39: Dargestellt ist die mittlere pathologisch verursachte Abweichung Δ_{path} des proximalen Randbereiches X_{pR} der Streulichtverteilung in Prozent. Sie ergibt sich durch direkten Vergleich eines entzündlich-rheumatischen Gelenks zum gleichen Gelenk der gesunden Hand. Die Streubreite stellt den Fehler des Mittelwertes dar, der aus Messungen an unterschiedlichen Patienten resultiert (N = 5)

Beobachtet man jedoch das Verhalten des proximalen Randbereiches bei mehreren Patienten, können aufgrund einer Erkrankung sowohl Abweichungen in positiver als auch negativer Richtung auftreten, d.h. daß dieser Kennwert **nicht** als Merkmal für die Therapieverlaufskontrolle geeignet sein kann.

- Bewertung des diagnostisch verwertbaren Informationsgehaltes

Möchte man diagnostisch verwertbare Informationen aus einem Kennwert erhalten, so reicht die Differenz zu einem gesunden Gelenk als Kriterium nicht aus. Vielmehr muß anhand des **Absolutwertes** eine Aussage über den Gelenkzustand möglich sein. Ziel ist die Festlegung von zwei Bewertungsgrenzen, die bestimmte Wertebereiche spezifizieren und die den Befund - RA/unsicher/gesund- ermöglichen. Die Bestimmung von Bewertungsgrenzen wird unter Berücksichtigung der maximal erreichbaren Befundübereinstimmung und des maximal erreichbaren Bewertungsumfanges durchgeführt.

Betrachtet man in Abb. 5.3-40 die Absolutwerte des proximalen Randbereiches X_{pR}, so kann nur eine Bewertungsgrenze bei ca. 11mm festgelegt werden. Würde demzufolge bei einer Messung der Wert X_{pR} oberhalb dieser Grenze liegen, wäre der Befund **krank**.
Unterhalb dieser Grenze liegt der sogenannte Unsicherheitsbereich, der keine Aussage über den Zustand des untersuchten Gelenkes ermöglicht.
Vergleicht man die unter Berücksichtigung der Bewertungsgrenze zugeordneten Befunde mit den klinisch gesicherten Erhebungen, so stellt man fest, daß nur bei ca. 38% (9 von 24) der Patienten ein Zustand zugeordnet werden kann. Dieser **Bewertungsumfang** stellt ein wichti-

ges Kriterium für die Auswahl des diagnostischen Merkmalsvektors dar (s. Tab. 5.3-4, S.150). Diese 38% beinhalten zusätzlich einen *falsch-positiven* Befund (Patient RS13), so daß in diesem Wertebereich eine **Befundübereinstimmung** von 89% erreicht wird.

Aus Sicht der frühdiagnostischen Beurteilung ist dabei von besonderer Bedeutung, daß zwei der drei Patienten, deren Erkrankung *ausschließlich* mit Ultraschall (US), Szintigraphie (SZI) oder kernspintomographischen Verfahren (MRT) diagnostiziert werden konnte, im RA-Bereich des Kennwertes liegen. Röntgenologische und der klinische Untersuchungen erkannten die Erkrankung nicht.

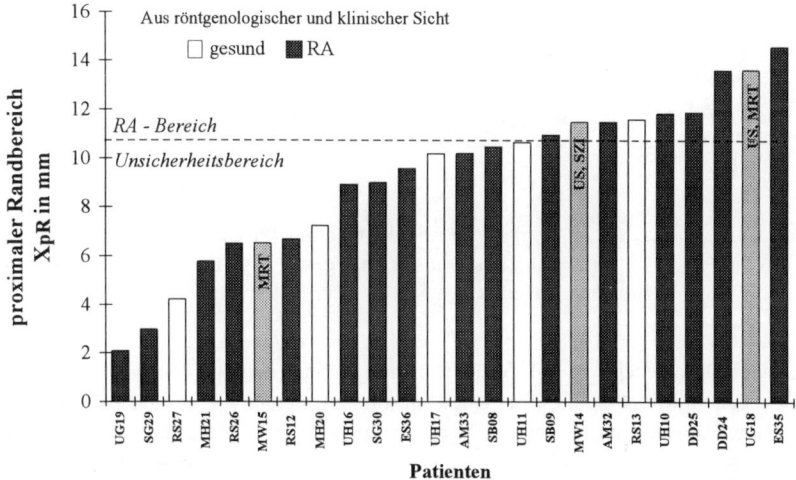

Abb. 5.3-40: Absolutwerte des proximalen Randbereiches X_{pR} der Streulichtverteilung bei Durchleuchtung direkt im Gelenkspalt (x = 0mm) mit einer Wellenlänge von *675nm*

proximaler Übergangsbereich $X_{p\ddot{U}}$

- *Bewertung des Informationsgehaltes für eine Therapieverlaufskontrolle*

Im Gegensatz zum proximalen Randbereich vergrößert sich der proximale Übergangsbereich $X_{p\ddot{U}}$ meßbar aufgrund einer Erkrankung (s. Abb. 5.3-41).

Der infolge der rheumatoiden Arthritis verursachte Entzündungsprozeß bewirkt eine Erhöhung der Kapseldurchblutung, die insbesondere zu einer lokalen Erhöhung der Gewebestreuung und -absorption im Bereich von 675nm. Im Gegensatz zur Wirkung der optischen Eigenschaften im homogenen Gewebe kommt es zu einem Anstieg der im proximalen Streckenabschnitt austretenden Photonen.

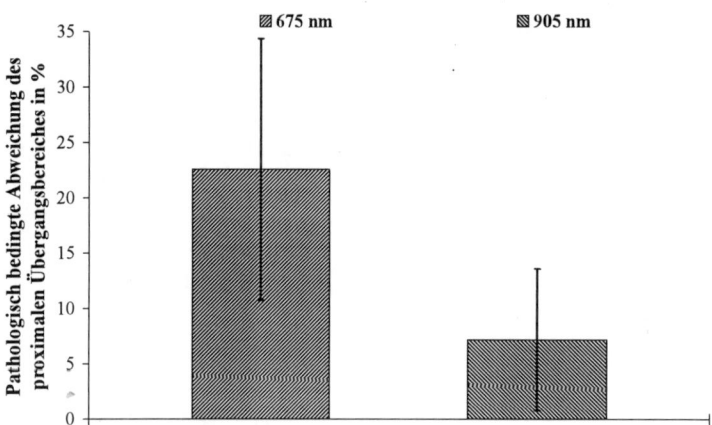

Abb. 5.3-41: Dargestellt ist die mittlere Abweichung des proximalen Übergangsbereiches $X_{p\ddot{U}}$ in Prozent zwischen einem gesundem und einem entzündlich-rheumatischen Gelenk (N = 5)

Die bei einer Durchleuchtung mit der Wellenlänge 675nm auftretenden prozentualen Abweichungen liegen im Mittel bei 23% mit einer Schwankungsbreite von ca. ±12 %. Die pathologische bedingte Abweichung Δ_{path} ist im Vergleich zu den *In-vitro*-Untersuchungen etwas größer, jedoch ist *in vivo* die biologisch verursachten Änderung Δ_{biol} ebenfalls vergrößert. Die Differenz zwischen Δ_{path} und Δ_{biol} von ca. 50% ist vergleichbar. Im Falle einer Durchleuchtung mit der Wellenlänge 905nm ist eine nicht derart ausgeprägte pathologisch induzierte Abweichung meßbar. Es ergibt sich eine Vergrößerung von $X_{p\ddot{U}}$ um ca. 7%. Die Schwankungsbreite beträgt ca. ±6 %. Eine entzündlich-rheumatische Veränderung ist demnach meßbar, jedoch ist die Differenz zwischen Δ_{path} und Δ_{biol} im Vergleich zur Wirkung bei 675nm geringer.

Die Schlußfolgerung ist, daß die Kenngrößen Δ_{path} $X_{p\ddot{U}}^{675}$ und $X_{p\ddot{U}}^{905}$ für therapiekontrollierende Maßnahmen extrahierbare Informationen beinhalten. Sie werden demzufolge für diesen Merkmalsvektor ausgewählt, wobei allerdings die Kenngröße $X_{p\ddot{U}}$ bei 905nm eine geringere Wichtung erhält.

- *Bewertung des diagnostisch verwertbaren Informationsgehaltes*

Betrachtet man die Absolutwerte des proximalen Übergangsbereiches $X_{p\ddot{U}}$ für die Wellenlänge 675nm in Abb. 5.3-42, so erkennt man, daß durch die Auswahl einer Bewertungsgrenze von $X_{p\ddot{U}} = 8.7$mm bei ca. 60% der untersuchten Patienten eine Befunderhebung durchgeführt werden kann. In diesem RA-Bereich stimmen bei einem falsch-negativen Ergebnis (Gelenk MH20) ca. 93% mit dem tatsächlichen Zustand überein. Wichtig ist vor allem, daß mit diesem Bereich alle drei Patienten richtig diagnostiziert wurden, die nur mittels Ultraschall, Szintigraphie und MRT bewertet werden konnten.

Unterhalb der Bewertungsgrenze von $X_{p\ddot{U}} = 8.7$mm ist kein weiteres charakteristisches Verteilungsmuster erkennbar, so daß kein Wertebereich für den "gesunden" Befund möglich ist.

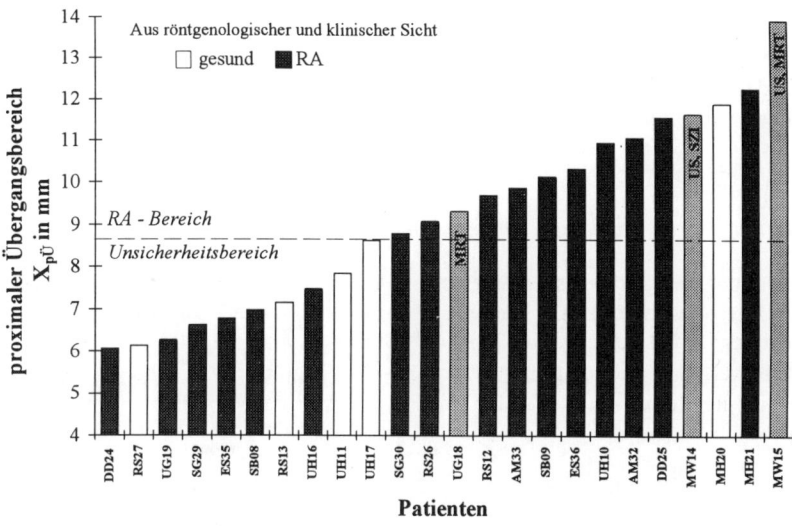

Abb. 5.3-42: Absolutwerte des proximalen Übergangsbereiches $X_{p\ddot{U}}$ der Streulichtverteilung bei Durchleuchtung direkt im Gelenkspalt mit *675nm*

Aus Sicht der frühzeitigen Diagnose einer rheumatoiden Arthritis reicht demzufolge der Informationsgehalt der Kenngröße $X_{p\ddot{U}}$ bei 675nm aus, um zumindest entzündlich-rheumatische Veränderungen im Gelenksystem detektieren zu können.

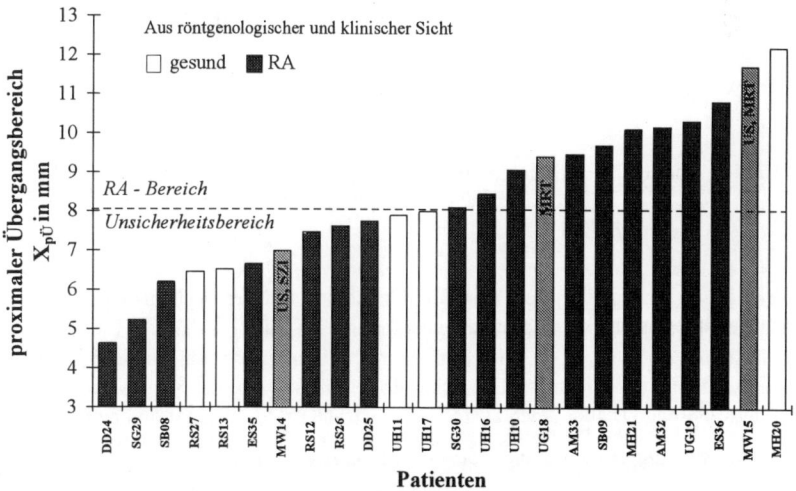

Abb. 5.3-43: Absolutwerte des proximalen Übergangsbereiches $X_{p\ddot{U}}$ der Streulichtverteilung bei Durchleuchtung direkt im Gelenkspalt (x = 0mm) mit einer Wellenlänge von *905nm*

Im Falle einer Durchleuchtung mit 905nm können bei Festlegung einer Bewertungsgrenze bei $X_{p\ddot{U}} = 8mm$ nur 50% der Patienten bewertet werden (s. Abb. 5.3-43). Bei einem falsch-negativen Befund entspricht dies in diesem Bereich einer Befundübereinstimmung von ca. 91%. Zudem war es nicht möglich, das Gelenk MW14 zu diagnostizieren, das im Hinblick der frühzeitigen Diagnose von besonderem Interesse war.

distaler Übergangsbereich $X_{d\ddot{U}}$

- *Bewertung des Informationsgehaltes für eine Therapieverlaufskontrolle*

Die Bewertung der pathologisch verursachten Abweichung Δ_{path} anhand des Kennwertes des distalen Übergangsbereiches $X_{d\ddot{U}}$ führt entsprechend der *In-vitro*-Ergebnisse zu einer Verringerung bei einer Durchleuchtung mit 675nm oder 905nm (s. Abb. 5.3-44).
Der Mittelwert der prozentualen Abweichung Δ_{path} liegt bei 675nm bei ca. -5%. Mit der Schwankungsbreite von ca. ± 6% kann eine RA auch zu einer Vergrößerung von $X_{d\ddot{U}}$ führen.

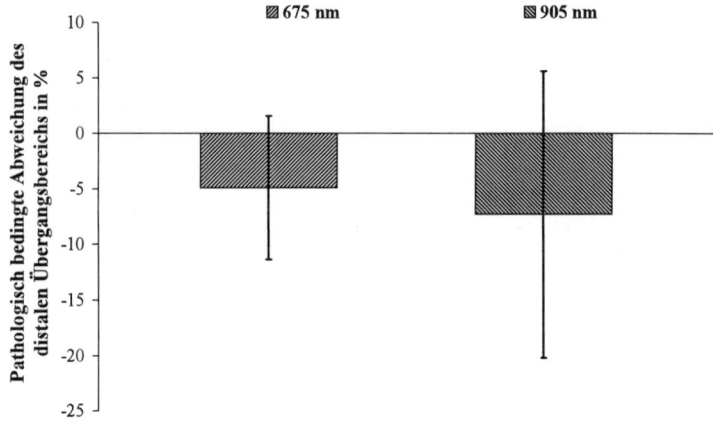

Abb. 5.3-44: Dargestellt ist die mittlere Abweichung des distalen Übergangsbereiches $X_{d\ddot{U}}$ in Prozent zwischen einem gesundem und einem entzündlich-rheumatischen Gelenk (N = 5)

Das gleiche Resultat zeigt sich bei einer Durchleuchtung mit der Wellenlänge 905nm, bei der ebenfalls eine pathologisch induzierte Abweichung, die im Mittel ca. -7% beträgt, infolge einer hohen Schwankungsbreite von ca. ±13% zu einem Nulldurchgang führt, so daß keine eindeutige Wirkungsrichtung erkennbar ist. Die Schlußfolgerung ist, daß die Kenngröße $X_{d\ddot{U}}$ *keine* für therapiekontrollierende Maßnahmen ausreichend extrahierbare Information beinhaltet.

- *Bewertung des diagnostisch verwertbaren Informationsgehaltes*

Die Bewertung der Absolutwerte des distalen Übergangsbereiches $X_{d\ddot{U}}$ bei 675nm ergibt demzufolge auch keine gute Übereinstimmung mit den tatsächlichen Befunden der Patienten (s. Abb. 5.3-45). Die beste Befundübereinstimmung ist eher gekennzeichnet durch große $X_{p\ddot{U}}$-Werte, das aufgrund der *In-vitro*-Ergebnisse und der Differenzmessungen an den selben Patienten nicht zu begründen ist.

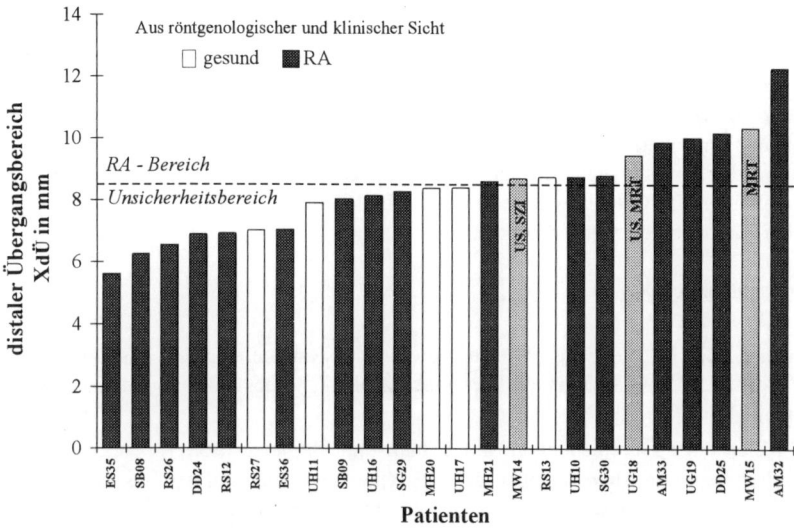

Abb. 5.3-45: Absolutwerte des distalen Übergangsbereiches $X_{dÜ}$ der Streulichtverteilung
bei Durchleuchtung direkt im Gelenkspalt mit *675nm*

Definiert man trotzdem eine Grenze bei ca. 8.5mm, so können nur 46% der Gelenke beurteilt
werden. In dieser Gruppe ist ein falsch-negativer Befund enthalten, so daß in diesem Intervall
nur eine Befundübereinstimmung von ca. 91% erreicht wird.

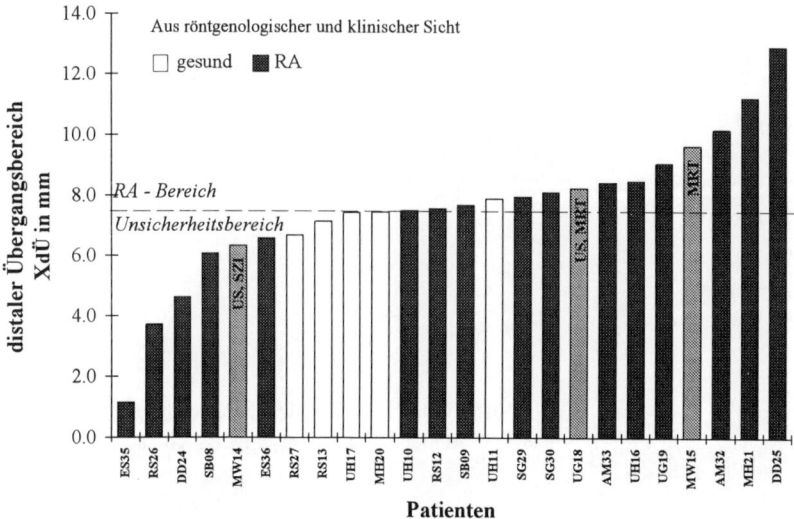

Abb. 5.3-46: Absolutwerte des distalen Übergangsbereiches $X_{dÜ}$ der Streulichtverteilung
bei Durchleuchtung direkt im Gelenkspalt (x = 0mm) mit einer Wellenlänge
von *905nm*

Ein vergleichbares Ergebnis zeigt die Bewertung des distalen Übergangsbereiches $X_{dÜ}$ bei 905nm (s. Abb. 5.3-46). Tendenziell ergibt sich eine Verteilung, bei der oberhalb eines $X_{dÜ}$ - Wertes von ca. 7.5mm vermehrt pathologisch veränderte Gelenke auftreten. Sie umfaßt auch die Fingergelenke, die nicht auf der Basis des röntgenologischen und klinischen Befundes richtig diagnostiziert werden konnten, sondern ausschließlich mittels US und MRT. Die Befundübereinstimmung oberhalb dieser Grenze beträgt ca. 93%. Damit sind ca. 40% der Patienten nicht bewertbar, so daß sechs Erkrankungen nicht erkannt werden können. Problematisch dabei ist, daß auch das Gelenk, welches einen Befund beim Ultraschall und der Szintigraphie ergab, nicht diagnostiziert werden konnte.

distaler Randbereich X_{dR}

Entsprechend des *In-vivo*-Ergebnisses des proximalen Randbereiches X_{pR} ist der extrahierbare Informationsgehalt aus Sicht einer Therapiekontrolle (s. Abb. 5.3-47) und einer frühzeitigen Diagnostik gering.

In den Fällen einer Durchleuchtung mit 675nm und 905nm existieren positive und negative pathologisch bedingte Abweichungen Δ_{path}, die eine Bewertung auf der Basis einer tendenziellen Wirkungsrichtung ausschließen. Dieses Ergebnis widerspricht den *In-vitro*-Ergebnissen, die eine Trennbarkeit bei 675nm und 905nm bei einer am Phantom meßbaren Verkleinerung der proximalen Randbereich ergaben. Ein Grund dafür kann der hohe Einfluß der veränderlichen Knochengeometrie sein, die *in vivo* in jedem Fall größer ist. Eine Bewertung der Absolutwerte des proximalen Randbereiches X_{dR} ist demzufolge ebenfalls nicht sinnvoll.

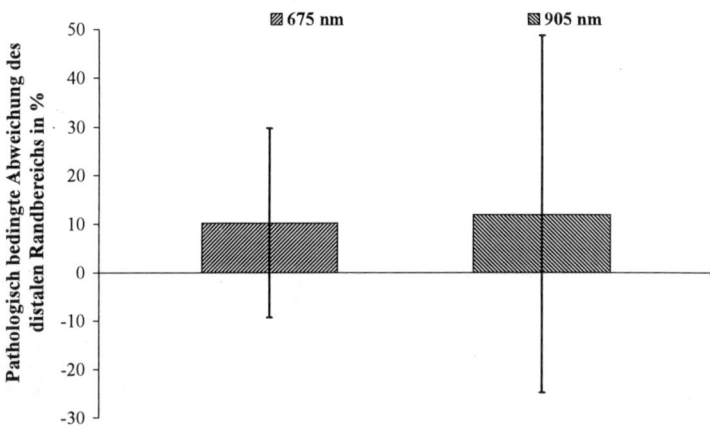

Abb. 5.3-47: Dargestellt ist die mittlere Differenz des distalen Randbereichs X_{dR} in Prozent zwischen einem gesundem und einem entzündlich-rheumatischen Gelenk (N = 5)

Momente höherer Ordnung

normierte Gesamtbestrahlungsstärke E_{ges} (Moment 0. Ordnung)

- *Bewertung des Informationsgehaltes für eine Therapieverlaufskontrolle*

In Abb. 5.3-48 sind die pathologisch verursachten Abweichungen Δ_{path} der Gesamtbestrahlungsstärke E_{ges} für die Wellenlängen 675nm und 905nm dargestellt. Die Untersuchungen am Patienten bestätigen, daß es bei einer pathologischen Veränderung im Gelenksystem zu einer Reduktion der transmittierten Gesamtbestrahlungsstärke E_{ges} kommt.

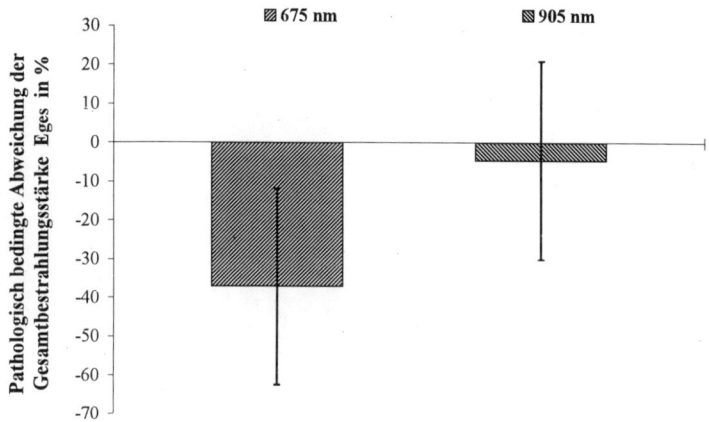

Abb. 5.3-48: Dargestellt ist die mittlere Abweichung der durch das Gelenksystem transmittierenden Gesamtbestrahlungsstärke E_{ges} in Prozent zwischen einem gesundem und einem entzündlich-rheumatischen Gelenk bei jeweils demselben Patienten (N = 5)

Die bei einer Durchleuchtung mit der Wellenlänge 675nm auftretenden prozentualen Abweichungen liegen im Mittel bei -37% mit einer Schwankungsbreite von ca. 25 %. Die Differenz zwischen der pathologisch und der biologisch verursachten Änderung fällt demnach deutlicher aus, als es nach den *In-vitro*-Untersuchungen zu erwarten gewesen wäre. Der Grund dafür ist der stärkere Einfluß von akuten Entzündungsprozessen, die im RA-Gelenkphantom nicht berücksichtigt werden konnten.

Im Gegensatz dazu zeigt sich bei einer Durchleuchtung mit der Wellenlänge 905nm eine nicht so ausgeprägte pathologisch induzierte Abweichung, wie sie nach den *In-vitro*-Untersuchungen zu erwarten war. Die maximal auftretenden Abweichungen Δ_{path} stellt zwar auch eine Reduzierung des Gesamtbestrahlungsstärke E_{ges} um ca. -5% dar, besitzt jedoch eine Schwankungsbreite von ca. 25%. Dieses Ergebnis ergibt sich aus der Tatsache, daß bei zwei Patientinnen das erkrankte Gelenk eine größere Gesamtbestrahlungsstärke aufwies als ihr gesundes Gelenk der anderen Hand.

Die Folge ist, daß die Kenngröße Δ_{path} E_{ges} bei 675nm im Gegensatz zur Wirkung bei 905nm eine für therapiekontrollierende Maßnahmen ausreichend extrahierbare Information beinhaltet. Sie wird demzufolge als Merkmal ausgewählt.

- *Bewertung des diagnostisch verwertbaren Informationsgehaltes*

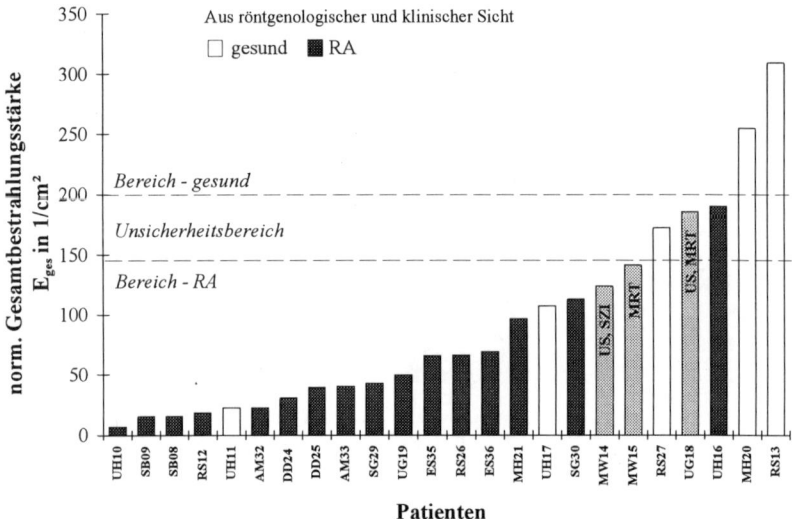

Abb. 5.3-49: Absolutwerte der resultierenden normierten Gesamtbestrahlungsstärke E_{ges} der Streulichtverteilung bei Durchleuchtung direkt im Gelenkspalt (x=0mm) mit einer Wellenlänge von ***675nm***

Betrachtet man die absolute Gesamtbestrahlungsstärke E_{ges} der Wellenlänge 675nm in Abb. 5.3-49, so ist bei dieser Kenngröße die Festlegung von zwei Bewertungsgrenzen möglich. Niedrige E_{ges}-Werte unterhalb von 145cm^{-1} charakterisieren den RA-Bereich und führen zu einer Befundübereinstimmung von ca. 89%.
Die Auswahl einer oberen Bewertungsgrenze, ab der ein E_{ges}-Wert dem gesunden Zustand zugeordnet werden kann, ist recht hoch bei ca. 200cm^{-1} festzulegen. Der Patient, der nur mittels Ultraschall und MRT richtig diagnostiziert werden konnte, fällt in den Unsicherheitsbereich. Aus Sicht der frühzeitigen Diagnose einer rheumatoiden Arthritis reicht demzufolge der Informationsgehalt der Kenngröße E_{ges} bei 675nm aus, um starke Veränderungen im Gelenksystem detektieren zu können.

Im Falle der Kenngröße E_{ges} bei einer Durchleuchtung mit 905nm kann die Bewertungsgrenze des RA-Bereiches auf einen Wert von 120cm^{-1} festgelegt werden. Man erhält eine Befundübereinstimmung von ca. 89% (Abb. 5.3-50). Aus Sicht der frühzeitigen Diagnose einer rheumatoiden Arthritis ist es jedoch von besonderem Interesse, daß zwei Gelenke (MW14 und 15), deren rheumatische Veränderung nur mit Ultraschall und Szintigraphie oder MRT detektiert werden konnten, einen sehr kleinen E_{ges}-Wert aufweisen. Das bedeutet, daß die Gesamtbestrahlungsstärke E_{ges} im Vergleich zum Röntgen und klinischen Befund bei 905nm zusätzliche frühdiagnostisch verwertbare Informationen liefert.

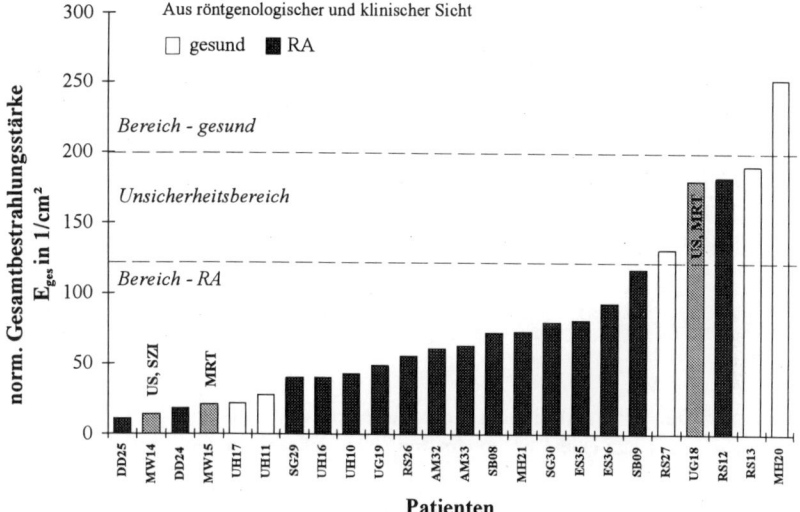

Abb. 5.3-50: Absolutwerte der resultierenden normierten Gesamtbestrahlungsstärke E_{ges} der Streulichtverteilung bei Durchleuchtung direkt im Gelenkspalt (x=0mm) mit einer Wellenlänge von **905nm**

Berücksichtigt man jedoch die Tatsache, daß die Bewertung der Differenz zwischen den gesunden und erkrankten Gelenken an den selben Patienten keine Aussage ermöglichte, läßt vermuten, daß die Schwankungsbreite dieses Kennwertes hoch ist. Bei einer Bewertung sollte dies berücksichtigt werden.

Moment 1.Ordnung $\overline{m}$ (x) (Lage des Schwerpunktes)

- *Bewertung des Informationsgehaltes für eine Therapieverlaufskontrolle*

Entsprechend der *In-vitro*-Ergebnisse führt eine pathologische Veränderung im Gelenk zu einer Verschiebung der Schwerpunktlage zu kleineren Werten (Abb. 5.3-51), d.h. proximal zum Gelenkspalt. Die Ursache dafür sind vor allem akute Schwellungszustände, die eine RA begleiten. Da die pathologisch verursachte Abweichung Δ_{path} der Schwerpunktlage im Mittel größer als bei einer Durchleuchtung mit 905nm ist, sind die Haupteinflüsse, die bei einer Schwellung veränderten Dichteverhältnisse und Wasserkonzentrationen. Der Informationsgehalt der Schwerpunktlage bei optischen Streuänderungen ist geringer, da der Effekt bei 675nm kleiner ist und einer größeren Streubreite unterliegt.

Die mittlere Differenz von $\overline{m}$ liegt mit ca. -290μm bei 675nm und -420μm bei 905nm im Bereich der *In-vitro*-Ergebnisse. Im Gegensatz dazu variiert der Mittelwert insbesondere bei der Wellenlänge 675nm sehr stark in Abhängigkeit vom akuten Gelenkbefall, so daß die Kenngröße $\overline{m}$ von w^{675} kein signifikantes Merkmal für die Therapiekontrolle darstellt. Entsprechend den *In-vitro*-Ergebnissen ist *in vivo* die biologische Abweichung bei 905nm geringer.

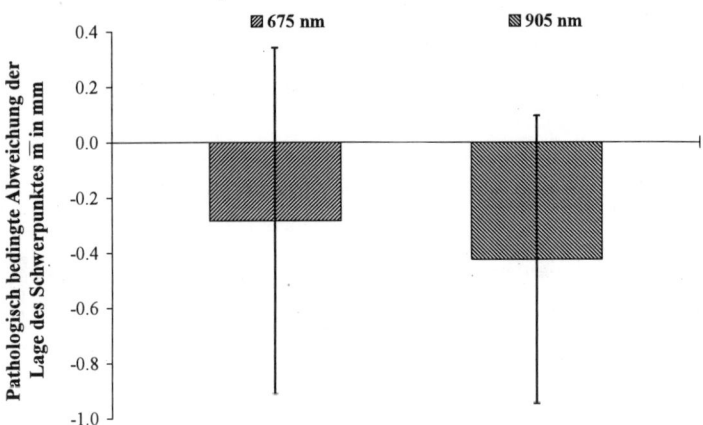

Abb. 5.3-51: Dargestellt ist die mittlere Abweichung der Lage des Schwerpunktes $\overline{m}$ (x) zwischen einem gesundem und einem erkranktem Gelenk (N=5)

- *Bewertung des diagnostisch verwertbaren Informationsgehaltes*

Betrachtet man die absolute Lage des Schwerpunktes einer Streulichtverteilung, so erkennt man im Fall einer Durchleuchtung mit 675nm (s. Abb. 5.3-52), daß eine Befundübereinstimmung von ca. 94% erreicht werden kann, wenn die Bewertungsgrenze bei einer proximalen Verschiebung auf ca. -200µm festgelegt wird.

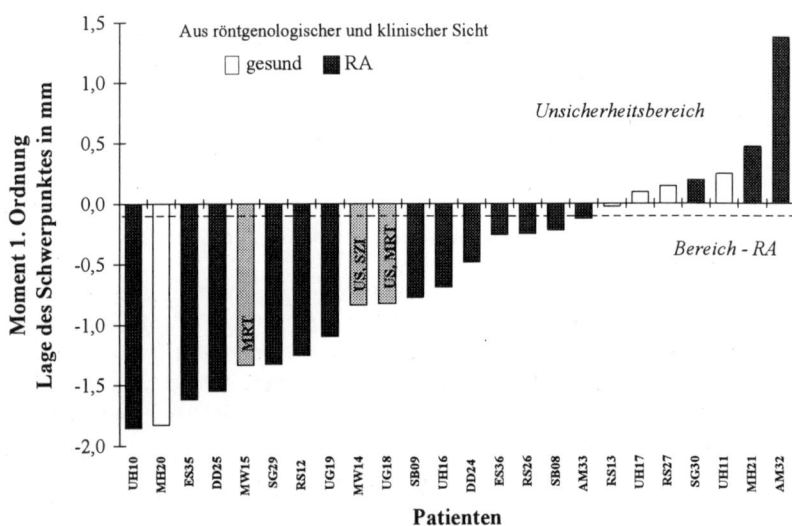

Abb. 5.3-52: Absolutwerte des resultierenden Moments 1. Ordnung $\overline{m}$ der Streulichtverteilung (Lage des Schwerpunktes) bei Durchleuchtung direkt im Gelenkspalt mit einer Wellenlänge von *675nm*.

Betrachtet man die absolute Lage des Schwerpunktes einer Streulichtverteilung, so erkennt man im Fall einer Durchleuchtung mit 675nm (s. Abb. 5.3-52), daß eine Befundübereinstimmung von ca. 94% erreicht werden kann, wenn eine Bewertungsgrenze bei einer proximalen Verschiebung von ca. -200µm festgelegt wird. Aus Sicht der frühzeitigen Diagnose einer rheumatoiden Arthritis zeichnet sich ein verwertbarer Informationsgehalt der Kenngröße $\overline{m}$ bei 675nm ab, da er auch auf pathologische Veränderungen, die nur mit Ultraschall, Szintigraphie und MRT erfaßt werden konnten, reagiert. Liegen die Wert oberhalb von -200µm, dann kann keine Aussage über den Zustand durchgeführt werden.

Setzt man eine Bewertungsgrenze von $\overline{m}$ = -250µm bei einer Durchleuchtung mit 905nm, dann kann eine Befundübereinstimmung von ca. 87% bei zwei falsch-positiven Ergebnissen erreicht werden (s. Abb. 5.3-53). Der Bewertungsumfang liegt bei 67%.

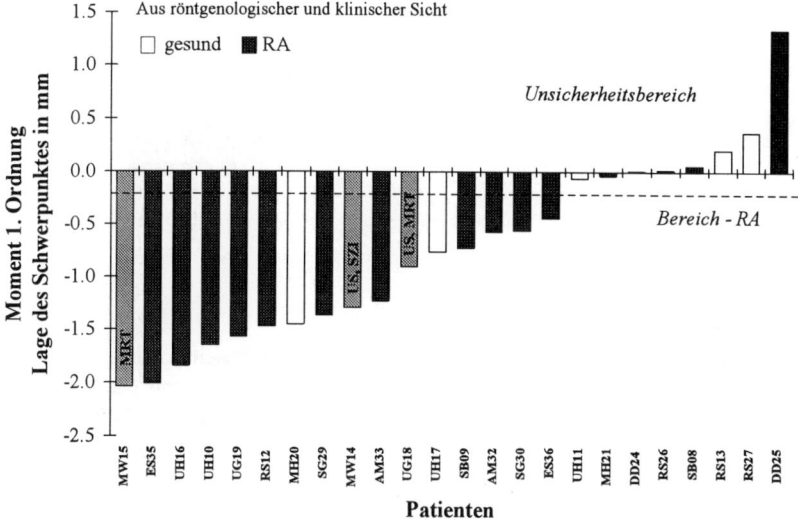

Abb. 5.3-53: Absolutwerte des resultierenden Moments 1. Ordnung $\overline{m}$ der Streulichtverteilung (Lage des Schwerpunktes) bei Durchleuchtung direkt im Ge-
lenkspalt (x = 0 mm) mit einer Wellenlänge von ***905nm***

Vergleicht man dieses Ergebnis mit dem des Kennwertes E_{ges}^{905} ergibt sich auch hier eine größere Schwankungsbreite bei den Schwerpunktlagen der gesunden und der erkrankten Streulichtverteilungen.

Standardabweichung s

- *Bewertung des Informationsgehaltes für eine Therapieverlaufskontrolle*

Die Bewertung der Standardabweichung s als Maß für die Breite der lokalen Streulichtverteilung ergab in den *In-vitro*-Untersuchungen eine geringfügige Trennbarkeit von gesunden und pathologisch veränderten Kenngrößen unmittelbar im Bereich des Gelenkspaltes x = 0 (s. S.119).

Im Fall der Gelenkdurchleuchtung *in vivo* kann dies bei der Wellenlänge 905nm bestätigt werden. Wird jedoch bei einem pathologisch veränderten Gelenk die Wellenlänge 675nm verwendet, verbreitern sich im Gegensatz zu den Phantomuntersuchungen die Streulichtverteilungen *in vivo* sehr deutlich (s. Abb. 5.3-54).

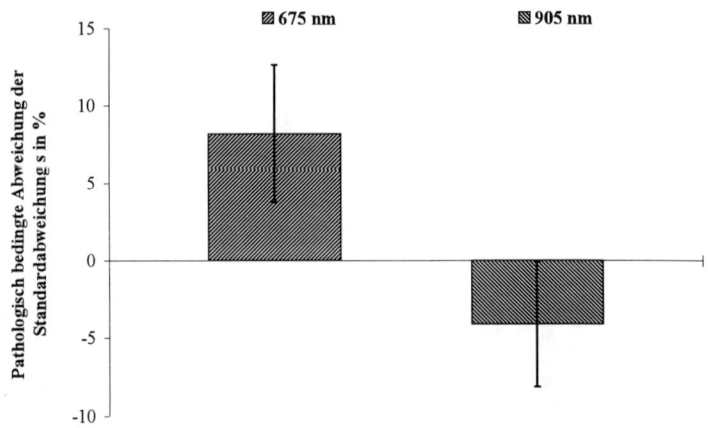

Abb. 5.3-54:   Dargestellt ist die mittlere pathologisch verursachte Abweichung Δ_{path} der Standardabweichung s zwischen einem gesundem und einem entzündlich-rheumatischen Gelenk bei den Wellenlängen ***675nm*** und ***905nm*** (N = 5)

Die Ursache für die deutlich stärkere Abweichung bei 675nm fällt demnach deutlicher aus, als es nach den *In-vitro*-Untersuchungen zu erwarten gewesen ist. Der Grund dafür ist der stärkere Einfluß von akuten Prozessen im Gelenksystem, die, wie bereits erwähnt, im RA-Gelenkphantom nicht berücksichtigt werden konnten.

Die entzündlich-rheumatische Veränderung führt zu einer meßbaren Verbreiterung der Streulichtfunktion und demzufolge zu einer Vergrößerung der Standardabweichung s. Sie beträgt im Mittel 8%. Die sich in diesem Zusammenhang ergebende biologisch bedingte Schwankungsbreite ist mit ±4% geringer als Δ_{path} und damit als Merkmal für die Therapiekontrolle geeignet. Die pathologisch verursachte Wirkung Δ_{path} bei w^{905} von im Mittel -4% bei Durchleuchtung direkt am Gelenkspalt entspricht dem *In-vitro*-Ergebnis. Obwohl die Abweichungen Δ_{biol} *in vivo* mit knapp unter ±4% größer als im *In-vitro*-Experiment, kann die relative Veränderung der Standardabweichung bei 905nm auch als Merkmal für die Therapiekontrolle verwendet werden, jedoch mit geringerer Wichtung.

- *Bewertung des diagnostisch verwertbaren Informationsgehaltes*

Betrachtet man die Absolutwerte der Standardabweichung s der Streulichtfunktion w^{675} und w^{905}, so stellt man fest, daß auch aus Sicht der frühdiagnostischen Information die Kenngröße s^{675} als Merkmal verwendet werden kann.

Die in Abb. 5.3-55 dargestellten Absolutwerte der Standardabweichung s der Streulichtverteilung w^{675} zeigen eine Befundübereinstimmung von 100%, wenn man eine obere Bewertungsgrenze bei s = 6.30 festlegt. Jedes Gelenk, das eine breitere Streulichtfunktion aufweist, ist entzündlich rheumatisch verändert. Die Bewertung dieser Kenngröße umfaßt auch die Patienten, deren RA nur mit US, MRT oder Szintigraphie diagnostiziert werden konnte.

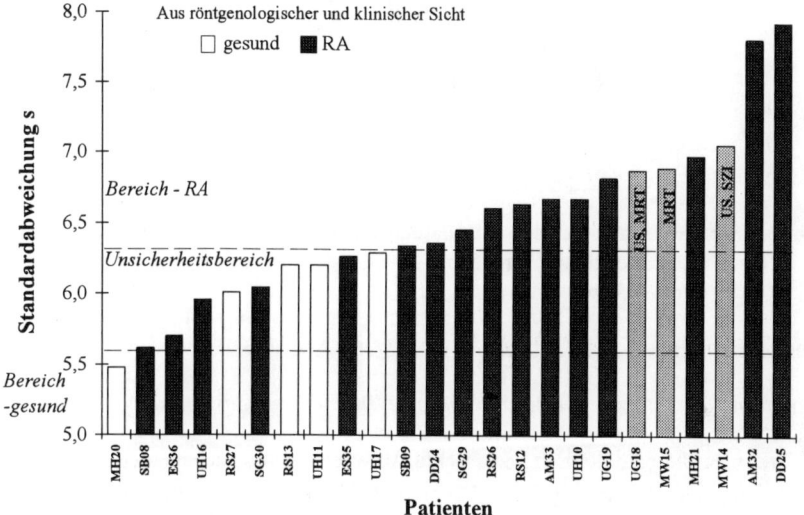

Abb. 5.3-55: Absolutwerte der Standardabweichung s der Streulichtverteilung bei Durchleuchtung direkt im Gelenkspalt mit einer Wellenlänge von *675nm*.

Unterhalb der Bewertungsgrenze von s= 6.30 befinden sich zu 50% erkrankte Gelenke, so daß dieser als Unsicherheitsbereich betrachtet werden muß.

Im Gegensatz zur deutlichen Änderung der Standardabweichung bei 675nm ist die Trenngenauigkeit bei 905nm geringer. Zwar weisen die nach dem röntgenologischen und klinischen Befund nicht korrekt diagnostizierten Patienten eine Streulichtverteilung mit tendenziell höherer Standardabweichung auf, jedoch treten gerade Verteilungen bei erkrankten Gelenken mit einem s kleiner 5.7 sowie ein gesundes Gelenk mit einem s größer 7 auf.
Aus diesem Grund wird der Absolutwert der Standardabweichung bei einer Durchleuchtung mit 905nm nicht als Merkmal für die frühdiagnostische Zustandsbewertung ausgewählt.

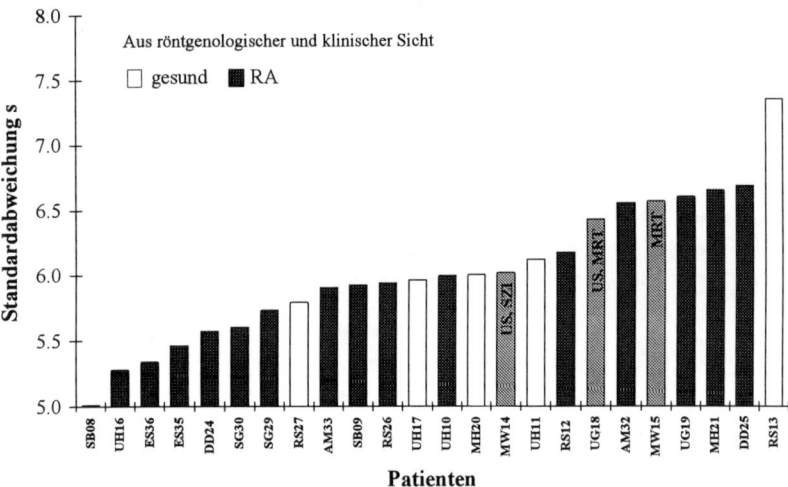

Abb. 5.3-56: Absolutwerte der Standardabweichung s der Streulichtverteilung bei Durchleuchtung direkt im Gelenkspalt (x = 0 mm) mit einer Wellenlänge von *905nm*.

<u>normiertes Zentralmoment 3.Ordnung $\overline{\mu}_3$ (x) (relative Skewness)</u>

- *Bewertung des Informationsgehaltes für eine Therapieverlaufskontrolle*

Betrachtet man die pathologisch verursachte Abweichung Δ_{path} der relativen Skewness $\overline{\mu}_3$ *in vivo* für eine Durchleuchtung mit 675nm und für 905nm, so bewirkt eine entzündlich-rheumatische Veränderung deren Verringerung (Abb. 5.3-57). Dies bedeutet, daß die im gesunden Zustand infolge der Knochengeometrie asymmetrische und tendenziell rechtssteile Verteilung sich weiter zur proximalen Richtung hin verlagert. Dies entspricht den Wirkungen, die in den *In-vitro*-Untersuchungen zu beobachten sind. Wie erwartet ist jedoch die Abweichung *in vivo* unterschiedlich zur *In-vitro*-Messung, da die Knochengeometrie des Phantoms nur eine Näherung darstellen konnte.

Im Gegensatz zu den *In-vitro*-Ergebnissen ist die mittlere Abweichung Δ_{path} bei 905nm mit -0.27 größer als bei 675nm, bei der sich eine pathologische induzierte Differenz von ca. -0.07 ergibt. Die biologische Abweichung der Mittelwerte ist mit ±0.06 bei 675nm und ±0.18 bei 905nm annähernd identisch. Aus Sicht des für die Therapiekontrolle verwertbaren Informationsgehaltes ist eine pathologisch verursachte Veränderung der Schiefe trennbar, so daß die relative Skewness als Merkmal Berücksichtigung finden sollte.

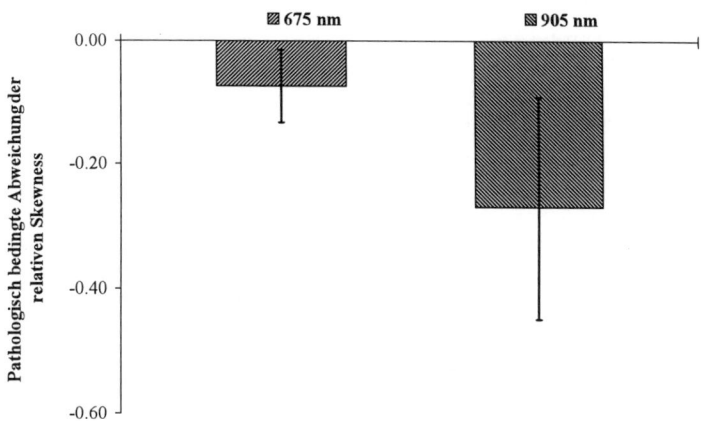

Abb. 5.3-57: Dargestellt ist die mittlere Abweichung der relativen Skewness $\bar{\mu}_3$ zwischen einem gesundem und einem entzündlich-rheumatischen Gelenk bei jeweils demselben Patienten (N = 5)

- *Bewertung des diagnostisch verwertbaren Informationsgehaltes*

Die in Abb. 5.3-58 dargestellten Absolutwerte der relativen Skewness $\bar{\mu}_3$ der Streulichtverteilung w^{675} zeigen eine Befundübereinstimmung von ca. 92%, wenn eine Bewertungsgrenze auf $\bar{\mu}_3$ = -0.15 festlegt wird.

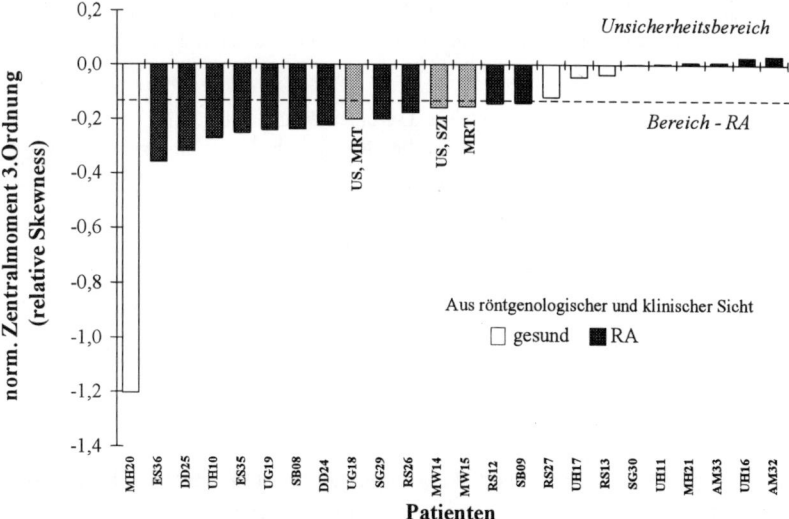

Abb. 5.3-58: Absolutwerte des Kennwertes der relativen Skewness bei Durchleuchtung direkt im Gelenkspalt (x = 0 mm) mit einer Wellenlänge von *675nm*.

Jedes Gelenk, daß eine größere relative Skewness aufweist, kann nicht eindeutig bewertet werden und fällt in den Unsicherheitsbereich. Unter Berücksichtigung dieses Intervalls werden zwar auch die Patienten deren RA nur mit US, MRT oder Szintigraphie diagnostiziert werden konnte, erfaßt, jedoch führt diese Grenze zu einem falsch-negativen Ergebnis beim Gelenksystems MH20. Oberhalb der Bewertungsgrenze von -0.15 befinden sich ca. 45% erkrankte Gelenke.

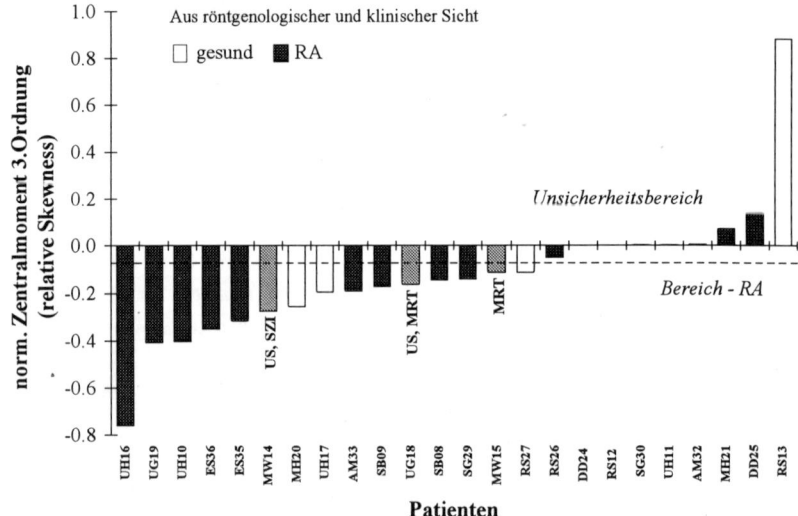

Abb. 5.3-59:   Absolutwerte des resultierenden normierten Zentralmomentes 3. Ordnung $\bar{\mu}_3$ der Streulichtverteilung (relative Skewness) bei Durchleuchtung direkt im Gelenkspalt (x = 0 mm) mit einer Wellenlänge von ***905nm***

Die Übereinstimmung der Befunde bei einer Durchleuchtung mit 905nm (s. Abb. 5.3-59) liegt bei einer Bewertungsgrenze von $\bar{\mu}_3 = -0.27$ bei 100%. Mit dieser Grenze können jedoch nur 45% der Patienten bewertet werden. Erhöht man die Bewertungsgrenze auf $\bar{\mu}_3 = -0.10$, so berücksichtigt man zwar auch die Patienten, deren RA nur mit US, MRT oder Szintigraphie diagnostiziert werden konnte, erhält jedoch auch drei falsch-positive Ergebnisse.

Aus diesem Grund ist der Absolutwert der Kenngröße der relativen Skewness $\bar{\mu}_3^{905}$ nicht als Merkmal zu berücksichtigen.

- *Korrelationsanalyse*

Unter der Annahme, daß Normalverteilung unter den Realisationen der Kennwerte Y_i der Streulichtverteilung gilt, kann anhand des Korrelationskoeffizients $\rho(Y_i, Y_j)$, für $i \neq j$, überprüft werden, ob zwei beliebige Kenngrößen eine gemeinsame Abhängigkeit besitzen. Für den Fall das $|\rho| > 0.9$ ist, kann davon ausgegangen werden, daß kein zusätzliche Informationsgewinn bei Berücksichtigung beider Kenngrößen extrahiert werden kann. Aus diesem Grund kann dann eine Reduktion der ausgewählten Merkmale durchgeführt werden.

Die Korrelationskoeffizienten $\rho(Y_i, Y_j)$ unterschiedlicher Kombinationen von Kenngrößen der Streulichtverteilung sind im Anhang B zusammengefaßt.

Als Beispiel wird in Abb. 5.3-60 die Patienteneigenschaft Gelenkdurchmesser und maximale Bestrahlungsstärke E_{max} über die Gesamtbestrahlungsstärke E_{ges} aufgetragen und der jeweilige Korrelationskoeffizient ρ bestimmt.

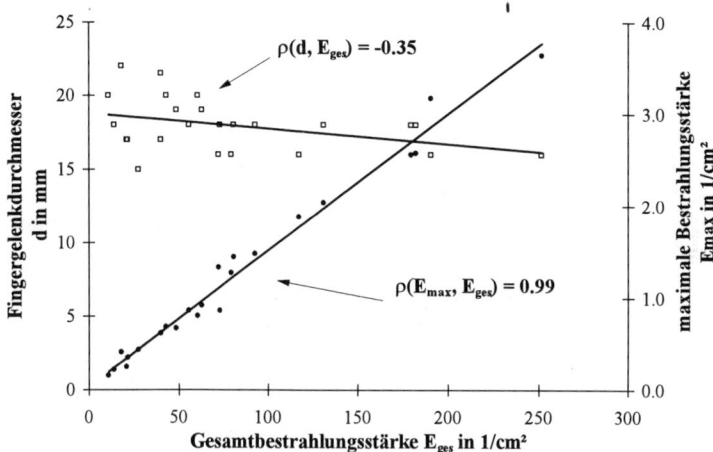

Abb. 5.3-60: Bestimmung des Korrelationskoeffizienten ρ von Fingerdicke d und maximaler Bestrahlungsstärke E_{max} zur Gesamtbestrahlungsstärke E_{ges}.

Korrelieren zwei Merkmale mit $|\rho| > 0.9$, so wird nur eines von beiden als Merkmal im zustandsbeschreibenden Vektor berücksichtigt. Je kleiner der Betrag von ρ ist, desto geringer ist die Wahrscheinlichkeit, daß beide den gleichen Informationsgehalt besitzen.

- Signifikanzanalyse

Die Bewertung von statistischen Unterschieden zwischen Meßreihen einer Untersuchung im Sinne einer Signifikanzanalyse ist ein wesentliches Kriterium für die Zustandsabhängigkeit von Meß- bzw. Kenngrößen in der medizinischen Diagnostik. Dieses Bewertungsverfahren ermöglicht jedoch nur eine eindimensionale Klassifikation, so daß die Trennbarkeit von Ereignisverknüpfungen mehrerer Kenngrößen nicht beurteilt werden kann.

Aus diesem Grund wird die Bewertungsgröße der Irrtumswahrscheinlichkeit α des entscheidenden t-Tests nur als zusätzliches Kriterium der Merkmalsextraktion (s. Tab. 5.3-4 und Anhang C) berücksichtigt. Obwohl eine Signifikanzgrenze der Irrtumswahrscheinlichkeit α von 5% bei der eindimensionalen Bewertung existiert, wird ein geringfügig größerer Wert zu keinem Ausschluß der Kenngröße führen, da sie im Rahmen einer mehrdimensionalen Klassifikation noch einen entscheidenden Beitrag liefern kann (siehe auch Anhang A).

- *Schlußfolgerung*

Nachdem die Abhängigkeit der einzelnen Kennwerte der Streulichtverteilung auf optische Veränderungen und deren Aussagesicherheit im Rahmen einer *In-vivo*-Studie untersucht worden sind, müssen zur Formulierung der Bewertungsvorschrift Merkmale extrahiert werden. In Abhängigkeit der gewählten Ziele werden einerseits Merkmale zur Bewertung im Rahmen einer Therapieverlaufskontrolle sowie andererseits Merkmale für die frühe Diagnostik ausgewählt.

- *Extraktion von Merkmalen für die Therapieverlaufskontrolle*

Möchte man anhand der Kennwerte der Streulichtverteilung eine Aussage über einen therapeutischen Effekt durchführen, so muß sichergestellt sein, daß dieser Wert auf eine Zustandsänderung des Gelenkes eindeutig reagiert und zusätzlich die Richtung der Abweichung im Vergleich zum vorherigen Befund, zumindest eine qualitative Aussage über den aktuellen Zustand liefert. Damit eine zustandsabhängige Kenngröße als Merkmal in einer Verlaufskontrolle verwendet werden kann, muß:

- dessen mittlere pathologisch bedingte Abweichung Δ_{path} im Vergleich zum gesunden Zustand **größer** sein, als dessen interindividuelle Schwankungsbreite und
- je größer die prozentuale Abweichung zwischen Δ_{path} und der Schwankungsbreite eines Kennwertes ist, desto mehr Informationen stehen für die Bewertung zur Verfügung.

Die Beurteilung eines Kennwertes hinsichtlich eines potentiellen Merkmals für die Therapiekontrolle erfolgt nach dem Punktwertverfahren, wobei für die Punktwertrichtung gilt (s. Tab. 5.3-3):   0...keine Aussagefähigkeit - 5...größte Aussagefähigkeit

Tab. 5.3-3:   Zusammenfassung der Ergebnisse der Merkmalsextraktion auf der Basis der *In-vitro-* und *In-vivo*-Ergebnisse hinsichtlich der Zustandsbewertung in einer Verlaufskontrolle.

Therapie kontrolle	Δ_{path} - Mittelwert		Schwankungsbreite (Vertrauensbereich P=95%)		max. Korrelation ρ		Bewertung	
Kennwert	**675nm**	**905nm**	**675nm**	**905nm**	**675nm**	**905nm**	**675**	**905**
E_{ges}	-37%	-5%	±25%	±25%	0.31 (s)	0.27 ($\overline{m}$)	*3*	*0*
$\overline{m}$	-290μm	-420μm	±620μm	±520μm	0.59 (μ_3)	0.27 (E_{ges})	*0*	*0*
s	+8%	-4%	±4%	±4%	0.67 (X_{dR})	0.63 (μ_3)	*4*	*1*
$\overline{\mu}_3$	-0.07	-0.27	±0.06	±0.18	0.59 ($\overline{m}$)	0.63 (s)	*1*	*3*
X_{pR}	-2%	-	±16%	-	0.62 ($X_{dÜ}$)	-	*0*	-
X_{p0}	23%	7%	12%	6%	0.48 (X_{dR})	0.44 (X_{dR})	*4*	*1*
$X_{dÜ}$	-5%	-7%	±6%	-13%	0.62 (X_{pR})	0.42 (μ_3)	*0*	*0*
X_{dR}	-11%	12%	±30%	±37%	0.67 (s)	0.72 (s)	*0*	*0*

Um zusätzlich sicherzustellen, daß die ausgewählten Merkmale nicht in ihrem Informationsgehalt redundant sind, ist für jede Kenngröße der höchste Korrelationskoeffizient ρ und in Klammern der zugehörige Kennwert angegeben. Die Korrelation wird nicht bei der Bestimmung des Punktwertes mit einbezogen.

Betrachtet man das Ergebnis der Beurteilung der einzelnen Kennwerte der örtlichen Streulichtverteilung, so beinhalten

- die **Standardabweichung s**,
- die **Gesamtbestrahlungsstärke E$_{ges}$** und
- der **proximale Übergangsbereich X$_{pÜ}$** bei einer Durchleuchtung mit 675nm sowie
- die **relative Skewness** $\overline{\mu}_3$ bei einer Durchleuchtung mit 905nm, der Streulichtverteilung die sich am Ort des Gelenkspaltes ergibt, für eine Verlaufskontrolle verwertbare Information.
- Desweiteren, jedoch mit geringerer Aussagefähigkeit, stellen die Kennwerte s und X$_{pÜ}$ bei einer Durchleuchtung mit 905nm und $\overline{\mu}_3$ bei 675nm Merkmale für die Therapiekontrolle dar.

Die Standardabweichung s^{675} der Verteilung stellt dabei das Merkmal mit der größten Aussagefähigkeit dar, da die prozentuale Differenz zwischen Δ_{path} und der interindividuellen Schwankungsbreite 50% beträgt. Die Standardabeichweichung s^{675} besitzt den größten Korrelationskoeffizienten ρ mit der Größe des distalen Randbereichs X$_{dR}$. Jedoch bestätigt der Koeffizient ρ von 0.67 sowie die Tatsache, daß X$_{dR}$ kein Merkmal ist, daß ein unterschiedlicher Informationsgehalt besteht. Der größte Korrelationskoeffizient mit einem Merkmal beträgt $\rho = 0.43$ mit X$_{pÜ}$ (s. Anhang A).

- Extraktion von Merkmalen für die RA - Frühdiagnose

Bei der Bewertung der absoluten Größe des Kennwertes hinsichtlich des Gelenkzustandes gitl es festzustellen, ob anhand von extrahierbaren Informationen eine frühdiagnostischen Aussage durchgeführt werden kann.

Um diesbezüglich einen Kennwert der Streulichtverteilung beurteilen zu können, werden folgende Kriterien untersucht:
1. über wieviel Patienten bei bestimmten Bewertungsgrenzen überhaupt eine Aussage durchgeführt werden konnte (**Bewertungsumfang**),

2. wieviel von diesen Patienten richtig diagnostiziert wurden (**Befundübereinstimmung**),

3. wieviel von den drei Patienten, die **nur** mit US, MRT oder Szintigraphie diagnostiziert werden konnten (und nicht mit Röntgen), enthalten sind und

4. wie hoch die Irrtumswahrscheinlichkeit α ist, wenn angenommen wird, daß der erkrankte und der gesunde Zustand voneinander unabhängige Verteilungen sind.

Die Bewertung erfolgt nach dem Punktwertverfahren, wobei aus Sicht der Frühdiagnostik Kriterien 3 in vierfacher Wichtung, Kriterium 2 in dreifacher Wichtung, Kriterium 1 in zweifacher und Kriterium 4 mit einfacher Wichtung bewertet werden. Da es keine absolute Grenze für die Aussagegenauigkeit für ein Merkmal der Diagnose gibt, stellt der Kennwert mit dem

Wert 5, die im Vergleich zu den anderen Kennwerten größte Aussagefähigkeit dar. Die Berechnung, der in **Tab. 5.3-4** zusammengefaßten Rangordnung ist im einzelnen im Anhang C dargestellt.

Tab. 5.3-4:   Zusammenfassung der Ergebnisse der Merkmalsextraktion auf der Basis der *In-vitro-* und *In-vivo*-Ergebnisse (siehe auch Anhang C).

Diagnose	Bewertungsgrenze (Befund → RA)		Bewertungsumfang in %		Befundübereinstimmung in %		P_{Irrtum} α		Bewertung	
Merkmale (x = 0)	675	905	675	905	675	905	675	905	675	905
E_{ges} in cm^{-2}	< 145	< 120	83	83	89 (2)	89 (2)	0.05	0.14	*3*	*2*
$\overline{m}$ in mm	< -200	< -250	71	67	94 (3)	87 (3)	0.20	0.12	*4*	*2*
s	> 6.3	6.3	62	29	100 (3)	86 (2)	0.01	0.20	*5*	*0*
$\overline{\mu}_3$	< -.15	> -.10	62	62	92 (3)	80 (3)	0.31	0.17	*1*	*0*
X_{pR} in mm	> 11.0	-	38	-	89 (2)	-	0.36	-	*0*	*0*
$X_{pÜ}$ in mm	> 8.7	> 8.0	60	50	93 (3)	91 (2)	0.33	0.35	*1*	*0*
$X_{dÜ}$ in mm	> 8.5	> 7.5	46	40	91 (3)	93 (2)	0.23	0.30	*0*	*0*
X_{dR} in mm	< 9.7	< 10	67	71	87 (2)	88 (2)	0.18	0.29	*0*	*0*

Vergleicht man das Ergebnis der Beurteilung der absoluten Größe der Kennwerte mit dem Bewertungsergebnis der pathologisch verursachten Differenz (s. Tab. 5.3-3), so wird ersichtlich, daß deutlich mehr Merkmale für die Frühdiagnose ausgewählt wurden als für die Therapiekontrolle. Insbesondere gilt es, im Rahmen der abschließenden Klassifikation die Bedeutung der Merkmale zu untersuchen, die für die Diagnose, aber **nicht** für die Therapiekontrolle ausgesucht wurden. Dies betrifft den Kennwert des Schwerpunktes $\overline{m}$ bei 675nm und 905nm und die Gesamtbestrahlungsstärke E_{ges} bei 905nm.

Im Gegensatz dazu spricht die Tatsache, daß die absolute Größe und die pathologisch bedingte Abweichung diagnostisch verwertbare Informationen lieferten, für die Auswahl der

- die **Standardabweichung s,**
- die **Gesamtbestrahlungsstärke E_{ges}** und
- der **proximale Übergangsbereich $X_{pÜ}$** sowie
- die **relative Skewness $\overline{\mu}_3$** bei einer Durchleuchtung mit 675nm.

Die Standardabweichung s^{675} der Verteilung stellt dabei erneut das Merkmal mit der größten Aussagefähigkeit dar.

5.3.5 Parametrisches Systemmodell

Nachdem die zustandsabhängigen Merkmale der lokalen Streulichtverteilung extrahiert worden sind, ist das Ziel dieses Abschnittes die Überführung der nichtparametrischen Streulichtverteilung in ein parametrisches Modell des Gelenksystems, das die Möglichkeit eines Äquivalenzvergleichs zur analytischen Lösung der Lichtausbreitung und damit einen prinzipiellen Zusammenhang zu den optischen Eigenschaften eines biologischen Systems ermöglicht.

Entsprechend der Annahmen der Systemtheorie kann mit sogenannten Identifikationsgleichungen jede Funktion im Zeitbereich, aber auch im Ortsbereich approximiert werden, so daß dieses Verfahren zur Parametrisierung der örtlichen Streulichtverteilung angewandt wird. Der Vorteil des gewählten Ansatzes mit Identifikationsgleichungen ist die Anwendung eines Teils der Verteilungskennwerte, die in Kap. 5.3.4 auf ihre Zustandsabhängigkeit überprüft worden sind.

- *Ein- und Ausgangssignal*

Erfolgt die punktförmige Durchleuchtung des Fingergelenkes direkt am Ort des Gelenkspaltes $x = 0$ und wird das Meßsignal auf die Strahlleistung normiert, so kann die Eingangsfunktion $u_{cw}(x)$ mittels eines Rechtecksignals beschrieben werden. Aufgrund der gewählten geringeren Ortsauflösung der Detektion kann die Ausdehnung vernachlässigt werden, so daß sie im allgemeinen als Punktfunktion betrachtet werden kann.

Die Ausgangsgröße $w^{\lambda}_{cw}(x)$ bei Durchleuchtung des Gelenksystems ist die nichtparametrische Streulichtverteilung. Entsprechend Kap. 4.4.3 kann diese nach dem Wendetangentenverfahren in vier charakteristische Abschnitte (X_{pR}, $X_{pÜ}$, $X_{dÜ}$, X_{dR}) unterteilt werden.

- *Identifikation des nichtparametrischen Ortsfunktionsmodells*

Zur Identifikation des optischen Übertragungssystems "Fingergelenk" werden die Ergebnisse der Merkmalsextraktion mitberücksichtigt. So folgt, daß von den vier charakteristischen Abschnitten ausschließlich der proximale Übergangsbereich $X_{pÜ}$ sowohl diagnostisch verwertbare als auch extrahierbare Information enthält.

Zur Beschreibung des proximalen Verteilungsbereiches reichen demnach die Kennwerte $X_{pÜ}$ und die maximale Bestrahlungsstärke E_{max} aus. Die Randbereiche können vernachlässigt werden (s. Abb. 5.3-61).

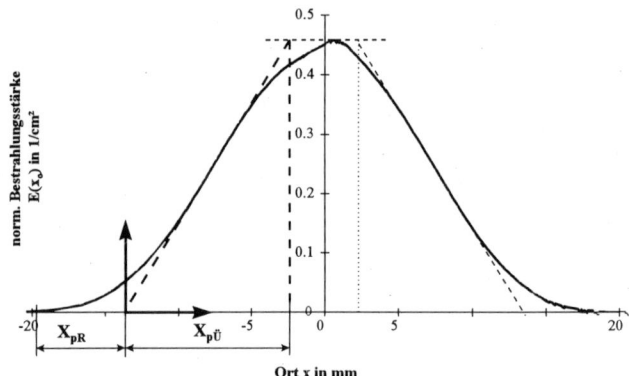

Abb. 5.3-61: Verschiebung des Koordinatenursprungs zur Reduzierung der systembeschreibenden Funktion auf die Ortskenngrößen mit diagnostisch verwertbarer Information

Nach linearer Verschiebung des Koordinatenursprungs läßt sich die proximale Systemantwort einfach über ein Proportionalverhalten gemäß Gl. 5.3-1 in Form der Kantenverwaschungsfunktion g(x) und dessen Spektrum G(p) beschreiben.

Gl. 5.3-1
$$G_p(p) = \frac{E_{max}}{(1 + pX_{p\ddot{U}}) \cdot p} \quad \bullet\!\!-\!\!\!-\!\!\circ \quad g_p(x) = E_{max}\left(1 - e^{-\frac{x}{X_{p\ddot{U}}}}\right)$$

Mit $p = \sigma + 2\pi f_x$ wird die komplexe Laplace-Variable und f_x die entsprechende Ortsfrequenz bezeichnet. Der Kennwert $X_{p\ddot{U}}$ kann in Anlehnung an die Systemtheorie auch als Verwaschungskonstante bezeichnet werden.
Geht man davon aus, daß die örtliche Streulichtverteilung eine Punktantwort darstellt, deren Verlauf um den Gelenkspalt durch eine Verwaschung gekennzeichnet ist, läßt sich mit den in Gl. 5.3-1 verwendeten Kennwerten die Übertragungsfunktion H(p), als Glockenfunktion darstellen:

Gl. 5.3-2
$$h(x) = E_{max}\, e^{-1.36\left(\frac{x}{X_{p\ddot{U}}}\right)^2} \quad \circ\!\!-\!\!\!-\!\!\bullet \quad H(p) = E_{max}\, e^{-1.36\left(\frac{p}{X_{p\ddot{U}}}\right)^2}$$

Der Kennwert $X_{p\ddot{U}}$ charakterisiert in diesem Fall die Breite der Gesamtverteilung und ist demnach äquivalent zu einer Standardabweichung. Möchte man zusätzlich den durch die im Vergleich zum proximalen Abschnitt meist im Betrag kleineren distale Verwaschungskonstante berücksichtigen, ist dieses ausschließlich über die Approximation mittels additiv verknüpfter Gaußfunktionen möglich.
Das allgemeine **parametrische Gelenksystemmodell** lautet demzufolge:

Gl. 5.3-3
$$h(x) = \sum_{i=1}^{n} E_i \cdot e^{-\left(\frac{x - c_i}{X_i}\right)^2} \quad \circ\!\!-\!\!\!-\!\!\bullet \quad H(f_x) = \sum_{i=1}^{n} E_i \cdot e^{-\left(\frac{f_x}{X_i}\right)^2} e^{-j2\pi f_x \cdot c_i}$$

Diese Modell ermöglicht jedoch nicht mehr eine einfache Einbeziehung von Kennwerten der Streulichtverteilung, da sowohl $X_{pÜ}$ als auch E_{max} eine Funktion der Parameter X_i, E_i und c_i sind. Aufgrund der Tatsache, daß der distale Bereich keine extrahierbaren Informationen enthält, ist zur Durchführung des Äquivalenzvergleichs, die Asymmetrie nicht zu berücksichtigen, so daß dafür Gl. 5.3-2 verwendet wird.

5.4 Signalbewertung und -klassifikation

5.4.1 Systemtheoretische Beschreibung der Lichtausbreitung in streuenden Medien (DN)

Betrachtet man in Gl. 5.4-1 die zeitunabhängige Diffusionsnäherung mit der Diffusionskonstante $D = 3(\mu_a + \mu_s(1-g))^{-1}$, sowie den Quellterm $q_o(r) = \Phi_o\delta(r)$ als Eingangsgröße $u(r)$ und die Photonendichte $\Psi(r)$ als Ausgangsgröße $w(r)$, so kann diese unter Anwendung des Differentiationssatzes in den Ortsfrequenzraum transformiert werden (s. Gl. 5.4-2).

Gl. 5.4-1
$$-D\Delta w(r) + \mu_a w(r) = u(r)$$

Gl. 5.4-2
$$4\pi^2 f_r^2 D\, W + \mu_a\, W = U$$

Gemäß Kap. 4.5.2 wird Rotationssymmetrie angenommen, so daß $r = \sqrt{x^2 + y^2 + z^2}$ und $f_r = \sqrt{f_x^2 + f_y^2 + f_z^2}$ gilt. Durch Bildung des Quotienten des Ausgangs- zum Eingangsspektrums ergibt sich die Übertragungsfunktion $H(f_r)$ mit den Raumfrequenzen f_r zu:

Gl. 5.4-3
$$H(f_r) = \frac{W}{U} = \frac{1}{D\left(4\pi^2 f_r^2 + \dfrac{\mu_a}{D}\right)}$$

Um die allgemeine Punktantwort $h(r)$ auf den räumlichen Diracimpuls $u(\underline{r}) = \delta(x)\,\delta(y)\,\delta(z)$ aus der Übertragungsfunktion $H(f_r)$ berechnen zu können, muß die Rücktransformation für jede Koordinate erfolgen. Die sich daraus ergebende dreidimensionale Rücktransformation kann jedoch vereinfacht werden, wenn Rotationssymmetrie angenommen wird. Für rotationssymmetrische Signale und Spektren kann die Vorschrift der dreidimensionalen Fourier-Transformation in die Fourier-Bessel-Transformation überführt werden (Gl. 5.4-4) [z.B. BALMER/89, MARKO/95].

Gl. 5.4-4
$$h(r) = \frac{2}{f_r} \int_0^\infty f_r\, H(f_r) \cdot J_{1/2}(2\pi f_r r)\, dr$$

Unter Berücksichtigung der Beziehung $J_{1/2}(x)=[2/(\pi x)]^{0.5}\sin(x)$ berechnet BALMER u.a. die dreidimensionale Ausbreitung kohärenter Wellen als Antwort auf einen Punktimpuls. Nach Substitution der Gl. 5.4-3 mit $a^2 = \mu_a/4\pi^2 D$ wird die daraus folgende dreidimensionale Fourier-Korrespondenz (Gl. 5.4-5) angewandt und die Punktantwort einer isotropen Strahlquelle in einem unendlich ausgedehnten streuenden Medium bestimmt (Gl. 5.4-6).

Gl. 5.4-5
$$\frac{1}{(f_r^2 + a^2)} \quad \bullet\!\!-\!\!\circ \quad \pi \frac{e^{-2\pi r \cdot a}}{r}$$

Gl. 5.4-6
$$h(r) = \frac{1}{4\pi D} \frac{e^{-\mu_{eff} \cdot r}}{r}$$

wobei für $r = \sqrt{x^2 + y^2 + z^2}$ gilt und mit $\mu_{eff} = \sqrt{\dfrac{\mu_a}{D}} = \sqrt{3\mu_a(\mu_a + \mu_s')}$, der effektive Schwächungskoeffizient bezeichnet wird.

Möchte man eine kollimierte Lichtquelle simulieren, die an einer Grenzschicht am Ort $\underline{r} = (0,0,0)^T$ einstrahlt, so kann das Eingangssignal unter der Annahme, daß jedes kollimiert eingestrahlte Photon nach der mittleren freien Weglänge isotrope Eigenschaften hat, durch eine isotrope Punktlichtquelle am Ort $r_1 = z_q = \mu_{tr}^{-1}$ simuliert werden. Eine negative Punktbildquelle am Ort $r_2 = -z_q - 4AD$, als Bedingung einer Grenzfläche, muß nach Kap. 4.5.2 nicht berücksichtigt werden, da in Transmission und damit in einiger Entfernung der Grenzflächenwirkung die Photonenstromdichte interessiert. Die Quellenfunktion $u(\underline{r})$ und dessen Spektrum $U(f_r)$ modifizieren sich dann zu:

$$u(\underline{r}) = \delta(x)\,\delta(y)\,\delta(z - z_q)$$

Gl. 5.4-7
$$\mathsf{F}\,\{u(\underline{r})\} = U(\underline{f}_r) = e^{-j2\pi f_z \cdot z_q}$$

Nach Multiplikation der modifizierten Quellenverteilung mit Gl. 5.4-3 erhält man die entsprechende Quellenübertragungsfunktion $H_q(r)$ für ein halb-unendlich ausgedehntes Medium, das eine kollimierte Quelle auf seiner Grenzfläche simuliert.

Gl. 5.4-8
$$H_q(f_r) = \frac{1}{D\left(4\pi^2 f_r^2 + \dfrac{\mu_a}{D}\right)} e^{-j2\pi f_z \cdot z_q}$$

Nach Rücktransformation verändert sich die Punktantwort $h_q(r)$ mit $r_1 = (x^2+y^2+(z-z_q)^2)^{0.5}$ zu:

Gl. 5.4-9
$$h_q(r) = \frac{\Psi(r)}{\Phi_o} = \frac{1}{4\pi D}\left(\frac{e^{-r_1\mu_{eff}}}{r_1}\right)$$

Zur Berechnung der Photonendichteverteilung $\Psi(x,y)$ in der Tiefe $z_D = 20mm$ wird in die Punktantwort $h_q(r)$ für $z = z_D$ gesetzt. Die entsprechende Quellenübertragungsfunktion $H^{x,y}(f_x,f_y)$ ergibt sich nach Faltung der Punktantwort $h_q(r)$ nach x und y, bzw. einer einfachen Rücktransformation der Quellenübertragung H_q nach z :

Gl. 5.4-10

$$H^{xy}(f_x, f_y, z_D) = \frac{1}{D\,\xi} e^{-\xi \cdot |z_D - z_q|} \qquad \text{mit } \xi = \sqrt{4\pi\left(f_x^2 + f_y^2\right) + \frac{\mu_a}{D}}$$

Durch Anwendung des Fick'schen Gesetzes läßt sich die eigentliche Meßgröße, die Photonenstromdichteverteilung $J(x,y)$, in der Tiefe z_D ermitteln.

Gl. 5.4-11

$$J(x,y) = -D\,\underline{e}_z \cdot \underline{\nabla}\,\Psi(x,y,z)\Big|_{z=z_D} = -D\frac{\partial}{\partial z}\Psi(x,y,z)\Big|_{z=z_D}$$

Gl. 5.4-12

$$J(x, y = 0, z = z_D) = \frac{\Phi_o}{4\pi}\,\frac{z_q\,e^{-\mu_{eff}\sqrt{x^2 + z_D^2}}}{\sqrt{x^2 + z_D^2}}\left(\mu_{eff} + \frac{1}{\sqrt{x^2 + z_D^2}}\right)$$

Äquivalenzbetrachtung

In Abb. 5.4-1 sind das vereinfachte symmetrische Modell der Streulichtverteilung $h_m(x)$ (s. Gl. 5.3-2) und die Photonenstromdichte $J(x)$ (s. Gl. 5.4-12) als Lösung der Diffusionsnäherung zusammengefaßt.

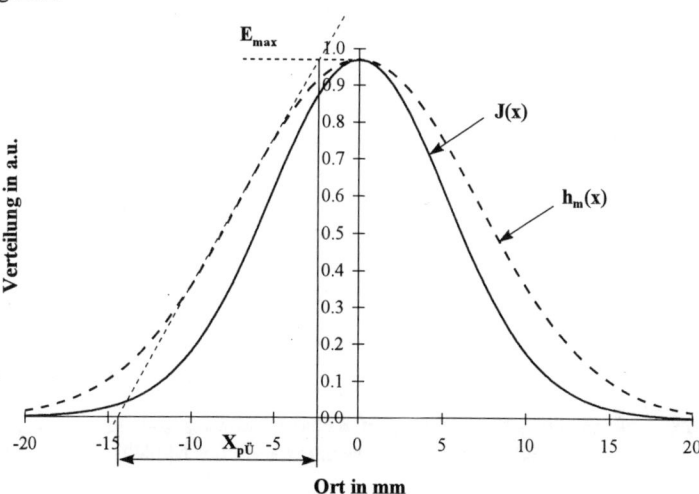

Abb. 5.4-1:   Darstellung des vereinfachten symmetrischen Modells $h_m(x)$ und der Photonenstromdichte $J(x)$

Die Parameter der Gauß-Verteilung sind einerseits die Größe E_{max}, die das Maximum und andererseits die Größe $X_{pÜ}$, die die Funktionsbreite bestimmt[2]. Im Gegensatz dazu stellt die Photonenstromdichteverteilung eine steilere Glockenkurve dar, deren Form über den effektiven Schwächungskoeffizienten μ_{eff} und über die Strahlleistung Φ_o bestimmt wird.

- Abhängigkeit des Maximums E_{max} der Verteilung

Vergleicht man die Funktionen in ihrem Maxima an der Stelle x = 0 kann deren Abhängigkeit in Bezug zum Kennwert E_{max} bestimmt werden.

Unter den gegebenen Voraussetzungen (s. Kap. 4.5.1), daß $(x^2+z_D^2)^{-0.5} \ll \mu_{eff}$ und $\mu_a \ll \mu_s'$ gilt, ergibt sich aus Gl. 5.4-12 für J(x=0) und aus Gl. 5.3-2 für h_m(x=0):

Gl. 5.4-13
$$J(x = 0) = \frac{\Phi_o}{4\pi} \frac{\mu_{eff} \cdot e^{-\mu_{eff}\sqrt{x^2+20^2}}}{\mu_s'\sqrt{x^2 + 20^2}}$$

Gl. 5.4-14
$$h_m(x = 0) = E_{max}$$

Durch Gleichsetzen erhält man die Beziehung für $E_{max} = f(\Phi, \mu_a, \mu_s')$:

Gl. 5.4-15
$$\boxed{E_{max} \propto \Phi_o \frac{\sqrt{3\mu_a\mu_s'}}{\mu_s'} e^{-20\sqrt{3\mu_a\mu_s'}}}$$

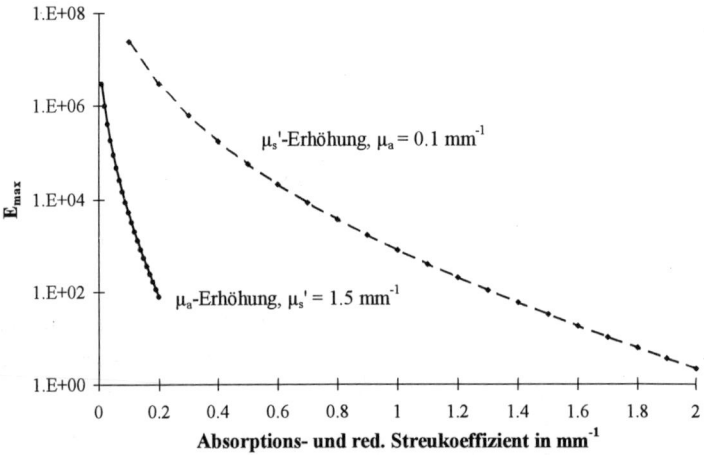

Abb. 5.4-2: Funktionelle Abhängigkeit des Kennwertes E_{max} von den optischen Eigenschaften μ_a und μ_s' (vereinfachtes parametrisches Modell)

---

[2] Im vorliegenden parametrischen Modell entspricht der Kennwert $X_{pÜ}$ einer Standardabweichung als Maß für die Breite der Gesamtverteilung (s. Gl. 5.3-2).

Erhöhen sich die optischen Eigenschaften in einem durchleuchteten (homogenen) Gewebe, so reduziert sich gemäß Abb. 5.4-2 das Maximum einer örtlichen Streulichtverteilung stark exponentiell. Das gilt sowohl für eine Streu- als auch für eine Absorptionsänderung, wobei die Wirkung einer ausschließlich durch Streuung induzierten Abweichung geringer ausfällt.

Dies entspricht den Ergebnissen am stark inhomogenen Gelenksystem, bei dem sich aufgrund einer pathologisch induzierten Erhöhung von μ_a und μ'_s eine meßbare Reduzierung des Signals ergab.

- *Abhängigkeit des Kennwertes $X_{p\ddot{U}}$ der Verteilung*

Möchte man eine Aussage über die funktionelle Abhängigkeit des Kennwertes $X_{p\ddot{U}}$ als Maß der Verteilungsbreite erhalten, so ist dies über das Gleichsetzen der jeweiligen Halbwertsbreiten gemäß Gl. 5.4-16 möglich.

Gl. 5.4-16
$$\frac{h_m(x)}{h_m(x=0)} = 0.5 = \frac{J(x)}{J(x=0)}$$

Löst man nach $X_{p\ddot{U}}$ auf, erhält man in Gl. 5.4-17 die funktionelle Abhängigkeit bzgl. den optischen Eigenschaften μ_a und μ'_s. Es ergibt sich ein stark antiproportionales Verhalten[3] (s. Abb. 5.4-3).

Gl. 5.4-17
$$X_{p\ddot{U}} \propto \frac{1}{\mu_{eff}} \sqrt{L\left(\frac{40\mu_{eff}}{e^{-20\mu_{eff}}}\right)^2 - \left(20\mu_{eff}\right)^2}$$

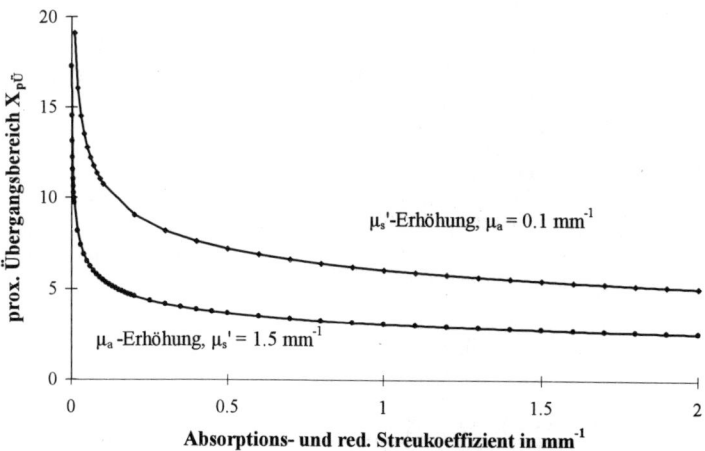

Abb. 5.4-3: Funktionelle Abhängigkeit des Kennwertes $X_{p\ddot{U}}$ von den optischen Eigenschaften μ_a und μ_s' (vereinfachtes parametrisches Modell)

---

[3] Die Funktion $L(x)$ ist die Funktion, die der Gleichung $L(x) * e^{L(x)} = x$ genügt.

Erhöhen sich im (homogenen) Gewebe entweder die Streu- oder die Absorptionseigenschaften, so führen diese zu einer Verkleinerung des Übergangsbereiches $X_{p\ddot{U}}$. Die Wirkung einer Absorptionsänderung ist im biologisch relevanten Fall von $\mu_a = 0.1mm^{-1}$ stärker als bei einer Änderung des reduzierten Streukoeffizienten, die sich im Bereich von ca. $1.5mm^{-1}$ bewegt.

Vergleicht man dies mit den *In-vivo*-Ergebnissen ist dieser Effekt bei einer pathologisch induzierten optischen Änderung nur im distalen Übergangsbereich nachzuvollziehen. So führt die Tendenz bei einer Erkrankung auch dazu, daß sich der proximale Übergangsbereich vergrößert. Die Ursache dafür liegt in der Inhomogenität des Gelenksystems begründet. Die Lichtausbreitung einer Punktlichtquelle entspricht nach der Diffusionsnäherung einer radialen Ausdehnung, so daß alle Photonen, um von der Einstrahlachse entfernt detektiert werden zu können, einen weiteren Weg zurücklegen müssen. Die mittlere freie Weglänge der Absorption bleibt jedoch gleich, so daß die Wahrscheinlichkeit für ein häufig gestreutes Photon absorbiert zu werden, erhöht ist.

Bei der Lichtausbreitung in einem stark inhomogenen Medium ist die Ausdehnung unbestimmt, so daß auch Photonenwege entstehen können, die eine geringe Absorptionswahrscheinlichkeit aufweisen und nicht der Einstrahlachse entsprechen.

Mit den funktionellen Beziehungen wird jedoch deutlich, daß die Wirkung auf die Kennwerte vom Produkt einer Streu- und Absorptionsänderung abhängen, die im pathologischen Fall gleichsinnig, d.h. verstärkend wirken. Eine biologisch bedingte Veränderung der optischen Eigenschaften kann jedoch sowohl eine Erhöhung, wie auch eine Erniedrigung der Parameter darstellen, so daß im Mittel eine geringere Abweichung als im pathologischen Fall auftreten kann. Daß dies nicht für einige Kennwerte der Streulichtverteilung gilt, konnte anhand der *In-vitro*- und *In-vivo*-Ergebnisse gezeigt werden.

Desweiteren zeigt die Abhängigkeit aber auch, daß es interindividuelle Extremfälle geben kann, deren optische Eigenschaften sich deutlich von anderen Patienten unterscheiden. Aus diesem Grund ist es zur Erhöhung der diagnostischen Aussagesicherheit notwendig mehrere von einander unabhängige Merkmale bei der Entscheidungsfindung mitzuberücksichtigen.

5.4.2 Statistische Klassifikation nach Bayes

Als Ergebnis der *In-vivo*-Untersuchungen konnten in Kap. 5.3.4 sieben Merkmale extrahiert werden, deren Verhalten eine meßbare Abhängigkeit vom funktionellen Zustand des Gelenksystems aufwiesen. Dies sind:

- die Standardabweichung s^{675},
- die Gesamtbestrahlungsstärke E_{ges}^{675} und E_{ges}^{905},
- der proximale Übergangsbereich $X_{p\ddot{U}}^{675}$,
- die relative Skewness $\overline{\mu}_3^{675}$
- und die Schwerpunktlagen $\overline{m}^{675}$ und $\overline{m}^{905}$

der örtlichen Streulichtverteilung, die sich bei der punktförmigen Durchleuchtung des Fingergelenkes am Ort des Gelenkspaltes ergibt.

Um die pathologisch bedingte Wirkung der Merkmale für eine Frühdiagnose nutzbar zu machen, wird in diesem Abschnitt eine Entscheidungsfunktion formuliert, mit der einem Symptom $\underline{X}$ eine diskrete Zustandsklasse ω zuordnet werden kann. Das daraus folgende Bewertungssystem basiert auf der Bestimmung eines aussagekräftigen Merkmalsvektors $\underline{M}_D$, dessen Abhängigkeit das Risiko einer Fehlentscheidung minimiert. Neben der deutlichen Verbesserung der Befundübereinstimmung bei eindimensionaler Bewertung ist ein wesentliches Ziel, die Anzahl der notwendigen Merkmale zu minimieren. Die Testung der Bewertungsvorschrift erfolgt anhand der Daten und Befunde der Patientenstudie.

Ausgehend von der statistischen Klassifikation nach Bayes wird eine Zustandsklasse über eine n-dimensionale Wahrscheinlichkeitsverteilung beschrieben. Unter der Voraussetzung, daß die Normalverteilung gilt, kann die Verteilung in einem n-dimensionalen Merkmalsraum durch einen Mittelwertsvektor μ der Merkmale und der Kovarianzmatrix Σ charakterisiert werden, die die Gestalt der Verteilung einer Klasse um den Mittelwert kennzeichnet (s. Kap. 2.4.1).

Zur Klassifikation eines Patienten mit dem Symptom $\underline{X}$, das sich aus Realisierungen von Streulichtverteilungsmerkmalen zusammensetzt, wird im folgenden die Entscheidungsfunktion nach Bayes angewandt. Da man davon ausgeht, daß die *a-priori* Wahrscheinlichkeit für das Auftreten beider Erkrankungszustände (Klassen) gleich groß ist, wird für $P(\omega_g)$ und $P(\omega_{RA})$ 0.5 festgelegt. Ein Patient mit dem Symptom $\underline{X}$ gehört demzufolge zur gesunden Klasse ω_g, wenn die Diskriminanten- oder Trennfunktion (Gl. 5.4-18) **kleiner** als Null ist.

Gl. 5.4-18:

$$\frac{1}{2}(\underline{X} - \underline{\mu}_g^D)^T \cdot \Sigma_g^{-1} \cdot (\underline{X} - \underline{\mu}_g^D) - \frac{1}{2}(\underline{X} - \underline{\mu}_{RA}^D)^T \cdot \Sigma_{RA}^{-1} \cdot (\underline{X} - \underline{\mu}_{RA}^D) + \frac{1}{2}\ln\left(\frac{\det\Sigma_g}{\det\Sigma_{RA}}\right) \overset{!}{<} 0$$
$$\Rightarrow \quad \underline{X} \in \omega_g$$

Aus Sicht der technischen Realisierung eines Bewertungssystems auf der Basis einer Merkmalsklassifikation ist es entscheidend, "optimale" Merkmale auszuwählen, denn nur diese erlauben eine einfache und erfolgreiche Klassifizierung. Bei dem vorliegenden **Zweiklassenproblem** reicht theoretisch ein Merkmal für eine Entscheidung aus. Bei dem besten eindimensionale Bewertungsergebnis konnten jedoch nur 15 von 24 Gelenken bewertet werden (siehe Standardabweichung s^{675}, Abb. 5.3-55, S. 143).

Führt man unter Anwendung der Bayes-Diskriminantenfunktion eine **zweidimensionale** Klassifikation durch, erreicht man bei optimaler Kombination der ausgewählten Merkmale mindestens ein falsch-positives (FP) Ergebnis, wenn man als Merkmale die Standardabweichung s^{675} und die relative Skewness $\overline{\mu}_3^{675}$ verwendet. Die Ergebnisse der möglichen Kombinationen von Merkmalen sind in Tab. 5.4-1 zusammengefaßt und im einzelnen im Anhang D dargestellt.

Tab. 5.4-1: Zusammenfassung der falsch-positiven (FP) und falsch-negativen (FN) Ergebnisse einer **zweidimensionalen** Klassifikation nach Bayes in Abhängigkeit unterschiedlicher Kombinationen von Merkmalen. Die Testung erfolgte mit dem Datensatz der Patientenstudie.

	$\overline{m}^{675}$	s^{675}	E_{ges}^{675}	$X_{pÜ}^{675}$	μ_3^{675}	$\overline{m}^{905}$
$\overline{m}^{675}$ / s^{675}	2 FN	s^{675}				
E_{ges}^{675}	2 FP / 5 FN	1 FP / 2 FN	E_{ges}^{675}			
$X_{pÜ}^{675}$	5 FN	6 FN	2 FP / 2 FN	$X_{pÜ}^{675}$		
μ_3^{675}	2 FP / 3 FN	1 FP	3 FP / 2 FN	2 FP / 1 FN	μ_3^{675}	
$\overline{m}^{905}$	2 FP / 8 FN	1 FP / 4 FN	2 FP / 1 FN	7 FN	2 FP / 2 FN	$\overline{m}^{905}$
E_{ges}^{905}	1 FP / 5 FN	3 FP / 2 FP	1 FN / 2 FP	2 FP / 5 FN	2 FN / 3 FP	2 FP / 4 FN

Als Ergebnis kann ein zweidimensionaler Klassifikationsraum aufgetragen werden, in dem sich die Dichtefunktionen für die Klasse „gesund" ($P(\underline{X}|\omega_g)$) und „krank" ($P(\underline{X}|\omega_{RA})$) über den jeweiligen Mittelwertsvektor und die entsprechende Kovarianzmatrix als Ellipsen darstellen.

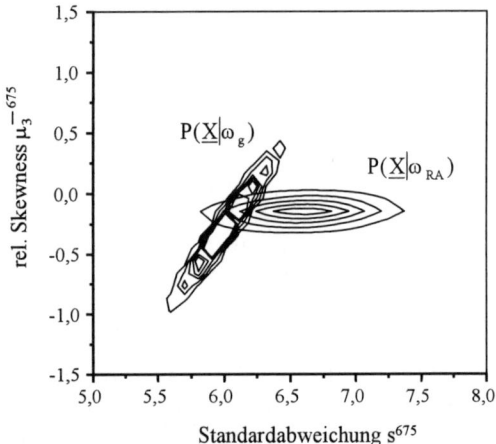

Abb. 5.4-4: Dargestellt sind die Dichtefunktionen für die Klasse „gesund" und „krank"

Die Entscheidungsfunktion nach Bayes ergibt sich nach Subtraktion beider Dichtefunktionen und ist durch einen negativen Bereich, der die Klassenzugehörigkeit „gesund" (ω_g) und einen positiven Bereich, der die Klassenzugehörigkeit „krank" (ω_{RA}) bestimmt, gekennzeichnet (Gl.

5.4-18). In Abb. 5.4-5 ist das Klassifikationsergebnis mit den Merkmalen Standardabweichung s und relative Skewness $\overline{\mu}_3^{675}$ dargestellt.

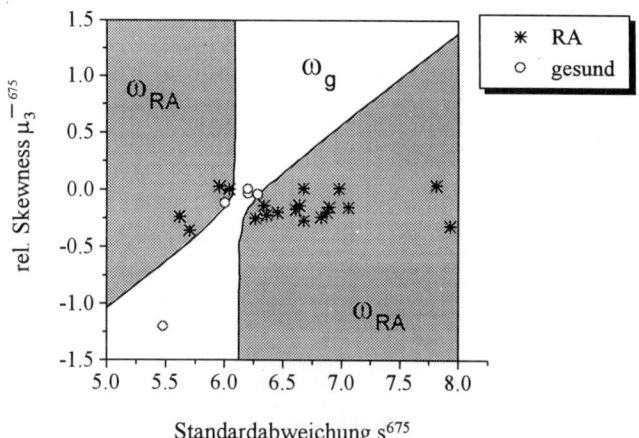

Abb. 5.4-5:   Dargestellt ist die zweidimensionale Klassifikation mit den Merkmalen relative Skewness $\overline{\mu}_3^{675}$ und Standardabweichung s^{675}. Es ergibt sich eine Diskriminantenfunktion, die die Klassen ω_g (gesund) und ω_{RA} (krank) trennt. Zusätzlich sind die jeweiligen Meßdaten (Symptome) der Patientenmessungen und ihr klinisch bestätigter Befund berücksichtigt.

Trägt man die Daten der Patientenmessungen in den Klassifikationsraum ein und kennzeichnet die klinisch sichergestellten Befunde, so ergibt sich ein Bewertungsumfang von 100% mit einer Befundübereinstimmung von 96% bei einem falsch-positiven und keinem falsch-negativen Ergebnis. Das bedeutet, daß *alle* Patienten, deren Fingergelenke eine entzündlich-rheumatische Veränderung aufwiesen, anhand der Auswertung der Streulichtverteilung richtig bewertet werden konnten.

Dieses Ergebnis ist im Vergleich zu der Bewertung eines einzelnen Merkmales deutlich besser, sicherlich jedoch nicht optimal, da sich einerseits mehrere Symptome sehr nah an der Entscheidungsgrenze befinden, d.h. in einen hier nicht näher spezifizierten Unsicherheitsbereich zugeordnet werden müssen und andererseits die Trennfunktion ein falsches Ergebnis verursacht. Aus diesem Grund untersucht ob die Berücksichtigung eines weiteren Merkmales das Klassifikationsergebnis verbessert (s. auch Anhang D).

Tab. 5.4-2:   Zusammenfassung der Ergebnisse einer dreidimensionale Klassifikation
nach Bayes

	$s^{675} - \overline{\mu}_3^{675}$
$\overline{m}^{675}$	-
E_{ges}^{675}	1 FP
$X_{p\ddot{U}}^{675}$	-
E_{ges}^{905}	-
$\overline{m}^{905}$	-

Verwendet man zur Klassifikation noch eine weiteres Merkmal, kann mit Ausnahme der Gesamtbestrahlungsstärke E_{ges}^{675}, mit der Verwendung aller anderen Merkmale eine Verbesserung
der Bewertung durchgeführt werden, so daß im dreidimensionalen Fall mehrere Merkmalsvektoren zur Frühdiagnose der RA verwendet werden können.

Unter Berücksichtigung der *In-vivo*-Ergebnisse für die Therapieverlaufskontrolle, bei der die
pathologisch bedingte Differenz von $\overline{m}^{675}$, $\overline{m}^{905}$ und E_{ges}^{905} **keine** Aussage ermöglichten wird
für der gemeinsame Merkmalsvektor für das Zweiklassenproblem mit:

Gl. 5.4-19

$$\underline{M}_V = \underline{M}_D = \left[s^{675} \quad X_{p\ddot{U}}^{675} \quad \overline{\mu}_3^{675} \right]^T$$

Aus den *In-vivo*-Ergebnissen folgen für die **gesunde** Patientenklasse ω_g der Mittelwertsvektor
$\underline{\mu}_g^D$ und die Kovarianzmatrix Σ_g^D des Merkmalsvektors $\underline{M}_D$:

Gl. 5.4-20

$$\underline{\mu}_g^D = \begin{bmatrix} 6.0 \\ 8.3 \\ -0.3 \end{bmatrix} \qquad \Sigma_g^D = \begin{bmatrix} 0.1 & -0.4 & 0.1 \\ -0.4 & 3.8 & -0.8 \\ 0.1 & -0.8 & 0.2 \end{bmatrix}$$

Für die Patientenklasse ω_{RA} mit **rheumatoider Arthritis** gelten der Mittelwertsvektor $\underline{\mu}_{RA}^D$
und die Kovarianzmatrix Σ_{RA}^D :

$$\text{Gl. 5.4-21} \qquad \underline{\mu}_{RA}^{D} = \begin{bmatrix} 6.6 \\ 9.4 \\ -0.15 \end{bmatrix} \qquad \underline{\Sigma}_{RA}^{D} = \begin{bmatrix} 0.3 & 0.7 & 0.01 \\ 0.7 & 4.8 & 0.04 \\ 0.01 & 0.04 & 0.01 \end{bmatrix}$$

Charakteristisch für beide Klassen ist, daß die Nicht-Diagonalelemente, d.h. die Kovarianzen c_{ij} (mit $i \neq j$), nicht null sind. Die Merkmale korrelieren noch untereinander, so daß z.B. weitere Verfahren zur Verminderung der Redundanz (z.B. Hauptachsen-Transformation) durchgeführt werden können [z.B. WAHL/84, ERNST/91]. Die Frage ist im Rahmen der vorliegenden Zielstellung nicht relevant, so daß diese hier keine Berücksichtigung findet.

Mit diesem Ergebnis konnte gezeigt werden, daß selbst mit einer relativ einfachen ungewichteten Klassifikation diagnostisch verwertbare Information aus dem Streulichtsignal extrahiert und dem Arzt zur Verfügung gestellt werden kann. Da mehrere zustandsabhängige Kenngrößen existieren, beinhaltet die Bewertung der Streulichtverteilung das Potential, ein Mehrklassensystem zu realisieren, mit dem ein Befund zu einem höheren Grad diskretisiert werden kann und Aussagen mit unterschiedlicher Sicherheit möglich werden.

6   Diskussion, Nutzbarkeit der Ergebnisse

Anhand der Untersuchungen zur Entwicklung eines diagnostischen Verfahrens auf der Basis der Bewertung gewebeoptischer Veränderungen konnte gezeigt werden, daß mit der Analyse von systemcharakterisierenden Streulichtverteilungen eine Identifikation von frühen entzündlich-rheumatischen Gelenkerkrankungen realisierbar ist.

Mit den Meßergebnissen der optischen Gewebeeigenschaften konnte im ersten Schritt die aus dem pathophysiologischen Prozeß der rheumatoiden Arthritis und den Modellen der Lichtausbreitung gefolgerte Annahme bestätigt werden, daß vor allem das Vorhandensein von Pannusgewebe in der Gelenkkapsel zu einer Erhöhung des Absorptionskoeffizienten um ca. 65% ($\Delta\mu_a \approx 0.1\text{mm}^{-1}$) und des reduzierten Streukoeffizienten um ca. 100% ($\Delta\mu_s \approx 0.6\text{mm}^{-1}$) bei einer Durchleuchtung mit einer Wellenlänge um 650nm führt. Ein entsprechender Effekt ist auch bei der Gelenkflüssigkeit meßbar, jedoch ist dieser mit einer mittleren pathologisch bedingten Abweichung $\Delta\mu_a$ und $\Delta\mu_s$ von ca. 0.01mm^{-1} ($\Delta\mu_a \approx 200\%$, $\Delta\mu_s \approx 150\%$) im Vergleich zu der deutlich höheren Absorption und Streuung in den umliegenden Geweben kaum meßbar. Wesentlich bei der Frühdiagnose ist demzufolge die Bewertung der optischen Veränderung in der Gelenkkapsel, was der medizinischen Forderung zur Beurteilung der Entzündungsaktivität und der Progression entspricht.

Die exakte quantitative Angabe der pathologisch bedingten Änderung der optischen Eigenschaften ist jedoch anhand der *In-vitro*-Ergebnisse nicht möglich, da neben den hohen Ungenauigkeiten der Probenpräparation für den Doppel-Ulbrichtkugel-Meßplatz, die Veränderungen in der Stoffwechselaktivität und die Wechselwirkung im Gesamtsystem nicht berücksichtigt werden können. Da jedoch eine entzündungsbedingte Erhöhung der Durchblutung oder die vermehrte Einlagerung von Flüssigkeiten eher eine Vergrößerung des Unterschiedes zur "gesunden" optischen Situation bewirkt, liegt man mit der gemessenen Signaldifferenz auf der sicheren Seite.

Es konnte weiterhin gezeigt werden, daß die Voraussetzungen für die Erzeugung eines Ausgangssignals die Auswahl eines optimalen Einstrahlortes und dessen reproduzierbare Bestimmung bei Wiederholungsmessungen sind, um eine pathologisch verursachte optische Änderung messen zu können. Dabei handelt es sich um den Ort, bei dem der pathologisch veränderliche Gewebeanteil im beleuchteten Volumen maximal ist, d.h. der Einfluß von nicht pathologisch bedingten optischen Variationen reduziert ist. So ist es bei anderen Anwendungsfällen, z.B. an großen Gelenken, ebenso denkbar, daß nicht die Streulichtverteilung in Transmission, sondern das in Remission den höheren Informationsgehalt besitzt.

Im Falle des untersuchten Fingergelenkes ist die optimale Durchleuchtungsposition der Ort, an dem die örtliche Streulichtverteilung, gemessen an der Fingerunterseite, ihr Maximum besitzt. Die erreichbare Genauigkeit der Positionierung, die ca. $\pm250\mu\text{m}$ beträgt, liefert für die untersuchte Zweiklassenentscheidung eine ausreichende Aussagegenauigkeit. Ob die Genauigkeit für die Realisierung einer Mehrklassenbewertung zur Bestimmung von unterschiedlichen Stufen der Erkrankung ausreicht, ist in nachfolgenden Arbeiten zu untersuchen.

Die Lage des Positionierungsmerkmals E_{max} der Streulichtverteilung ist in einem Intervall von $\pm2\text{mm}$ um den Gelenkspalt unabhängig vom Einstrahlort. Es ist daher anzunehmen, daß die Photonen, wenn sie in den Gelenkspalt gelangen, über einen Lichtleiteffekt bis an die Unterseite des Gelenkspaltes transmittieren. Strahlt man daher an der Fingeroberseite in den Gelenkspalt ein, so kann bei der Lichtausbreitung die Wirkung des Knochengewebes minimiert werden. Eine zusätzliche Voraussetzung ist, daß der Strahldurchmesser der Beleuchtung nicht größer als 250µm sein sollte, um den Gelenkspalt unter Berücksichtigung der Positionierungsungenauigkeit nicht zu überstrahlen.

Betrachtet man zur Bewertung das Fingergelenk als optisches Übertragungssystem, das aus Sicht der zu diagnostizierenden Erkrankung aus pathologisch veränderlichen und pathologisch nicht veränderlichen Strukturen zusammengesetzt ist, kann zur Charakterisierung bei punktförmiger Einstrahlung die in Transmission gemessene örtliche Streulichtverteilung als nichtparametrisches Modell verwendet werden. Die aufgestellten Anforderungen für die ortsaufgelöste Detektion der Streulichtverteilung konnten im Experiment bestätigt werden. Eine eindimensionale Erfassung der Streulichtverteilung entlang der Fingerachse ist dabei einer Bewertung in radialer Richtung vorzuziehen, da dort starke Randeffekte die Lichtausbreitung beeinflussen.

Die Analyse des Streulichtsignals erfolgt anhand von Kennwerten, die sich im Falle des entwickelten cw-Durchleuchtungssystems aus Form- und Skalierungsgrößen der örtlichen Streulichtverteilung zusammensetzen und im Falle des PDW-Durchleuchtungssystems, die Phasenverschiebung darstellt, die die zeitliche Lichtausbreitung charakterisiert.

Wird das Fingergelenk am optimalen Einstrahlort durchleuchtet, so ist der Einfluß des pathologisch konstanten Knochengewebes auf die Lichtausbreitung minimiert. Die Wirkung des umhüllenden Hautgewebes stellt aber weiterhin eine Einflußgröße dar. Anhand der *In-vitro*-Ergebnisse konnte gezeigt werden, daß die optische Wirkung auf einige Kennwerte der örtlichen Streulichtverteilung im Sinne der Bildung von Pannusgewebe größer als die Wirkung einer optischen Veränderung der Haut ist und damit detektierbar wird. Im Gegensatz dazu liefert diese Methode bei der Bewertung der Phasenverschiebung keine diagnostisch extrahierbaren Informationen. Zu begründen ist dies damit, daß bei einer einfachen Durchleuchtung die antiproportionale Abhängigkeit von μ_s' und μ_a bei einer pathologisch bedingten Erhöhung der Streuung und Absorption zu einer geringeren Abweichung im Vergleich zum effektiven Schwächungskoeffizienten führt, der sich proportional zu μ_s' und μ_a verändert.
Das bedeutet jedoch auch, daß eine optische Änderung in den pathologisch konstanten und pathologisch veränderlichen Strukturen ausschließlich anhand des Ausmaßes des jeweiligen Kennwertes unterschieden werden kann. Eine parametrische Trennung dieser Teilsysteme ist daher nicht möglich. Dieses Ergebnis bestätigt erneut die Notwendigkeit eines optimalen Einstrahlortes, denn falls aufgrund einer Fehlpositionierung der Einfluß der pathologischen Wirkung verringert ist, kann die Differenz unterhalb der biologisch bedingten Schwankungsbreite fallen, und die Erkrankung ist nicht mehr meßbar.
Aus den *In-vivo*-Ergebnissen ergibt sich aber, daß unter Berücksichtigung der Anforderungen an das Durchleuchtungssystem eine quantitative Bewertung der Kennwerte die Detektion von erkrankten Zuständen ermöglicht.

In der abschließend durchgeführten Klassifikation der untersuchten Patienten konnte auf der Basis der Durchleuchtung mit 675nm anhand der Beurteilung der Breite der Streulichtverteilung über deren Standardabweichung, anhand der Beurteilung deren Schiefe über die relative Skewness sowie mit der Berücksichtigung des Kennwertes des proximalen Übergangsbereiches $X_{pÜ}$ alle Gelenke gemäß eines Zweiklassenproblems richtig diagnostiziert werden. Für das gleiche Resultat stehen insgesamt vier Kombinationen von geringfügig korrelierenden Merkmalen zur Verfügung, so daß für die Realisierung eines klinisch relevanten Mehrklassenproblems, in dem diskrete Aussagesicherheiten berücksichtigt werden müssen, ausreichendes Potential enthalten ist. Aus diesem Grund ist die Bewertung auch ausschließlich anhand von Verteilungsmerkmalen bei einer Durchleuchtung mit 675nm durchführbar.

Bevor jedoch aus dem entwickelten Durchleuchtungs- und Bewertungssystem ein klinisch einsetzbares Gerät entstehen kann, müssen in weiterführenden Arbeiten folgende Fragestellungen bearbeiten werden:

• Erarbeiten eines Technologiekonzeptes zur Umsetzung der Ergonomie und Technik entsprechend der klinischen Anforderungen.

Um die Anwendungsmöglichkeiten des entwickelten cw-Durchleuchtungssystems zu erhöhen, ist es notwendig, viele unterschiedliche Orte der Hand bewerten und miteinander vergleichen zu können. Die Teilsysteme der Anregung, Positionierung und Detektion müssen daher an die jeweilige Situation angepaßt werden können.

• Erstellung eines klinischen Klassifikationskonzepts.

Zukünftige klinische Studien an unterschiedlichen Patientengruppen müssen zeigen, wie das dargestellte diagnostische Verfahren in bezug auf die ärztlichen Anforderungen an die Informationssicherheit (Aussagegenauigkeit) angepaßt werden kann. Dies betrifft u.a. den Grad der Diskretisierung. Des weiteren gilt es zu überprüfen, ob klinische Daten bei der Klassifikation mit berücksichtigt werden können.
Ein möglicher Ansatz zur Erweiterung der Klassifikation ist die Verwendung nichtlinearer Algorithmen und neuronaler Netze.

• Schaffung eines Kalibriernormals zur Einstellung, Funktionsprüfung und Eichung des Durchleuchtungs- und Bewertungssystems. Anhand des Normals muß die Bewertungs- und Klassifikationsgenauigkeit des zu kalibrierenden Systems überprüft werden können.

Das für die *In-vitro*-Experimente realisierte RA-Fingermodell kann hierbei als Grundlage für die Entwicklung eines Kalibriernormals genommen werden. Dabei sollten alle simulierten Strukturen aus festem Material sein und komplett für jeden klinisch definierten Zustand ein nicht trennbares Modell ergeben. Damit kann der Präparationsfehler, der sich beim RA-Fingermodell aufgrund der Forderung der separaten Einstellbarkeit der optischen Eigenschaften ergab, verringert werden.

Mit den vorgestellten Ergebnissen sind die Grundlagen für ein lichtoptisches Diagnoseverfahren gelegt worden, das dem Arzt erstmals ein einfaches, in der Routine einsetzbares Verfahren zur Charakterisierung und Identifikation von funktionellen Gewebeveränderungen im Gelenk in die Hand gibt. Die Methode besitzt als kostengünstiges, nichtinvasives Verfahren eine hohe Patientenverträglichkeit bei der Diagnostik der rheumatoiden Arthritis (RA) und bildet damit in Therapiebegleitung und -kontrolle eine echte Alternative zu konventionellen Untersuchungsverfahren wie Labor- und Röntgenuntersuchungen oder zur sehr kostenintensiven Kernspintomographie. Das Verfahren könnte ergänzend oder alternativ zu bestehenden Techniken in der Früherkennung und der Therapiebegleitung etabliert werden.

7 Zusammenfassung

Im Gegensatz zu der medizinischen Forderung einer frühzeitigen Diagnose entzündlich-rheumatischer Gelenkerkrankungen ermöglichen konventionelle diagnostische Verfahren in der Rheumatologie nur die Darstellung von weit fortgeschrittenen Prozessen. Es besteht demzufolge ein aktuelles Forschungsinteresse an der Entwicklung neuer Verfahren, deren Signal die Bewertung der frühen funktionellen Veränderungen ermöglicht. Aus diesem Grund wurde im Rahmen dieser Arbeit ein Verfahren entwickelt, das auf der Basis der Erzeugung und Bewertung von systemcharakterisierenden Streulichtverteilungen die gewebeoptischen Veränderungen bei einer entzündlich-rheumatischen Erkrankung nutzt, um eine frühzeitige Zustandsbewertung durchführen zu können.

Das frühe Stadium einer entzündlich-rheumatischen Gelenkerkrankung ist im wesentlichen durch eine aggressive Wucherung der Kapselinnenhaut und einer Eintrübung der Gelenkflüssigkeit gekennzeichnet. Durch die experimentelle Bestimmung der die Lichtausbreitung charakterisierenden Absorptions- und Streukoeffizienten der beteiligten Gewebe konnte gezeigt werden, daß eine frühe entzündlich-rheumatische Veränderung eine meßbare Abweichung der gewebeoptischen Verhältnisse im Gelenk verursacht. Es zeigt sich, daß insbesondere bei einer Wellenlänge von 650nm, der Absorptionskoeffizient sich in der Gelenkkapsel von ca. 0.16mm^{-1} auf 0.24mm^{-1} und der reduzierte Streukoeffizient von ca. 0.6mm^{-1} auf ca. 1.2mm^{-1} erhöht.

Die Charakterisierung des gesunden und im frühen Stadium erkrankten Fingergelenks erfolgt über einen systemtheoretischen Bewertungsansatz, in dem das Gelenk als optisches Übertragungssystem betrachtet wird. Bei punktförmiger Einstrahlung mit den Wellenlängen 675nm und 905nm wird der jeweilige Zustand über die in Transmission an der Hautunterseite gemessenen örtlichen Streulichtverteilung und deren Kennwerte analysiert. Die systembeschreibende örtliche Streulichtverteilung als Ausgangssignal des cw-Durchleuchtungssystems wurde anhand von Kennwerten, wie der Gesamtbestrahlungsstärke, den Verteilungsmomenten und den charakteristischen Bereichen, beschrieben. Zusätzlich wurde zur Bewertung der Aussagefähigkeit des zeitlichen Ausbreitungsverhaltens die Phasenverschiebung intensitätsmodulierter Eingangssignale unter Anwendung eines PDW-Durchleuchtungssystems untersucht.

Entscheidend bei der Durchleuchtung ist, daß direkt am Ort des Gelenkspaltes eingestrahlt wird, um den Einfluß von optischen Änderungen, die von pathologisch konstantem Knochengewebe verursacht werden, zu minimieren. Das Auffinden des optimalen Durchleuchtungsortes, der mit der Lage des Verteilungsmaximums übereinstimmt, erfolgt über einen Positionierungsalgorithmus.

Um eine diagnostische Aussage auf der Basis der Streulichtsignale durchführen zu können, wurden anhand von *In-vitro*-Untersuchungen die diagnostisch entscheidenden Kennwerte bestimmt, die mit höherer Sensitivität auf eine pathologisch bedingte optische Änderung in der Gelenkkapsel und der Gelenkflüssigkeit reagieren als auf eine nicht pathologisch bedingte optische Hautänderung. Die *In-vitro*-Experimente erfolgten an einem Fingermodell, das die optischen und geometrischen Verhältnisse von Knochen, Haut, Kapsel und Gelenkflüssigkeit für einen gesunden sowie für den erkrankten Zustand im Mittel simulieren konnte.

Im Gegensatz zu Kennwerten der örtliche Streulichtverteilung liefert die Bewertung der Phasenverschiebung des PDW-Systems keine diagnostisch extrahierbaren Informationen. Dies wird bestätigt, indem die prinzipielle Abhängigkeit der Kennwerte der Streulichtverteilung zu den optischen Eigenschaften über einen Äquivalenzvergleich des parametrischen Modells und der Lösung der Diffusionsnäherung vollzogen wurde.

Die diagnostische und therapieunterstützende Aussagefähigkeit der *in vitro* ausgewählten Kennwerte wurde quantitativ anhand von *In-vivo*-Untersuchungen am Patienten bewertet. Als Ergebnis konnte dargestellt werden, daß unter Berücksichtigung der Anforderungen des Durchleuchtungssystems die Bewertung von drei Merkmalen der Streulichtverteilung eine vom gesunden Zustand trennbare Charakterisierung des frühen Erkrankungsstadiums realisiert. Der sich bei einer Durchleuchtung mit der Wellenlänge 675nm ergebende Merkmalsvektor umfaßt die Standardabweichung, Maß für die Breite der Streulichtverteilung, die relative Skewness, Maß für deren Schiefe und den proximalen Übergangsbereich, der den Abschnitt der rumpfnahen Flanke der Streulichtverteilung bezeichnet.

Zur Diagnose von frühen entzündlich-rheumatischen Veränderungen am Fingergelenk auf der Basis von Verteilungsmerkmalen wurde eine diskrete Entscheidungsvorschrift nach Bayes formuliert. Diese berücksichtigt die quantifizierten Merkmalsvektoren der Zustände "krank" und "gesund".
Es konnte gezeigt werden, daß mit der Bestimmung und Klassifikation der zustandsabhängigen Merkmale der Streulichtverteilung eine hundertprozentige Übereinstimmung bei den untersuchten Patienten mit dem klinischen Befund erreicht wird.

Mit den vorgestellten Ergebnissen sind die Grundlagen für ein lichtoptisches Diagnoseverfahren gelegt worden, das dem Arzt auf Sicht erstmals ein einfaches, in der Routine einsetzbares Verfahren zur Charakterisierung und Identifikation einer frühen entzündlich-rheumatischen Erkrankung im Gelenk in die Hand gibt. Das Verfahren könnte ergänzend oder alternativ zu bestehenden Techniken in der Früherkennung und der Therapiebegleitung etabliert werden. Ein erfolgreicher Einsatz dieses lichtoptischen Verfahrens könnte wesentlich zu einer Reduzierung der durch die entzündlich-rheumatischen Krankheiten entstehenden volkswirtschaftlichen Schäden beitragen.

8   Literaturverzeichnis

ABRAGAM, A.:
    The principles of nuclear magnetism,
    Oxford University Press (1961)

ALFANO, R., HO, P-P., YOO, K-M.:
    Photons for prompt tumor detection,
    Phys. World 5, 37-40 (1992)

ALTUS R.E., U. MITARBEITER:
    Rheumatologische Dispensairebetreuung Entwicklungsstand der med. und sozialen Betreuung bei
    Patienten mit rheumatische Erkrankungen, Wiss. Z. Jena, Naturwiss. R. 38, 57-65 (1989)

ANDERSON-ENGELS, S., BERG, R., SVANBERG, S.:
    Time-resolved transillumination for medical diagnostics,
    Opt. Lett. 15, 1179-1181 (1990)

AMBROSE, J.:
    Computerized transverse axial scanning (tomography) - Part II. Clinical Application,
    Br. J. Radiol. 46, 1016 (1973)

ANDERSON, R.R., PARRISH, B.S., PARRISH, J.A.:
    The optics of human skin,
    J. Invest. Derm. 77 (1), 13-19 (1981)

ARONSON, R.:
    Extrapolation distance for diffusion of light,
    in: Photon Migration and Imaging in Random Media and Tissues, B. Chance, R. R. Alfano, Editors,
    Proc. SPIE. 1888, 297-305 (1993)

ARRIDGE, S.R., COPE, M., DELPY, D. T.:
    The theoretical basis for the determination of optical pathlengths in tissue: temporal and frequency
    analysis, Phys. Med. Biol 37, 26-32 (1992)

ARRIDGE, S.R.:
    The Forward and Inverse Problem in Time Resolved Infra-Red Imaging,
    in: Medical Optical Tomography-Functional Imaging and Monitoring, Eds.: G. Müller, B. Chance,
    SPIE Institute Series Vol. IS11, SPIE-Press, Washington, 35-64 (1993)

BALMER, R.:
    Mehrdimensionale lineare Systeme,
    Springer, Berlin (1989)

BARRETT, J.F.:
    The use of functionals in the analysis of non-linear physical systems,
    J. Electron. Control. 15, 567-615 (1963)

BEEK, J.:
    In vitro optical properties of mammalian tissue at 632.5nm, 790nm, 850nm, and 1064nm,
    Las. Surg. Med. (1993) (in preparation)

BENARON, D.A., STEVENSON, D.K.:
    Optical Time-of-flight and Absorbance Imaging of Biologic Media,
    Science 259, 1463-1466 (1993)

BERG, R., ANDERSON-ENGELS, S., JALMAN, O., SVANBERG, S.:
    Tumor Detection using Time-resolved Light Transillumination ,
    in: Future Trends in Biomedical Applications of Lasers, L.O. Svaasand, Editors, Proc. SPIE 1525, 59-67
    (1991)

BERG, R., JALMAN, O., SVANBERG, S.:
    Medical transillumination using short-pulsed laser diode lasers,
    Appl. Opt. 32, 574-579 (1993)

BERG, R., ANDERSSON-ENGELS, S., SVANBERG, S.:
    Time-resolved Transillumination Imaging,
    in: Medical Optical Tomography-Functional Imaging and Monitoring, Eds.: G. Müller, B. Chance,
    SPIE Institute Series Vol. IS11, SPIE-Press, Washington 397-424 (1993)

BERLIEN, H.-P., MÜLLER, G.:
Angewandte Lasermedizin, Handbuch für Praxis und Klinik,
Ecomed, Landsberg (1989)

BEUTHAN, J.:
Verfahren zur Darstellung von Adern, Adersystemen und örtlich quasistationären Flüssigkeits-
ansammlungen im Innern des menschlichen Körpers,
Patentschrift DD, Nr. 1214, 05.08.1976

BEUTHAN, J.:
Grundlagenuntersuchungen zur IRD,
Dissertation MMA (Standort Bundeswehrhochschule München) (1982)

BEUTHAN, J., MÜLLER, G.:
Infrarot-Diaphanoskopie - Renaissance einer vergessenen Methode,
Med. Tech 3(1), 13-17 (1992)

BEUTHAN, J., MÜLLER, G., NEINAß, J., PRAPAVAT, V., ROGGAN, A., MINET, O.:
Infrarot-Diaphanoskopie und Fluoreszenzdiagnostik - Lichtoptische Verfahren in der Medizin,
Lasermedizin 8 (1), 159-164 (1992)

BEUTHAN, J., MÜLLER, G., MINET, O., PRAPAVAT, V.:
IR-Diaphanoscopy in medicine
in: Medical Optical Tomography-Functional Imaging and Monitoring, Eds.: G. Müller, B. Chance,
SPIE Institute Series Vol. IS11, SPIE-Press, Washington (1993)

BEUTHAN, J., BOCHER, T., MINET, O., ROGGAN, A., SCHMITT, I., WEBER, A., MÜLLER, G.:
Investigations concerning the determination of NADH-concentration using optical biopsy,
in: Advances in Laser and Light Spectroscopy to Diagnose Cancer and other Diseases, R. R. Alfano,
Editors, Proc. SPIE 2135, 147-156 (1994)

BEUTHAN, J. MÜLLER, G.:
Optische Diffusionstomographie zur Messung optischer Gewebeparameter in der Rheumadiagnostik,
tm 63, 234-240 (1996)

BOCHER, T., BEUTHAN, J., MINET, O., SCHMITT, I., FUCHS, B., MÜLLER, G.:
Fiberoptical sampling of NADH-concentration in Guinea-pig hearts durcing ischemia,
in: Optical Biopsy and Fluorescence Spectrocopy and Imaging, R.Cubeddu, R.Marchesini, S.R.Mordon,
K. Svanberg, H.H. Rinneberg, G. Wagnières, Editors, Proc. SPIE 2324, 166-176 (1994)

BOCHER, T., BEUTHAN, J., MINET, O., NABER, R., MÜLLER, G.:
Frequency domain techniques for a 2-dimensional mapping of optical tissue properties,
in: Photon Propagation in Tissue, B. Chance, D.T. Delpy, G. Müller, Editors, Proc. SPIE 2626, 283-294
(1995)

BODAMMER, N.:
Darstellung von fluoreszenz-markierten Objekten in stark streuenden Medien,
Diplomarbeit, Institut für Physik, Freie Universität Berlin und Laser-Medizin-Zentrum gGmbH,
Berlin (1995)

BOERS, M.:
The validity of radiography as outcome measure in rheumatoid arthritis ,
J. Rheumatol. 22 , 1783-1786 (1995)

BORN, M., WOLF, E.:
Principles of Optics,
6. Auflage, Pergamon, Oxford, 1993 (erstmals erschienen 1959)

BOS, L., STERENBORG, D.:
Time resolved fluorescence of HpD using a microsecond excitation,
in: Medical Optical Tomography-Functional Imaging and Monitoring, Eds.: G. Müller, B. Chance,
SPIE Institute Series Vol. IS11, SPIE-Press, Washington, 631-642 (1993)

BORAH, B., FRANCIS, M.D., HOVANCIK, K., BOYCE, J.T., SZEVERENYI, N.M.:
A quantitative one-dimensional magnetic resonance imaging technique in Adjuvant Arthrtis: The As-
sessment of disease progression and indomethacin efficacy ,
J Rheumatol 22 , 855-862 (1995)

BRUNNER, H., STRAHM, J., HASSEL, H., STEINER, R.W.:
Optical Coherence Tomography (OCT) of human skin with a slow-scan CCD camera,
in: Photon Propagation in Tissue, B. Chance, D.T. Delpy, G. Müller, Editors, Proc. SPIE 2626, 273-282
(1995)

CASE, K.M., ZWEIFEL, P.F.:
  Linear transport theory,
  Addison & Wesley, London (1967)
CHANDRASEKAR, S:
  Stochastic Problems in Physics and Astronomy,
  Rev. Mod. Phys. 15, 1-88 (1949)
CHANDRASEKAR, S.:
  Radiative Transfer,
  Oxford University Press, London (1950)
CHANCE, B., THORELL, B.:
  Localization ad kinetics of reduced pyridine nucleotide in living cells by microfluorometry,
  J. Biol. Chem, 234, 3044-3050 (1959)
CHANCE, B., NIOKA, S., KENT, J., McCULLY, K., FOUNTAIN, M., GREENFELD, R., HOLTOM, G.:
  Time-resolved spectroscopy of hemoglobin and myoglobin in resting and ischemic muscle,
  Anal. Biochem. 174, 698-707 (1988)
CHEN, H., CHEN, Y., DILWORTH, D., LEITH, E., LOPEZ, J., VALDMANIS, J.:
  Two-dimensional imaging through diffuse media using 150-fs gated electronic holography techniques,
  Opt. Lett. 16, 487-489 (1991)
CHEONG, W.F., PRAHL, S.A., WELCH, A.J.:
  A review of the optical properties of biological tissue,
  IEEE J. Quant. El. 26 (12): 2166 - 2185 (1990)
CIACCIO, E.J., DUNN, S.M., AKAY, M.:
  Biosignal Pattern Regognition and Interpretation Systems,
  Part 2 of 4: Methods for Feature Extraktion and Selection,
  IEEE Eng. Med. Biol. 106-113 (1993)
CIACCIO, E.J., DUNN, S.M., AKAY, M.:
  Biosignal Pattern Regognition and Interpretation Systems,
  Part 3 of 4: Methods of Classifikation,
  IEEE Eng. Med. Biol., 129-135 (1994)
CORBETT, M., DALTO, S., YOUNG, A., SILMAN, A., SHIPLEY, M.:
  Factors predicting death, survival and functional outcome in a prospective study of early rheumatoid
  disease over fifteen years, Br. J. Rheumatol. 32, 717-723 (1993)
CUTLER, M.:
  Transillumination as an aid in the diagnosis of breast lesions. With special reference to its values in
  cases of bleeding nipple, Surg. Gynecol. Obstet. 48, 721-729 (1929)
CUTLER, M.:
  Transillumination of the breast,
  Ann Surg 93, 223-234 (1931)
DAVISON, B.:
  Neutron Transport Theory,
  Clarendon, Oxford (1957)
DEBOIS, M.H.W. , PAUWELS, E.K.J. , BREEDVELD, F.C.:
  New agents for scintigraphy in rheumatoid arthritis ,
  Eur J Nucl Med 22, 1339-1346 (1995)
DEVLIN, J., LILLEY, J., GOUGH, A., HUISSOON, A., HOLDER, R., REECE, R., PERCINS, P., EMERY, P.:
  Clinical associations of dual-energy X-ray absorptiometry measurement of hand bone mass in rheuma
  toid Arthritis, British Journal of Rheumatology 35, 1256-1262 (1996)
DÖRSCHEL, K., MESSER, B., MINET, O., MÜLLER, G.:
  High resolution coherent tomography,
  in: Medical Optical Tomography, G. Müller, B. Chance, Editors, SPIE IS11, 348-354 (1993)
DUDERSTADT, J.J., HAMILTON, L.J.:
  Nuclear Reactor Analysis,
  Wiley, New York (1976)
DUNCAN, M.D., MAHON, R., TANKERSLEY, REINTJES, L.L.:
  Time-gated imaging through scattering media using stimulated Raman amplification,
  Opt. Lett. 16, 1868-1870 (1991)

EASON, G., VEITCH, R., NISBET, R., TURNBULL, F.:
   The theory of backscattering of light in blood,
   J. Phys. D 11, 1463-1479 (1978)
EICHLER, J., KNOF, J., LENZ, H.:
   Measurement on depth penetration of light (0.35-1.0µm) in tissue,
   Rad. Environ. Biophys. 14, 239-242 (1977)
EGGERMONT, J.J.:
   Wiener and Volterra analysis applied to the auditory system,
   Hear. Res. 66, 177-201 (1993)
ERNST, H.:
   Einführung in die digitale Bildverarbeitung,
   Francis, München (1991)
FARELL, T.J., PATTERSON, M.S., WILSON, B.:
   A diffusion theory model of spatially resolved steady state diffuse reflectance for the noninvasive deter
   mination of tissue optical properties, Med. Phys. 19(4), 879-888 (1992)
FERRARI, M., DE BLASI, R.A., ZACCANTI, G.:
   Quantitative Measurements of skeletal muscle oxygenation by combined near infrared time resolved and
   unresolved spectroscopy,
   in: Medical Optical Tomography-Functional Imaging and Monitoring, Eds.: G. Müller, B. Chance,
   SPIE Institute Series Vol. IS11, SPIE-Press, Washington, 576-588 (1993)
FIOCCO, U., COZZI, L., RUBATELLI, L., RIGON, C., DECANDIA, A., TREGNAGHI, A., GALLO, C., FAVARO, M.A.,
CHIECO-BIANCHI, F., BALDOVIN, M., TODESCO, S.:
   Long-term sonographic follow-up of rheumatoid and psoriatic proliferative knee joint synovitis,
   Brit. J. Rheumatol 35, 155-163 (1996)
FISHKIN, J., GRATTON, E., VANDEVEN, M.J., MANTULIN, W.W.:
   Diffusion of Intensity Modulated Near-Infrared Light in Turbid Media,
   in: Time-Resolved Spectroscopy and Imaging in Tissue, B. Chance, Editor, Proc. SPIE 1431, 122-135
   (1991)
FLOCK, S.T., PATTERSON, M.S., WILSON, B.C., WYMAN, D.R.:
   Monte Carlo modelinmg of light propagation in highly scattering tissue 1: Model prediction and com
   parison with diffusion theory, IEEE Trans. Bio. Eng. 36 (12), 1162-1173 (1989)
FLOCK, S.T., JAQUES, S.L.; WILSON, B.C., STAR, W.M., VAN GEMERT, M. J.:
   Optical properties of Intralipid: A phantom medium for light propagation studies.
   Las. Surg. Med. 12, 510-519 (1992)
FREEMOUNT, A., DENTON, J., CHUCK, A., DAVIES, M.:
   Diagnostic value of synovial fluid microscopy: a reassessment and rationalisation.
   Ann. Rheumatic Diseases 50, 101-107 (1991)
FREYER, R., HAMPEL, U., FOREJTEK, M., LUU, C.T.:
   Detection of local inhomogeneities in scattering media using tomographic reconstruction techniques,
   in: Photon Propagation in Tissue, B. Chance, D.T.Delpy, G. Müller, Editors, Proc. SPIE 2626, 316-327
   (1995)
FRICK, H.; LEONHARDT, H.; STRACK, D.:
   Allgemeine Anatomie, Spezielle Anatomie I.,
   Thieme, Stuttgart (1987)
FUJIMOTO, J.G., DE SILVESTRI, S., IPPEN, E.P.:
   Femtosecond optical ranging in biological systems,
   Opt. Lett. 11, 150-152 (1983)
FUKUNAGE, K:
   Introduction to statistical Pattern recognition,
   Academic Press, New York, London (1972)
GABRIEL, S.E., CROWSON, C.S., CAMPION, M.E., O'FOLLON, W.M.:
   Indirect and nonmedical costs among People with rheumatoid arthritis and osteoarthritis compared with
   nonarthritic controls, J. Rheumatol 24, 43-48 (1997)
GANS, R.:
   Ann. Physik 76, 29 (1925)

GORDON, D.A., HASTINGS, D.E.:
  Rheumatoid arthritis. Clinical features: Early, progression and late disease,
  in: Rheumatology, Klippel, J.H., Dieppe, P.A., Editors, Mosby-Year Book Europe Ltd, London (1994)
GOTTSCHALK, W.:
  Ein Meßverfahren zur Bestimmung der optischen Parameter biologischer Gewebe in vitro.
  Dissertation 93 HA 8984, Universität Fredídericana Karlsruhe (1992)
GRAAFF, R., AARNOUDSE, F., DE MUL, F.F.M, JENTINK, H.W.:
  Light propagation parameters for anisotropically scattering media based on a rigorous solution of the
  transport equation, Appl. Opt. 28 (12), 2273-2279 (1989)
GRAAFF, R., KOELINK, M.H., DE MUL, F.F.M, ZIJLSTRA, W.G., DASSEL, A.C.N., AARNOUDSE, J.G:
  Condensed Monte-Carlo simulations applied to reflectance pulseoximetry;
  in: Photon Migration and Imaging in Random Media and Tissues, B. Chance, R.R. Alfano, Editors,
  Proc. SPIE 1888, 201-212 (1993)
GRÄFENSTEIN,K.:
  Klinische Rheumatologie,
  2. Auflage, Ecomed, Berlin, Landsberg (1994)
GREILING, H., KLEESIEK, K., STUHLSATZ, H.W.:
  Zur klinischen Biochemie der Synovialflüssigkeit,
  Thieme, Stuttgart (1979)
GROSENICK, D., WABNITZ, H. , RINNEBERG, H.:
  Contrast and spatial resolution of time-resolved transillumination images,
  in: Photon Propagation in Tissue, B. Chance, D.T. Delpy, G.J. Müller, Editors, Proc. SPIE 2626,
  206-217 (1995)
GROTHUES-SPORK, M.:
  Arthroskopische Laseranwendung,
  Laser-Medizin-Zentrum gGmbH, Abschlußbericht, DFG-Gr 991/1-1, 82 (1990)
GOLDSTEIN, J.L.:
  Auditory nonlinearity,
  J. Acoust. Soc. Am. 41, 676-689 (1967)
HAMERMAN, D., SCHUSTER, H.:
  Hyaluronate in normal human fluid,
  Journal of Clinical Invest.37, 57,(1958)
HARDY, J.D., HAMMEL, H.T., MURGATROYD, D.:
  Spectral transmission,
  J. Appl. Physiol. 9, 257-264 (1956)
HARRIS, E.D.:
  Rheumatoid arthritis. Pathophysiology and implications for therapy,
  New Eng. J. Med. 322, 1277-1289 (1990)
HARTEN, H.-U.:
  Statistik für Mediziner,
  VCH, Weinheim (1993)
HASKELL, R.C., SVAASAND, L.O., TSAY, T.-T., FENG, T.-C., MCADAMS, M.S., TROMBERG, B.J.:
  Boundary conditions for the diffusion equation in radiative transfer,
  J. Opt. Soc. Am. A (11) 10, 2727-2741 (1994)
HEBDEN, J.C., KRUGER, R.A.:
  Transillumination imaging perfomance: A time-of-flight imaging system,
  Med. Phy. 17 (3), 351-356 (1990)
HEBDEN, J.C., KRUGER, R.A., WONG, K.S.:
  Time-resolved imaging trough a highly scattering medium,
  Appl. Opt. 30, 788-794 (1991)
HEBDEN, J.C.:
  Time-resolved imaging of opaque and transparent spheres embedded in a highly scattering medium,
  Appl. Opt. 32, 3837-3841 (1993)
HEINZERLING, J.:
  Technische Fortschritte in der NMR-Tomographie,
  Röntgenstrahlen 49, 34 (1983)

HELFMANN, J., SCHÜTZ, R.:
Signalgewinnung aus streuenden Medien - Darstellung von Blut- und Lymphgefäßen bei Tumorpatienten mit NIR-Fluoreszenzdiagnostik,
1. Zwischenbericht, BMBF FKZ13N6310, Laser-Medizin-Zentrum gGmbH Berlin (1995)

HELFMANN, J., SCHÜTZ, R., MÜLLER, G.:
Scanning photon denstity angiography of superficial vessels,
in: Optical and Imaging Techniques for Biomonitoring II, H.-J. Foth, R. Marchesini, H. Podbielska, Editors, Proc. SPIE 2927, 45-54 (1996)

HEMENGER, R.P.:
Optical properties of turbid Media with specularly reflecting boundaries,
Appl. Opt. 16, 2007-2012 (1977)

HENYEY, L.G., GREENSTEIN, J.L.:
Diffuse radiation in the galaxy,
Astropysical J. 93, 70-83 (1941)

HERMANN, E.; MÜLLER, W.:
Die Bedcutung von Interleukin-1 und verwandter Monokine in der Pathogenese der chronischen Polyarthritis, Z. Rheumatologie 44, 207-2121 (1985)

HETTENKOFER, H.-J.:
Rheumatologie: Diagnostik - Klinik - Therapie,
2. Aufl., Thieme, Stuttgart (1989)

HEUSER, H.:
Gewöhnliche Differentialgleichungen,
Stuttgart: Teubner (1989)

HOUNSFIELD, G.N.:
Computerized transverse axial scanning (tomography) - Part I. Description of the System.
Br J Radiol 46, 1016-1051 (1973)

ISHIMARU, A.:
Wave Propagation and Scattering in Random Media. Vol. 1: Single scattering and transport theory,
Academic Press, NewYork (1978)

ISHIMARU, A.:
Wave Propagation and Scattering in Random Media. Vol. 2: Multiple scattering, turbulence, rough surfaces, and remote sensing, Academic Press, New York (1978)

IZATT, J.A., HEE, M.R., HUANG, D., FUJIMOTO, J.G., SWANSON, E.A., LIN, C.P., SCHUMANN, J., PULIAFITO, C.:
Optical Coherence Tomography for medical Diagnostics,
in: Medical Optical Tomography-Functional Imaging and Monitoring, Eds.: G. Müller, B. Chance, SPIE Institute Series Vol. IS11, SPIE-Press, Washington, 450-473 (1993)

JAIN, A.K.:
Fundamentals of Digital Image Processing,
Prentice-Hall, Inc., New Jersey (1985)

JACQUES, S.L., ALTER, C.A., PRAHL, S.A.:
Angular Dependence of HeNe Laser Light Scattering by Human Dermis;
Lasers in the Life Sciences 1(4), 309-333 (1987)

JACQUES, S.L:
Unpublished data (1993)

JAMAR, F., MANICOURT, D.-H., LENERS, N., VANDEN BERGHE, M., BECKERS, C.H.:
Evaluation of disease activity in rheumatoid arthritis and other arthritides using [99m]Technetium labeled nonspecific human Immunoglobulin, J Rheumatol 22 , 850-854 (1995)

JEVTIC, V., WATT, I., ROZMAN, B., KOS-GOLJA, M., DEMSAR, F., JARH, O.:
Distinctive radiological features of small hand joints in rheumatoid arthritis and seronegative spodyloarthritis demonstrated by contrast-enhanced (Gd-DTPA) magnetic resonance imaging ,
Skeletal Radiology 24, 351-355 (1995)

KALTENBACH, J., KASCHKE, M.:
Frequency- and Time-domain Modelling of Light Transport in Random Media,
in: Medical Optical Tomography-Functional Imaging and Monitoring, Eds.: G. Müller, B. Chance, SPIE Institute Series Vol. IS11, SPIE-Press, Washington, 65-86 (1993)

KASCHKE, M., JESS, H., GAIDA, G., KALTENBACH, J.M., WROBEL, W.:
    Transillumination Imaging of tissue by Phase Modulation Techniques,
    in: Advances in Optical Imaging and Photon Migration, Edt. R.R. Alfano, Proc. OSA 21, 88-92 (1994)
KEIJZER, M., STAR, W.M., STORCHI, P.R.M.:
    Optical diffusion in layered media,
    Appl. Opt. 27, 1820 (1988)
KERKER, M.:
    Scattering of light and other electromagnetic radiations,
    Academic Press, New York (1969)
KIM, D.O., MOLNAR, C.E., PFEIFFER, R.R.:
    A system of non-linear differerntial equations modeling basilar-membrane motion,
    J. Acoust. Soc. Am. 54, 1517-1529 (1973)
KLINKENBECK, K., SCHÜTZ, O.A., OPPELT, A.:
    Mammographie mit Licht - Möglichkeiten und Grenzen,
    Akt. Radiol. 5, 115 - 119 (1995)
KLOSE, A., PRAPAVAT, V., MINET, O., BEUTHAN, J., MÜLLER, G.:
    Investigations of RA-Diagnostics applying Optical Tomography in Frequency Domain,
    in: Optical and Imaging Techniques for Biomonitoring, H.-J. Foth, R. Marchesini, H. Podbielska,
    Editors, Proc. SPIE (1997) (eingereicht)
KORENBERG, M.J., HUNTER, I.W.:
    The Identification of Nonlinear Biological Systems: Wiener Kernel Approach,
    Ann. Bio. Eng. 18, 629-654 (1990)
KRAUSE, W., SOLDNER, R.:
    Ultraschallbildverfahren (B-Scan) mit hoher Bildfrequenz für medizinsche Diagnostik,
    electromedica 35, 4, 8-11 (1967)
KRESTEL, E. (HRSG.):
    Bildgebende Systeme für die medizinische Diagnostik,
    2. Aufl., Siemens AG [Abt. Verl.], Berlin (1988)
KUBELKA, P., MUNK, F.:
    Ein Beitrag zur Optik der Farbanstriche,
    Z. Tech. Physik. 12, 593-601 (1931)
KUBELKA, P.:
    New contributions to the optics of intensely light-scattering materials 1,
    J. Opt. Soc. Am. 38 (5), 448 (1948)
KÜPFMÜLLER, K.:
    Über Beziehungen zwischen Frequenzcharakteristik und Ausgleichsvorgängen in linrearen Systemen,
    E.N.T. 5, 18-32 (1928)
KÜPFMÜLLER, K.:
    Über Beziehungen die Dynamik der selbsttätigen Verstärkungsregler,
    E.N.T. 5, 456-467 (1928)
KÜPFMÜLLER, K.:
    Die Systemtheorie der elektrischen Nachrichtentechnik,
    Hinzel, Stuttgart (1949)
LEDLEY, R.S., DI CHIRO, G., LUESSENHOP, A.J., TWIGG H.L.:
    Computerized transaxial x-ray tomography of human body,
    Science, 186, 207-212 (1974)
LEHTINNEN, A., PAIMELA, L., KREULA, J., LEIRISALO-REPRO, M., TAAVITSAINEN, M.:
    Painful ankle region in rheumatoid arthritis - Analysis of soft-tissue changes with ultrasonography and
    MR imaging , Acta Radiologica 37, 572-577 (1996)   .
LEITCH, R., WALKER, E., HILLARD, A.E.:
    The rheumatoid knee before and after arthrocentesis and prednisolone injection: Evaluation by Gd-
    enhanced MRI, Clin. Rheumatology 15 (4), 358-366 (1996)
LEISTNER, K., ALTUS, R.E., WESSEL, G.:
    Klassifikation rheumatischer Erkrankungen,
    Z. gesamte Inn. Med. 45, 744-745 (1990)

LINNARZ, M., HOPF, J.U.G., BEUTHAN, J., PRAPAVAT, V.:
  A-Scan-Sonographie versus Infrarot-Diaphanoskopie (IRD) - Evaluierung einer klinischen Unter-
  suchungsmethode, Arch. Oto-Rhino-Laryngol., Suppl. II (im Druck)
LINNARZ, M., HOPF, J.U.G., BEUTHAN, J., PRAPAVAT, V.:
  Infrarot-Diaphanoskopie: Renaissance einer Diagnostik-Methode,
  HNO 3, 113-119 (1995)
LOGVINENKO, A.D.:
  Nonlinear analysis of spatial vision using first-and-second-order Volterra transfer function measure-
  ment, Vision Research, 30, 2031-2057 (1990)
LOHNES, H.:
  Das ABC des Rheumatismus,
  Alma-Mater, Konstanz (1967)
LÜCKE, H.D.:
  Signalübertragung,
  4.Auflage, Springer, Berlin (1990)
LUND, P.D., HEIKAL, A., MARICIC, M.J., KRUPINSKI, E.A., WILLIAMS, C.S.:
  Ultrasonographic imaging of the hand and wrist in rheumatoid arthritis,
  Skeletal Radiol 24 , 591-596 (1995)
LUTZ, H.:
  Taschenbuch der Regelungstechnik,
  Deutsch, Frankfurt (1995)
MACMUNN, C.A.:
  The Spectroscope in Medicine,
  Churchill, London (1880)
MACMUNN, C.A.:
  Spectrum Analysis Applied to Biology ad Medicine,
  Longmans Green & Co., London (1914)
MADSON, S.J., WEISS, P., SVAASAND, L.O., HASKELL, R.C., TADIR, Y., TROMBERG, B.J.:
  Determination of the optical Properties of the human uterus using frequency-domain photon migration
  and steady-state techniques, Phys. Med. Biol. 39, 1191-1202 (1994)
MAMMARELIS, P.Z., MAMMARELIS, V.Z.:
  Analysis of physiological systems: the white noise approach,
  Plenum Press, New York (1978)
MANS, J.:
  Erfassung und Bewertung von Streulichtverteilungen nach cw-Transillumination von Interphalangealge-
  lenken, Studienarbeit, Institut für Biomedizinische Technik und Feinwerktechnik, Technische
  Universität Berlin und Institut für Medizinische/Technische Physik und Lasermedizin,
  Universitätsklinikum Benjamin Franklin, Freie Universität Berlin (1995)
MANS, J.:
  Konzept, Entwurf und Funktionsmuster eines tragbaren cw-Durchleuchtungsgerätes zur Erfassung loka-
  ler Streulichtverteilungen am Fingergelenk, Diplomarbeit, Institut für Biomedizinische Technik und
  Feinwerktechnik, Technische Universität Berlin und Institut für Medizinische/Technische Physik und
  Lasermedizin, Universitätsklinikum Benjamin Franklin, Freie Universität Berlin (1996)
MARKO, H.:
  Die Systemtheorie der homogenen Schichten,
  Kybernetik 5, 221-240 (1969)
MARKO, H.:
  Methoden der Systemtheorie,
  Springer, Berlin (1977)
MARKO, H.:
  Systemtheorie: Methoden und Anwendung für ein- und mehrdimensionaler Systeme,
  3. Auflage, Springer, Berlin (1995)
MARTIN, J.L., LECARPENTIER, Y., ANTONETTI, A., GRILLON, G.:
  Picosecond laser stereometry light scattering measurements on biological material,
  Med Biol Eng Comp 18, 250-252 (1980)

MASTERS, B.R.:
  Functional imaging of cells and tissues: NAD(P)H and Flavoprotein redox imaging,
  in: Medical Optical Tomography-Functional Imaging and Monitoring, Eds.: G. Müller, B. Chance,
  SPIE Institute Series Vol. IS11, SPIE-Press, Washington, 555-576 (1993)
MATHIES, H.:
  Rheuma - Ein Lehrbuch für den Patienten.
  3. Auflage, Ärztliche Ratschläge (1978)
MENNIGER, H., LAMBUSCH, M., MOHR, W., WESSINGHAGE, D.:
  Immunkomplexe: Mediatoren für die Bildung von entzündlichem Granulationsgewebe?
  Z. Rheumatologie 42, 7-15 (1983)
MESECKE-V.RHEINBABEN, I.:
  Untersuchungen zur klinisch-methodischen Relevanz der endoskopischen Infrarot-Diaphanoskopie als
  Orientierungshilfe bei der endonasalen Nasennebenhöhlenchirurgie, Studienarbeit, Institut für Bio-
  medizinische Technik und Feinwerktechnik, Technische Universität Berlin und Laser-Medizin-Zentrum
  gGmbH (1994)
METROPOLIS, N., ULAM, N.:
  The Monte Carlo method,
  J. Am. Stat. Asc. 44 : 335-341 (1949)
MIE, G.:
  Pioneering mathematical description of scattering by spheres,
  Ann. Physik 25: 337 (1908)
MINET, O.:
  unpublished data (1991)
MINET, O.:
  Auswertung von Meßdaten zur Bestimmung optischer Parameter durch inverse Monte-Carlo-
  Simulation, in: Festschrift 1985-1995 Laser-Medizin-Zentrum gGmbH, Ecomed, Berlin, Landsberg
  (1995)
MODEL, R., ORLT, M., WALZEL, M.:
  Mathematische Behandlung der Streulichttomographie von dicken Gewebeschichten und Phantomen,
  1. Zwischenbericht BMBF FKZ13N6307, Physikalisch-Technische Bundesanstalt Berlin-Friedrichhagen
  (1995a)
MODEL, R., HÜNLICH, R.:
  Parameter Sensitivity in Near Infrared Imaging,
  in: Photon Propagation in Tissue, B. Chance, D.T. Delpy, G. Müller, Editors, Proc. SPIE 2626, 56-65
  (1995b)
MULHERRIN, D., FITZGERALD, O., BRESNIHAN, B.:
  Clinical improvement and radiological deterioration in rheumatoid arthritis: Evidence that the patho
  genesis of synovial inflammation and articular erosion may differ,
  British Journal of Rheumatology 35, 1263-1268 (1996)
MÜLLER, G., CHANCE, B. (Hrsg.):
  Medical Optical Tomography-Functional Imaging and Monitoring,
  SPIE Institute Series Vol. IS11, SPIE-Press, Washington (1993)
MÜLLER, G., ROGGAN, A. (Hrsg.):
  Laser-induced interstitial thermotherapy,
  SPIE Institute Series Vol. IS13, SPIE-Press, Bellingham (1995)
NABER, R.-D.:
  Beiträge zur Entwicklung eines klinischen Erprobungsmusters zur Diaphanoskopie,
  Diplomarbeit, Fachhochschule Konstanz, Carl Zeiss Oberkochen (1994)
NETTER, F. (Bearb.):
  The Ciba Collection of Medical Illustrations: Musculoskeletal System Part I, Anatomy, Physiology and
  Metabolic Disorders, CIBA-Geigy Cooperation, Summit (1987)
NEWMAN, J.S., LAING, T.J., MC CARTHY, C.J., ADLER, R.S.:
  Power Doppler Sonography of Synovitis: Assessment of Therapeutic Response -- Preliminary
  Observations, Radiology 198 , 582-584 (1996)
OHLSON, B., GUNDERSON, J., NILSON, D.M.:
  Diaphanography: a method for evaluation of the breast,
  World J. Surg. 4, 701-706 (1980)

OSTERGAARD, M., HANSEN, M., STOLTENBERG, M., LORENZEN, I.:
Quantitative assessment of the synovial membrane in the rheumatoid wrist : an easily obtained MRI score reflects the synovial volume, British Journal of Rheumatology 35, 965-971 (1996)

PAHL, G.:
Konstruktionslehre: Methoden und Anwendung,
3.Auflage, Springer, Berlin (1993)

PAPAIOANNOU, D.G., COLAK, S.B., HOOFT, G.W.'T:
Resolution and Sensitivity Limits of Optical Imaging in Highly Scattering Media,
in: Photon Propagation in Tissue, B. Chance, D.T. Delpy, G. Müller, Editors, Proc. SPIE 2626, 218-227 (1995)

PAPOULIS, A:
Propability, Random Variables and Stochastic Processes,
McGraw Hill, New York (1965)

PATTERSON, M.S., CHANCE, B., WILSON, B.C.:
Time resolved reflectance and transmittance for the non-invasive measurement of tissue optical proper-ties, Appl. Opt. 28, 2331-2336 (1989)

PATTERSON, M.S., WILSON, B.C., WYMAN, D.R.:
The propagation of optical radiation in tissue I. Models of radiation transport and their application,
Las. Med. Sci, 6, 155-168 (1991)

PATTERSON, M.S., POGUE, B.W., WILSON, B.C.:
Computer simulation and experimental studies of optical imaging with photon density waves,
in: Medical Optical Tomography-Functional Imaging and Monitoring, Eds.: G. Müller, B. Chance, SPIE Institute Series Vol. IS11, SPIE-Press, Washington, 513-533 (1993)

PEAKE, W.T., ROSOKOWSI, J.J., LYNCH, T.J.:
Middle ear transmission: acoustic versus ossiculacoupling in cat and human,
Hear. Res. 57, 245-268 (1992)

PFISTER, S., HAUKE, G., PETRE, H.:
Synovialanalyse,
Akt. Rheumatologie 14, 51 (1989)

PLENERT, W., HEINE W.:
Normalwerte.
6. Auflage, Karger, Basel/München (1979)

PIERRE-JEROME, C., BEKKELUND, S.I., MELLGREN, S.I., TORBERGSEN, T. HUSBY, G., NORDSTRØM, R.:
The rheumatoid wrist: Bilateral MR analysis of the distribution of rheumatoid lesions in axial plan in a female population, Clin rheumatology 16, 80-86 (1997)

PRAHL, S.A.:
Light transport in tissue.
PhD thesis. University of Texas, Austin (1988)

PRAPAVAT, V., BEUTHAN, J., LINNARZ, M., MINET, O., HOPF, J.U.G., MÜLLER, G.J.:
Infrared diaphanoscopy in medicine,
in: Optical Biopsy, R. Cubeddu, S. Svanberg, H. van den Berg, Editors, Proc. SPIE 2081, 154-167, (1994)

PRAPAVAT, V., LINNARZ, M., HOPF, J.U.G., BEUTHAN, J.:
Endoscopic Infrared diaphanoscopy,
in: Infrared Fibers, Katzir, A., Editor, Proc. SPIE, 2131, 154-167 (1994)

PRAPAVAT, V., SCHÜTZ, R., ROGGAN, A., NABER, R., BEUTHAN, J., MÜLLER, G.:
Investigation on the feasibility of NIR-transillumination techniques for detection of interstitially coagula ted tissue, in: Laser-induced Interstitial Thermotherapy, Edt.: G. Müller, A. Roggan, SPIE Institute Series Vol. IS13, SPIE-Press, Bellingham, 516-529 (1995)

REIM, M.:
Augenheilkunde,
4.Aufl., Enke, Stuttgart, 125 (1993)

RAMM, B.:
Biomathematik und medizinische Statistik,
3.Auflage, Enke, Stuttgart (1987)

RASPE, H. H.:
  Deskriptive Epidemiologie - rheumatische Erkrankungen,
  in: Basler/ Rehfisch/ Zink (Hrsg.) Psychologie in der Rheumatologie, Springer, Berlin (1992)
RAUCHFUSS, A.:
  Komplikationen der endonasalen Chirurgie der Nasennebenhöhlen,
  HNO 38, 309-316 (1990)
REUTHER, G.:
  MRT der Hand,
  in: Aktuelle Gelenkdiagnostik, M. Reiser, M. Nägele (Hrsg.), Stuttgart, New York, Thieme (1992)
REYNOLDS, L., JOHNSON, C., ISHIMARU, A.:
  Diffuse reflectance from a finite blood medium: applications to the modelling of fiber optic catheters,
  Appl. Opt. 15, 2059-2067 (1976)
RINNEBERG, H.:
  Grundlegende Untersuchungen der optischen Tomographie an dicken Gewebeschichten unter Ver-
  wendung von Phantomen, 1. Zwischenbericht BMBF FKZ13N6305, Physikalisch-Technische
  Bundesanstalt Berlin (1995)
ROENTGEN, W.C.:
  Über eine neue Art von Strahlen,
  Sitzungsber. phys.-med.-Ges. Würzburg, 137 (1895)
ROGGAN, A., ALBRECHT, H, MÜLLER, G.:
  Dosimetrie; Forschungsbericht 13 N 5815 BMFT, Laser-Medizin-Zentrum gGmbH, Berlin (1993)
ROGGAN, A., MINET, O., SCHROEDER, C., MÜLLER, G.:
  Measurements of optical tissue properties using integrating sphere technique
  in: Medical Optical Tomography-Functional Imaging and Monitoring, Eds.: G. Müller, B. Chance,
  SPIE Institute Series Vol. IS11, SPIE-Press, Washington, 149-166 (1993)
ROGGAN, A., ALBRECHT, H.J., DÖRSCHEL, K., MINET, O., MÜLLER, G.:
  Experimental set-up and Monte-Carlo model for the determination of optical tissue properties in the
  wave length range 330-1100nm, in: Laser Interaction with Hard and Soft Tissue II, Proc. SPIE 2323,
  21-36 (1995)
ROGGAN, A., DÖRSCHEL, K., MINET, O., WOLFF, D., MÜLLER, G ·
  The optical properties of biological tissue in the near infrared wavelength range - review and measure-
  ments, in: Laser-induced: Interstitial Thermotherapy, Eds: G. Müller, A. Roggan, SPIE Institute Series
  Vol. IS13, SPIE-Press, Bellingham, 10-44 (1995)
ROGGAN, A.:
  Dosimetrie thermischer Laseranwendungen in der Medizin: Untersuchung der optischen Eigenschaften
  und physikalisch-mathematischen Modellentwicklung, Dissertationsschrift, Technische Universität
  Berlin und Laser- und Medizin-Technologie Berlin gGmbH (1997) (Promotionsverfahren eingeleitet)
RUNGE, W.:
  Entwicklung eines In-vitro-Versuchmodells zur Transillumination von Interphalangealgelenken,
  Studienarbeit am Institut für Feinwerktechnik und Biomedizinische Technik, Technische Universität
  Berlin (1995)
SACHS, L.:
  Angewandte Statistik: Anwendung statistischer Methoden,
  7. Auflage, Berlin, Springer (1992)
SATTLER, H. :
  Zur aktuellen Bedeutung der Arthrosonographie in der Diagnostik von rheumatischen Erkrankungen,
  Ultraschall in Med. 15,168-173(1994)
SATTLER, H, HARLAND, U.:
  Arthrosonographie,
  Berlin, Springer (1988)
SCHIEBLER, T.H. :
  Anatomie des Menschens,
  4. Auflage, Springer, Berlin/New York (1987)
SCHLITT, H.:
  Systemtheorie für stochastische Prozesse,
  Springer, Berlin (1992)

SCHROEDER, C.:
:   Untersuchung des Absorptions- und Streuverhaltens von Modellsubstanzen für biologische Materialien,
    Diplomarbeit, Institut für Physik, Freie Universität Berlin und Laser-Medizin-Zentrum gGmbH, Berlin
    (1991)
SCHUMACHER, H.R., JR.:
:   Synovial fluid analysis and synovial biopsy,
    Textbook of Rheumatology, Philadelphia, 621 (1989)
SCHWARTZ, J.A., JAQUES, S.L., VANGSNESS JR., C.T.:
:   Optical properties of human meniscus,
    in: 13th Ann. Mtg. Amer. Soc. Las. Med. Surg. (1993)
SELL, S., ZACHER, J., KÜSSWETTER, W.:
:   Sonographische Untersuchung der Hand bei Patienten mit entzündlich-rheumatischen Gelenker
    krankungen - sinnvolle Ergänzung des Untersuchungsganges oder diagnostische Spielerei?,
    Akt. Rheumatol. 17, 5-10 (1992)
SELLICK, P.M., PATUZZI, R., JOHNSTONE, B.M.:
:   Measurement of basilar membrane motion in the guinea pig using the Mössbauer technique,
    J. Acoust. Soc. Am. 72, 131-141 (1982)
SEVICK, E.M., BURCH, C.L., FRISOLI, J.K., JOHNSOSN, M.L., NOWACZYK, K., SZMACINSKI, H., LAKOWICZ:
:   The physical basis of biomedical optical imaging using time-dependent measurements of photon migra-
    tion in the frequency domain,
    in: Medical Optical Tomography-Functional Imaging and Monitoring, Eds.: G. Müller, B. Chance,
    SPIE Institute Series Vol. IS11, SPIE-Press, Washington, 485-512 (1993)
SHARP, J.T., WOLFE, F., MITCHELL, D.M., BLOCH, D.A.:
:   The progresion of erosion and joint space narrowing scoring in rheumatoid arthritis during the first
    twenty-five years of disease, Br. J. Rheumatol. 27 (suppl. 1), 21-36 (1991)
SHARP, J.T.:
:   Assessment of radiographic abnormalities in rheumatoid arthritis : What have we accomplished and
    where should we go from here ?,
    J. Rheumatol 22, 1787-1791 (1995)
SIEGMETH, W., EBERT, R.:
:   Organmanifestationen und Komplikationen bei der chronischen Polyarthritis,
    Documenta Geigy, Basel (1978)
SPEARS, K.G., SERAFIN, J., ABRAMSON, N.H., ZHU, X., BJELKHAGEN, H.:
:   Chrono-coherent imaging for medicine,
    IEEE Trans. Biomed. Eng. 36, 1210-1221 (1989)
SPINRAD, R.W., YENTSCH, C.M.:
:   Observations on intra- and interspecific single cell optical variability of marine phytoplancton,
    Appl. Opt. 26: 357 - 362 (1987)
STAR, W., MARIJNISSEN, J.P.A., VAN GEMERT, M.J.C.:
:   Light dosimetry in optical pahntoms and in tissue: I. Multiple flux and transport theory,
    Phys. Med. Biol. 33 (4), 437-454 (1988)
STAUBESAND, J.:
:   Lehrbuch der Anatomie des Menschens. Band 1,
    Urban&Schwarzenberg, München (1980)
STEINBROCKER, O., TRAEGER, C.H., BATERMANN, R.C.:
:   Therapeutic criteria in rheumatoid arthritis,
    J. Amer, med. Ass. 140 (8), 659 (1949)
STONE, N., BARR, H., AHMAD, R.:
:   Optical measurements on human synovial fluid and its relavance to pathology,
    in: Optical and Imaging Techniques for Biomonitoring II, H.-J. Foth, R. Marchesini, H. Podbielska,
    Editors, Proc. SPIE 2927, 78-89 (1996)
STREJC, V.:
:   Auswertung der dynamischen Eigenschaften von Regelstrecken bei gemessenen Ein- und Ausgangssig-
    nalen allgemeiner Art, msr 3, H.1, 7-11 (1960)
STROBEL, H.:
:   Experimentelle Systemanalyse,
    Akademie, Berlin (1975)

SUKOWSKI, U., SCHUBERT, F., GROSENICK, D., RINNEBERG, H.:
  Diffusely scattering phantoms for optical tomography,
  in: Photon Propagation in Tissue, B. Chance, D.T. Delpy, G.J. Müller, Editors, Proc. SPIE 2626,
  92-102 (1995)
TERRIER, F., HRICAK, H., REVEL, D.:
  MRI and spectroscopy of the perarticular inflammatory soft-tissue changes in experimental arthritis of
  the rat, Invest. Radiol 20, 813-823 (1985)
THEWS, G., MUTSCHLER, E., VAUPEL, P.:
  Anatomie Physiologie und Pathophysiologie des Menschen.
  4. Auflage, WissenschaftlicheVerlagsgesellschaft, Stuttgart (1991)
TITTEL, K.:
  Beschreibende und funktionelle Anatomie des Menschen,
  11. Auflage, Gustav Fischer, Stuttgart (1990)
TOIDA, M., ICHIMARU, T., INABA, H.:
  The first demonstration of laser computed tomography achieved by coherent detection imaging method
  for biomedical applications,
  IEICE Trans. E74, 1692-1694 (1991)
TUCHIN, V.V.:
  Light interaction with biological tissues,
  in: Static and Dynamic Light Scattering in Medicine and Biology, R.J. Nossal, R. Pacora,
  A.V. Priezzhev, Editors, Proc. SPIE 1884, 234-271 (1993)
TUCHIN, V.V. (Hrsg.):
  Selected papers on tissue optics: application in medical diagnostics and therapy,
  SPIE MS 102 (1994).
UNBEHAUEN, R.:
  Systemtheorie.
  6. Auflage, Oldenbourg, München (1993)
VAN DE HULST, H.C.:
  Light Scattering by Small Particels,
  Dover, New York (1981) (erstmals erschienen, bei J. Wiley & Sons, New York (1957)
VAN GEMERT, M.J.C., VERDAASDONK, R., STASSEN, E.G., SCHETS, G.A.M., GIJSBERS, G.H.M., BONNIER, J.J.:
  Optical properties of human blood vessels wall ad plaque,
  Las Surg Med, 5, 235-237 (1985)
VAN GEMERT, M.J., WELCH, A.J., STAR, W.M.:
  Tissue Optics for Slab Geometry in the diffusion approximation,
  Las. Med. Sci. 1, 1-18 (1988a)
VAN GEMERT, M.J., JACQUES, S.L., STERENBORG, H.J.C.M., STAR, W.M., WELCH, A.J.:
  Analysis of light distribution in tissue,
  in: Laser Interaction with Tissue , M.W.Berus, edt , Proc. SPIE 908, 12-28 (1988)b
VAN GEMERT, M.J.:
  Optics of tissue in a multi-layer slab geometry;
  Lasers in Life Science 2 (1), 1 (1988c)
VAN LEEUWEN, M.A., VON RIJSWIJK, M.H., SLUITER, W.J., VAN RIEL, R.L.C.M., KUPER, J.H., VAN DE PUTTE,
L.B.A., PEPYS, M.B., LIMBURG, P.C.:
  Individuell Relationship between Progression of Radiological damage and acute Phase Response in
  early Rheumatoid Arthritis. Towards Development of a decision support System,
  J. Rheumatol 24, 20-24 (1997)
VOLTERRA, A.:
  Theory of Functionals and Integral and Integro-Differential Equations,
  Blackie, London (1930) und Dover Publications, New York (1959)
WANG, L., LIU, Y., HO, P-P., ALFANO, R.R.:
  Ballistic imaging of biomedical samples using picosecond optical Kerr gate,
  in: Time resolved Spectroscopy and Imaging in Tissue, B. Chance, edt., Proc. SPIE 1431, 97-101 (1991)
WAHL, F.M.:
  Digitale Bildsignalverarbeitung,
  Springer, Berlin (1984)

WESSINGHAGE, D., MOHR, W.:
Entwicklung chronischer Polyarthritiden mit typischen Veränderungen,
Schattauer, Stuttgart, New York (1986)

WILD, J. :
The use of ultrasonic pulses for measurement of biological tissue and detection of tissue density changes,
Surgery 127, 183-188 (1950)

WILSON, B.C., ADAM, G.:
A Monte-Carlo model for the absorption ad flux distributions of light in tissue,
Med. Phys. 10, 824-830 (1983)

WILSON, B.C., JAQUES, S.L.:
Optical reflectance and transmittance of tissue: Principles and application,
IEEE J. Quant.El. 26 (12), 2186 (1990)

WILSON, B.C., SEVICK, E.M., PATTERSON, M.S., CHANCE, B.:
Time-dependent optical spectroscopy and imaging for biomedical applications,
Proc. of IEEE 80, 918-930 (1992)

WOLFF, D.:
Konstruktion, Aufbau und Erprobung eines Meßplatzes zur Bestimmung optischer Eigenschaften biologischer Gewebe. Diplomarbeit: TU Chemnitz / Laser-Medizin-Zentrum gGmbH, Berlin (1994)

WUNSCH, G.:
Moderne Systemtheorie,
Geest & Portig, Leibzig (1992)

WUTTGE, R.:
Arthrographie des Handgelenkes,
in: Aktuelle Gelenkdiagnostik, M. Reiser, M. Nägele (Hrsg.), Thieme, Stuttgart, New York (1992)

YAMASHITA, Y., KANEKO, M.:
Visible and infrared diaphanoscopy for medical diagnosis,
in: Medical Optical Tomography-Functional Imaging and Monitoring, Eds.: G. Müller, B. Chance,
SPIE Institute Series Vol. IS11, SPIE-Press, Washington, 283-316 (1993)

YANAGAWA, A., TAKANO, K. , NISHIOKA, K., SHIMADA, J., MIZUSHIMA, Y., ASHIDA, H. :
Clinical staging and Gadolinium-DTPA enhanced images of the wrist in rheumatoid arthritis,
J. Rheumatol 20, 781-784 (1993)

YAROSLAVSKY, A.N., YAROSLAVSKY, I.V., GOLDBACH, T., SCHWARZMAIER, H.J.:
Optical properties of blood in the near infrared spectral range,
in: Optical Diagnostics of Living Cells and Biofluids, T.Aakura, D.L. Farkas, R. C.Leif, A.V. Priezzhev,
B.J. Trommberg, Editors, Proc. SPIE 2678, 314-324 (1996)

YOO, K.M., XING, Q., ALFANO, R.R.:
Imaging objects hidden in highly scattering media using femtosecond second-harmonic-generation
cross-correlation time-gating, Opt. Lett. 16, 1019-1021 (1991)

YOO, K.M., DAS, B.B., LIU, F., ALFANO, R.R.:
Ultrashort laser pulse propagation and imaging trough biological and model random media,
in: Medical Optical Tomography-Functional Imaging and Monitoring, Eds.: G. Müller, B. Chance,
SPIE Institute Series Vol. IS11, SPIE-Press, Washington, 425-449 (1993)

YOON, G. PRAHL, S.A., WELCH, A.J.:
Accuracies of the diffusion approximation and its similarity relations for laser irradiated biological
media, Appl. Opt. 28 (12), 2250 (1989)

ZADEH, L.A., DESOER, C.A.:
Linear System Theory,
McGraw-Hill, New York, (1963)

ZAMPERONI, P.:
Methoden der digitalen Bildsignalverarbeitung,
Vieweg Braunschweig, Wiesbaden (1989)

ZWICKEY, F.:
Entdecken, Erfinden, Forschen im Morphologischen Weltbild,
München, Droemer-Knauer (1966-1971)

Teilergebnisse dieser Arbeit konnten bereits international zur Diskussion gestellt werden:

PRAPAVAT, V., SCHÜTZ, R., RUNGE, W., BEUTHAN, J., MÜLLER, G.:
   Evaluation of Scattered Light Distributions of cw-Transillumination for Functional Diagnostic of
   Rheumatic Disorders in Interphalangeal Joints, in: Photon Propagation in Tissue, B. Chance, D.T.
   Delpy, G.J. Müller, Editors, Proc. SPIE 2626, 121-129 (1995)

PRAPAVAT, V., MANS, J., SCHÜTZ, R., REGLING, G., BEUTHAN, J., MÜLLER, G.:
   In-vivo-Investigations on the Detection of Chronicle Polyarthritis (c.P.) using a cw-Transillumination
   Method at Interphalangeal Joints, in: Photon Propagation in Tissue, B. Chance, D.T. Delpy, G.J. Müller,
   Editors, Proc. SPIE 2626, 360-366 (1995)

Anhang A   Signifikanzanalyse

- **Zweistichproben t-Test unter der Annahme unterschiedlicher Varianzen**

675nm	E_{ges} gesund	E_{ges} RA	$\overline{m}$ gesund	$\overline{m}$ RA	s gesund	s RA	$\overline{\mu}_3$ gesund	$\overline{\mu}_3$ RA
Mittelwert	173	70	-0.3	-0.7	6.0	6.6	-0.3	-0.2
Varianz	13002	3208	0.8	0.6	0.1	0.4	0.3	0.0
Beobachtungen	5	19	5	19	5	19	5	19
Freiheitsgrade (v)	5		6		12		4	
Prüfgröße t	1.957		0.882		2.875		0.523	
α einseitig	0.054		0.206		0.007		0.314	
Kritischer t-Wert (einseitig)	2.015		1.943		1.782		2.132	

675nm	X_{pR} gesund	X_{pR} RA	$X_{p\ddot{U}}$ gesund	$X_{p\ddot{U}}$ RA	$X_{d\ddot{U}}$ gesund	$X_{d\ddot{U}}$ RA	X_{dR} gesund	X_{dR} RA
Mittelwert	8.8	9.4	8.3	9.4	8.1	8.5	8.0	8.6
Varianz	9.1	12.2	4.8	5.0	0.4	2.8	8.8	3.6
Beobachtungen	5	19	5	19	5	19	5	19
Freiheitsgrade (v)	7		6		18		5	
Prüfgröße t	0.388		0.972		0.765		0.455	
α einseitig	0.355		0.184		0.227		0.334	
Kritischer t-Wert (einseitig)	1.895		1.943		1.734		2.015	

905nm	E_{ges} gesund	E_{ges} RA	$\overline{m}$ gesund	$\overline{m}$ RA	s gesund	s RA	$\overline{\mu}_3$ gesund	$\overline{\mu}_3$ RA
Mittelwert	124	68	-0.3	-0.9	6.2	6.0	0.1	-0.2
Varianz	10113	2360	0.6	0.8	0.4	0.3	0.2	0.0
Beobachtungen	5	19	5	19	5	19	5	19
Freiheitsgrade (v)	5		7		5		4	
Prüfgröße t	1.218		1.310		0.905		1.099	
α einseitig	0.139		0.116		0.204		0.167	
Kritischer t-Wert (einseitig)	2.015		1.895		2.015		2.132	

905nm	X_{pR}		$X_{p\ddot{U}}$		$X_{d\ddot{U}}$		X_{dR}	
	gesund	RA	gesund	RA	gesund	RA	gesund	RA
Mittelwert	9.4	8.1	8.2	8.4	7.3	7.7	8.2	7.5
Varianz	7.0	8.3	5.5	3.7	0.2	7.0	7.0	3.7
Beobachtungen	5	19	5	19	5	19	5	19
Freiheitsgrade (ν)	7		6		21		5	
Prüfgröße t	0.979		0.179		0.526		0.579	
α einseitig	0.180		0.432		0.302		0.294	
Kritischer t-Wert (einseitig)	1.895		1.943		1.721		2.015	

- **Zwei-Stichproben F-Test**

675nm	E_{ges}		$\overline{m}$		s		$\overline{\mu}_3$	
	gesund	RA	gesund	RA	gesund	RA	gesund	RA
Mittelwert	173	70	-0.3	-0.7	6.0	6.6	-0.3	-0.2
Varianz	13002	3208	0.8	0.6	0.1	0.4	0.3	0.0
Beobachtungen	5	19	5	19	5	19	5	19
Freiheitsgrade (ν)	4	18	4	18	4	18	4	18
Prüfgröße ($\hat{F}$)	4.053		1.183		0.294		18.336	
α einseitig	0.016		0.352		0.969		0.000	
Kritischer F-Wert (einseitig)	2.928		2.928		0.342		2.928	

675nm	X_{pR}		$X_{p\ddot{U}}$		$X_{d\ddot{U}}$		X_{dR}	
	gesund	RA	gesund	RA	gesund	RA	gesund	RA
Mittelwert	8.8	9.4	8.3	9.4	8.1	8.5	8.0	8.6
Varianz	9.1	12.2	4.8	5.0	0.4	2.8	8.8	3.6
Beobachtungen	5	19	5	19	5	19	5	19
Freiheitsgrade (ν)	4	18	4	18	4	18	4	18
Prüfgröße ($\hat{F}$)	0.749		0.955		0.157		2.466	
α einseitig	0.705		0.589		0.998		0.082	
Kritischer F-Wert (einseitig)	0.342		0.342		0.342		2.928	

905nm	E_{ges}		$\overline{m}$		s		$\overline{\mu}_3$	
	gesund	*RA*	*gesund*	*RA*	*gesund*	*RA*	*gesund*	*RA*
Mittelwert	124	68	-0.3	-0.9	6.2	6.0	0.1	-0.2
Varianz	10113	2360	0.6	0.8	0.4	0.3	0.2	0.0
Beobachtungen	5	19	5	19	5	19	5	19
Freiheitsgrade (ν)	4	18	4	18	4	18	4	18
Prüfgröße ($\hat{F}$)	4.286		0.738		1.510		4.793	
α **einseitig**	**0.013**		**0.711**		**0.241**		**0.008**	
Kritischer F-Wert (einseitig)	2.928		0.342		2.928		2.928	

905nm	X_{pR}		$X_{p\ddot{U}}$		$X_{d\ddot{U}}$		X_{dR}	
	gesund	*RA*	*gesund*	*RA*	*gesund*	*RA*	*gesund*	*RA*
Mittelwert	9.4	8.1	8.2	8.4	7.3	7.7	8.2	7.5
Varianz	7.0	8.3	5.5	3.7	0.2	7.0	7.0	3.7
Beobachtungen	5	19	5	19	5	19	5	19
Freiheitsgrade (ν)	4	18	4	18	4	18	4	18
Prüfgröße ($\hat{F}$)	0.851		1.472		0.029		1.856	
α **einseitig**	**0.645**		**0.252**		**1.000**		**0.162**	
Kritischer F-Wert (einseitig)	0.342		2.928		0.342		2.928	

Anhang B   Korrelationsanalyse

Bestimmung des Korrelationskoeffizienten $\rho(X,Y)$ der unterschiedlicher Kombinationen von Kennwerten der Streulichtverteilung (*In-vivo*-Untersuchungen). Zusätzlich sind die Kennwerte der proximalen und distalen Wendetangente (p. WT und d. WT) und die Fingerdicke d berücksichtigt.

675nm:

	E_{ges}	E_{max}	$\overline{m}$	s	$\overline{\mu}_3$	$\overline{\mu}_4$	p.WT	d. WT	X_{pR}	$X_{p\ddot{U}}$	$X_{d\ddot{U}}$	X_{dR}
E_{ges}												
E_{max}	0.99											
$\overline{m}$	-0.02	0.00										
s	-0.31	-0.35	0.05									
$\overline{\mu}_3$	-0.25	-0.23	0.59	0.32								
$\overline{\mu}_4$	-0.40	-0.35	0.31	0.30	0.85							
p.WT	0.91	0.94	0.05	-0.33	-0.06	-0.14						
d.WT	-0.73	-0.76	-0.17	0.18	-0.34	-0.32	-0.85					
X_{pR}	-0.06	-0.01	0.03	0.11	0.08	0.31	0.19	-0.16				
$X_{p\ddot{U}}$	0.02	-0.06	-0.13	0.43	-0.21	-0.30	-0.16	0.29	0.06			
$X_{d\ddot{U}}$	0.07	0.02	0.17	0.67	0.15	-0.02	-0.01	0.07	-0.04	0.48		
X_{dR}	-0.23	-0.18	0.11	0.44	0.40	0.52	0.03	-0.14	0.62	-0.11	0.20	
d	-0.41	-0.42	-0.17	0.50	0.04	0.17	-0.41	0.28	-0.03	-0.09	0.19	0.19

905nm:

	E_{ges}	E_{max}	$\overline{m}$	s	$\overline{\mu}_3$	$\overline{\mu}_4$	p.WT	d.WT	X_{pR}	$X_{p\ddot{U}}$	$X_{d\ddot{U}}$	X_{dR}
E_{ges}												
E_{max}	0.99											
$\overline{m}$	-0.04	-0.01										
s	0.18	0.14	0.18									
$\overline{\mu}_3$	0.27	0.30	0.59	0.63								
$\overline{\mu}_4$	0.24	0.29	0.36	0.42	0.72							
p.WT	0.86	0.90	0.16	0.23	0.53	0.42						
d.WT	-0.91	-0.94	0.03	-0.10	-0.29	-0.35	-0.86					
X_{pR}	-0.07	-0.05	0.24	0.10	0.17	0.24	0.21	0.04				
$X_{p\ddot{U}}$	0.23	0.15	-0.33	0.27	-0.27	-0.17	0.02	-0.15	-0.03			
$X_{d\ddot{U}}$	-0.11	-0.19	0.21	0.53	0.14	-0.16	-0.11	0.35	0.10	0.44		
X_{dR}	-0.03	-0.02	0.34	0.28	0.42	0.41	0.12	-0.13	0.33	-0.18	-0.06	
d	-0.37	-0.40	0.00	0.02	-0.10	-0.01	-0.46	0.40	-0.19	-0.28	0.07	0.05

Korrelationskoeffizient der Kenngrößen bei einer Durchleuchtung bei 675nm und 905nm

E_{ges}	E_{max}	$\overline{m}$	s	$\overline{\mu}_3$	$\overline{\mu}_4$	p. WT	d. WT	X_{pR}	$X_{p\ddot{U}}$	$X_{d\ddot{U}}$	X_{dR}	d
0.54	0.58	0.47	0.60	0.18	0.10	0.69	0.31	0.73	0.69	0.77	0.64	1

Anhang C   Bewertung der *In-vivo*-Ergebnisse

Zur Bewertung der einzelnen Kennwerte der Streulichtverteilung hinsichtlich ihres extrahierbaren und diagnostisch verwertbaren Informationsgehaltes wurden im Rahmen der *In-vivo*-Untersuchungen, der Bewertungsumfang (B_{umfang}), die Befundübereinstimmung ($B_{über}$), die Anzahl der ausschließlich durch MRT, US, oder Szintigraphie diagnostizierten Patienten (n_{MRT}) und die Irrtumswahrscheinlichkeit α bestimmt. Die Intervallgrenzen für die einzelnen Kriterien werden wie folgt festgelegt:

- ein Beurteilungsumfang B_{umfang} von 90% - 100% entspricht dem Punktwert 1, 80%-89% dem Punktwert 2 etc.,
- eine Befundübereinstimmung $B_{über}$ von 95% - 100% entspricht dem Punktwert 1, 90%-94% dem Punktwert 2 etc.,
- werden alle drei Patienten richtig diagnostiziert entspricht dies dem Punktwert 1
- und eine Irrtumswahrscheinlichkeit α von 0 - 0.9% entspricht dem Punktwert 1, 1%-5% dem Punktwert 2 etc.,

Um die Untersuchungsergebnisse untereinander vergleichen und bewerten zu können, wird jedem Ergebnis ein Punktwert zugeordnet. Dabei gilt, daß je kleiner der Punktwert ist, desto größer ist seine diagnostische Bedeutung. Aus Sicht der Frühdiagnose der RA werden die vier Kriterien unterschiedlich gewichtet. So ist z.B. die Bedeutung von n_{MRT} mit einer vierfachen Wichtung am größten.

675nm	B_{umfang} in %	$B_{über}$ in %	n_{MRT}	α in %	B_{umfang} (2x)	$B_{über}$ (3x)	n_{MRT} (4x)	α (1x)	**Punktwert Summe**
s	62	100	3	0.7	4	1	1	1	16
m	71	94	3	20.6	3	2	1	6	22
E_{ges}	83	89	2	5.4	2	3	2	3	24
$X_{pÜ}$	60	93	3	33.4	4	2	1	8	26
μ_3	62	92	3	31.4	4	2	1	8	26
$X_{dÜ}$	46	91	3	22.7	6	2	1	6	28
X_{dR}	67	87	2	18.4	4	3	2	5	30
X_{pR}	38	89	2	35.5	7	3	2	9	40

905nm	B_{umfang} in %	$B_{über}$ in %	n_{MRT}	α in %	B_{umfang} (2x)	$B_{über}$ (3x)	n_{MRT} (4x)	α (1x)	**Punktwert Summe**
E_{ges}	83	89	2	13.9	2	3	2	4	25
m	67	87	3	11.6	4	3	1	4	25
μ_3	62	80	3	16.7	4	4	1	5	29
X_{dR}	71	88	2	29.4	3	3	2	6	30
$X_{pÜ}$	50	91	2	35.2	5	2	2	8	33
$X_{dÜ}$	40	93	2	30.2	6	2	2	7	34
s	29	86	2	20.4	8	3	2	5	39
X_{pR}	-	-	-	-					0

Anhang D   Patientendaten und Klassifikation

Zusammenfassung der Patientenangaben und Meßwerte der Merkmale der Streulichtverteilung für die Frühdiagnose.

Patienten	Finger	Befund	bestätigt infolge	$\overline{m}^{675}$	s^{675}	E^{675}_{ges}	X^{675}_{p0}	$\overline{\mu}^{675}_3$	$\overline{m}^{905}$	E^{905}_{ges}
MH 20	L II	gesund		-1.8	5.5	254	11.9	-1.20	-1.45	251.6
RS 13	L II	gesund		0.0	6.2	309	7.2	-0.04	0.21	190.4
RS 27	L II	gesund		0.1	6.0	172	6.1	-0.12	0.37	130.9
UH 11	R IV	gesund		0.2	7.8	23	7.8	0.00	-0.06	27.8
UH 17	R III	gesund		0.1	6.3	107	8.6	-0.05	-0.76	21.7
AM 32	R III	RA	Rö/Kli/ US	1.4	7.8	23	11.1	0.03	-0.57	60.6
AM 33	L III	RA	Rö/Kli/ US	-0.1	6.7	40	9.9	0.01	-1.23	62.9
DD 24	R III	RA	Rö/Kli/ US	-0.5	6.4	30	6.1	-0.22	0.01	18.2
DD 25	L III	RA	Rö/Kli/ US	-1.6	7.9	39	11.6	-0.32	1.34	11.1
ES 35	L III	RA	Kli/ US/Szi/MRT	-1.6	6.3	66	6.8	-0.25	-2.01	81.1
ES 36	R III	RA	Kli/ US/Szi	-0.3	5.7	69	10.3	-0.36	-0.44	92.7
MH 21	R II	RA	Kli	0.5	7.0	97	12.2	0.01	-0.04	73.1
MW 14	L III	RA	US/Szi	-0.8	7.1	124	11.6	-0.16	-1.29	14.1
MW 15	R III	RA	MRT	-1.3	6.9	141	13.9	-0.16	-2.04	21.2
RS 12	R II	RA	Kli/ US/Szi/MRT	-1.3	6.6	18	9.7	-0.14	-1.47	182.1
RS 26	R II	RA	Kli/ US/Szi/MRT	-0.3	6.6	66	9.1	-0.18	0.02	55.6
SB 8	R II	RA	Rö/Kli/ US/MRT	-0.2	5.6	15	7.0	-0.24	0.06	72.4
SB 9	L II	RA	Rö/Kli/ US	-0.8	6.3	15	10.1	-0.14	-0.72	117.2
SG 29	R II	RA	Kli/ US/Szi/MRT	-1.3	6.5	43	6.6	-0.20	-1.37	40.1
SG 30	R IV	RA	Kli/ US/Szi/MRT	0.2	6.0	113	8.8	0.00	-0.56	79.6
UG 18	L III	RA	US/MRT	-0.8	6.9	185	9.3	-0.20	-0.90	179.6
UG 19	R III	RA	Rö/ US/Szi	-1.1	6.8	50	6.3	-0.24	-1.57	48.6
UH 10	L IV	RA	Rö/Kli/	-1.9	6.7	7	10.9	-0.27	-1.65	42.9
UH 16	L III	RA	Kli/ US	-0.7	6.0	190	7.5	0.03	-1.84	40.1

Zusammenfassung der Ergebnisse der **zweidimensionalen Klassifikation** nach Bayes. Dargestellt sind für jeden Patienten, der tatsächliche Befund und das Bewertungsergebnis bei Klassifikation mit **Merkmal₁_Merkmal₂**.

	klinischer Befund	$\overline{m}^{675}\_s^{675}$	Ergebnis	$\overline{m}^{675}\_E_{ges}^{675}$	Ergebnis	$\overline{m}^{675}\_X_{pÜ}^{675}$	Ergebnis	$\overline{m}^{675}\_\mu_3^{675}$	Ergebnis
MH 20	gesund	-2.6	gesund	-4.3	gesund	-0.9	gesund	-51.0	gesund
RS 13	gesund	-2.0	gesund	-7.7	gesund	-1.6	gesund	0.3	erkrankt
RS 27	gesund	-1.3	gesund	-1.5	gesund	-1.5	gesund	0.1	erkrankt
UH 11	gesund	-2.5	gesund	0.5	erkrankt	-1.4	gesund	-1.2	gesund
UH 17	gesund	-1.5	gesund	0.0	erkrankt	-0.5	gesund	-0.9	gesund
AM 32	RA	64.6	erkrankt	-0.9	gesund	26.5	erkrankt	63.6	erkrankt
AM 33	RA	14.6	erkrankt	1.1	erkrankt	1.2	erkrankt	4.7	erkrankt
DD 24	RA	5.8	erkrankt	1.7	erkrankt	2.9	erkrankt	3.7	erkrankt
DD 25	RA	263.8	erkrankt	3.9	erkrankt	-0.8	gesund	75.0	erkrankt
ES 35	RA	22.4	erkrankt	3.5	erkrankt	13.5	erkrankt	100.1	erkrankt
ES 36	RA	2.6	erkrankt	1.0	erkrankt	1.7	erkrankt	-2.8	gesund
MH 21	RA	20.2	erkrankt	-0.2	gesund	19.3	erkrankt	2.1	erkrankt
MW 14	RA	71.0	erkrankt	0.7	erkrankt	1.6	erkrankt	30.5	erkrankt
MW 15	RA	72.2	erkrankt	0.8	erkrankt	4.2	erkrankt	84.1	erkrankt
RS 12	RA	42.4	erkrankt	3.5	erkrankt	0.0	erkrankt	75.1	erkrankt
RS 26	RA	13.7	erkrankt	1.0	erkrankt	-0.6	gesund	0.4	erkrankt
SB 8	RA	5.9	erkrankt	1.3	erkrankt	-0.7	gesund	-1.5	gesund
SB 9	RA	9.6	erkrankt	2.4	erkrankt	-0.5	gesund	27.9	erkrankt
SG 29	RA	28.8	erkrankt	3.3	erkrankt	10.3	erkrankt	73.3	erkrankt
SG 30	RA	-1.4	gesund	-0.2	gesund	0.2	erkrankt	-1.2	gesund
UG 18	RA	51.0	erkrankt	-1.5	gesund	-0.7	gesund	24.2	erkrankt
UG 19	RA	54.4	erkrankt	2.7	erkrankt	8.9	erkrankt	39.7	erkrankt
UH 10	RA	69.0	erkrankt	5.2	erkrankt	0.2	erkrankt	130.4	erkrankt
UH 16	RA	-2.0	gesund	-1.7	gesund	1.0	erkrankt	42.9	erkrankt

		klinischer Befund	$m^{675}-m^{905}$	Ergebnis	$m^{675}-E_{ges}^{905}$	Ergebnis	$s^{675}-E_{ges}^{675}$	Ergebnis	$s^{675}-X_{p0}^{675}$	Ergebnis
MH	20	gesund	0.1	erkrankt	-6.8	gesund	-5.4	gesund	-4.1	gesund
RS	13	gesund	-1.1	gesund	-2.2	gesund	-8.0	gesund	-1.4	gesund
RS	27	gesund	-1.2	gesund	-0.7	gesund	-2.3	gesund	-0.7	gesund
UH	11	gesund	-1.3	gesund	-0.3	gesund	0.2	erkrankt	-1.2	gesund
UH	17	gesund	0.4	erkrankt	0.1	erkrankt	-0.1	gesund	-0.1	gesund
AM	32	RA	4.2	erkrankt	0.0	gesund	16.7	erkrankt	53.4	erkrankt
AM	33	RA	2.0	erkrankt	0.3	erkrankt	2.1	erkrankt	7.6	erkrankt
DD	24	RA	-0.4	gesund	1.9	erkrankt	0.6	erkrankt	-1.6	gesund
DD	25	RA	16.2	erkrankt	7.5	erkrankt	19.5	erkrankt	63.1	erkrankt
ES	35	RA	1.2	erkrankt	4.6	erkrankt	0.2	erkrankt	-1.4	gesund
ES	36	RA	-0.8	gesund	0.1	erkrankt	0.7	erkrankt	-2.6	gesund
MH	21	RA	-1.2	gesund	-0.3	gesund	4.9	erkrankt	24.6	erkrankt
MW	14	RA	0.4	erkrankt	3.5	erkrankt	5.8	erkrankt	24.7	erkrankt
MW	15	RA	2.1	erkrankt	5.8	erkrankt	3.6	erkrankt	28.6	erkrankt
RS	12	RA	0.3	erkrankt	-2.2	gesund	1.7	gesund	6.5	erkrankt
RS	26	RA	-0.9	gesund	0.7	erkrankt	1.8	erkrankt	4.6	erkrankt
SB	8	RA	-0.9	gesund	0.4	erkrankt	1.6	erkrankt	1.9	erkrankt
SB	9	RA	-0.5	gesund	0.2	erkrankt	0.5	erkrankt	2.3	erkrankt
SG	29	RA	0.1	erkrankt	5.1	erkrankt	0.9	erkrankt	-0.9	gesund
SG	30	RA	-0.1	gesund	-0.2	gesund	-0.7	gesund	-1.5	gesund
UG	18	RA	-0.4	gesund	-2.4	gesund	2.8	erkrankt	10.7	erkrankt
UG	19	RA	0.8	erkrankt	3.6	erkrankt	3.3	erkrankt	1.6	erkrankt
UH	10	RA	0.2	erkrankt	7.9	erkrankt	1.9	erkrankt	10.8	erkrankt
UH	16	RA	3.4	erkrankt	2.3	erkrankt	-3.0	gesund	-1.3	gesund

	klinischer Befund	$s^{675} - \mu_3^{675}$	Ergebnis	$s^{675} - m^{905}$	Ergebnis	$s^{675} - E_{ges}^{905}$	Ergebnis	$E_{ges}^{675} - X_{pÜ}^{675}$	Ergebnis
MH 20	gesund	-38.4	gesund	-1.1	gesund	-6.9	gesund	-3.5	gesund
RS 13	gesund	-1.4	gesund	-2.1	gesund	-2.0	gesund	-9.1	gesund
RS 27	gesund	0.1	erkrankt	-2.1	gesund	-1.7	gesund	-2.2	gesund
UH 11	gesund	-1.8	gesund	-1.9	gesund	-0.6	gesund	1.0	erkrankt
UH 17	gesund	-0.1	gesund	0.2	erkrankt	-0.6	gesund	0.4	erkrankt
AM 32	RA	220.1	erkrankt	29.8	erkrankt	35.7	erkrankt	2.3	erkrankt
AM 33	RA	17.2	erkrankt	7.1	erkrankt	3.1	erkrankt	1.7	erkrankt
DD 24	RA	6.6	erkrankt	-1.3	gesund	-0.5	gesund	0.6	erkrankt
DD 25	RA	323.9	erkrankt	17.3	erkrankt	35.3	erkrankt	2.5	erkrankt
ES 35	RA	2.7	erkrankt	5.5	erkrankt	-0.4	gesund	0.5	erkrankt
ES 36	RA	4.3	erkrankt	-1.8	gesund	0.9	erkrankt	1.7	erkrankt
MH 21	RA	51.0	erkrankt	5.7	erkrankt	9.2	erkrankt	2.3	erkrankt
MW 14	RA	79.5	erkrankt	15.4	erkrankt	7.6	erkrankt	1.4	erkrankt
MW 15	RA	53.2	erkrankt	17.7	erkrankt	4.8	erkrankt	2.3	erkrankt
RS 12	RA	23.5	erkrankt	8.1	erkrankt	4.9	erkrankt	1.7	erkrankt
RS 26	RA	22.6	erkrankt	0.6	erkrankt	2.1	erkrankt	1.2	erkrankt
SB 8	RA	15.1	erkrankt	-0.8	gesund	2.6	erkrankt	0.8	erkrankt
SB 9	RA	3.5	erkrankt	0.5	erkrankt	0.1	erkrankt	1.8	erkrankt
SG 29	RA	11.1	erkrankt	4.5	erkrankt	0.3	erkrankt	0.7	erkrankt
SG 30	RA	0.4	erkrankt	-1.7	gesund	-0.7	gesund	0.3	erkrankt
UG 18	RA	55.7	erkrankt	8.8	erkrankt	10.6	erkrankt	-1.6	gesund
UG 19	RA	50.6	erkrankt	12.3	erkrankt	4.9	erkrankt	0.5	erkrankt
UH 10	RA	35.3	erkrankt	10.1	erkrankt	2.6	erkrankt	2.2	erkrankt
UH 16	RA	3.6	erkrankt	1.3	erkrankt	0.2	erkrankt	-2.5	gesund

	klinischer Befund	$E_{ges}^{675} - \mu_3^{675}$	Ergebnis	$E_{ges}^{675} - m^{905}$	Ergebnis	$E_{ges}^{675} - E_{ges}^{905}$	Ergebnis	$X_{pÜ}^{675} - \mu_3^{675}$	Ergebnis
MH 20	gesund	-54.5	gesund	-3.6	gesund	-10.6	gesund	-40.2	gesund
RS 13	gesund	-5.9	gesund	-10.8	gesund	-10.4	gesund	-0.6	gesund
RS 27	gesund	0.3	erkrankt	-2.8	gesund	-2.0	gesund	0.8	erkrankt
UH 11	gesund	1.2	erkrankt	0.9	erkrankt	1.0	erkrankt	-0.5	gesund
UH 17	gesund	1.6	erkrankt	0.6	erkrankt	0.7	erkrankt	0.9	erkrankt
AM 32	RA	0.7	erkrankt	1.2	erkrankt	2.0	erkrankt	8.1	erkrankt
AM 33	RA	1.3	erkrankt	2.0	erkrankt	1.7	erkrankt	3.7	erkrankt
DD 24	RA	2.7	erkrankt	0.9	erkrankt	0.7	erkrankt	1.8	erkrankt
DD 25	RA	2.1	erkrankt	0.8	erkrankt	0.5	erkrankt	4.3	erkrankt
ES 35	RA	2.2	erkrankt	3.3	erkrankt	1.5	erkrankt	0.8	erkrankt
ES 36	RA	1.1	erkrankt	0.8	erkrankt	1.6	erkrankt	0.5	erkrankt
MH 21	RA	1.3	erkrankt	0.0	erkrankt	0.7	erkrankt	13.5	erkrankt
MW 14	RA	1.5	erkrankt	1.1	erkrankt	0.9	erkrankt	8.2	erkrankt
MW 15	RA	1.1	erkrankt	2.3	erkrankt	0.9	erkrankt	19.6	erkrankt
RS 12	RA	2.6	erkrankt	2.3	erkrankt	7.3	erkrankt	2.6	erkrankt
RS 26	RA	2.5	erkrankt	0.5	erkrankt	1.1	erkrankt	1.3	erkrankt
SB 8	RA	2.7	erkrankt	0.9	erkrankt	2.6	erkrankt	0.6	erkrankt
SB 9	RA	2.6	erkrankt	1.4	erkrankt	4.4	erkrankt	3.6	erkrankt
SG 29	RA	2.7	erkrankt	2.2	erkrankt	1.1	erkrankt	0.9	gesund
SG 30	RA	1.2	erkrankt	0.2	erkrankt	0.3	erkrankt	1.0	erkrankt
UG 18	RA	-0.7	gesund	-1.6	gesund	-3.7	gesund	1.4	erkrankt
UG 19	RA	2.5	erkrankt	2.5	erkrankt	1.2	erkrankt	1.5	erkrankt
UH 10	RA	2.7	erkrankt	2.4	erkrankt	1.7	erkrankt	3.7	erkrankt
UH 16	RA	-0.6	gesund	0.3	erkrankt	0.6	erkrankt	-1.1	gesund

		klinischer Befund	$X_{p0}^{675}-{}^{905}m$	Ergebnis	$X_{p0}^{675}E_{ges}^{905}$	Ergebnis	${}^{-675}\mu_3-{}^{905}m$	Ergebnis	${}^{-675}\mu_3 E_{ges}^{905}$	Ergebnis	${}^{-905}m\,E_{ges}^{905}$	Ergebnis
MH	20	gesund	-0.9	gesund	-6.1	gesund	-39.1	gesund	-44.8	gesund	-5.4	gesund
RS	13	gesund	-2.6	gesund	-2.5	gesund	-0.6	gesund	-0.7	gesund	-3.3	gesund
RS	27	gesund	-3.4	gesund	-0.7	gesund	0.3	erkrankt	0.9	erkrankt	-1.2	gesund
UH	11	gesund	-2.2	gesund	0.4	erkrankt	-0.8	gesund	0.9	erkrankt	0.2	erkrankt
UH	17	gesund	0.0	gesund	0.8	erkrankt	1.7	erkrankt	1.4	erkrankt	1.0	erkrankt
AM	32	RA	6.7	erkrankt	2.2	erkrankt	0.4	erkrankt	0.6	erkrankt	0.7	erkrankt
AM	33	RA	0.9	erkrankt	1.4	erkrankt	4.4	erkrankt	0.9	erkrankt	1.7	erkrankt
DD	24	RA	-0.1	gesund	-0.4	gesund	0.3	erkrankt	2.2	erkrankt	0.1	erkrankt
DD	25	RA	123.3	erkrankt	3.0	erkrankt	5.9	erkrankt	1.9	erkrankt	-0.1	gesund
ES	35	RA	77.4	erkrankt	0.0	erkrankt	8.0	erkrankt	1.5	erkrankt	3.2	erkrankt
ES	36	RA	4.0	erkrankt	1.1	erkrankt	-0.8	gesund	0.2	gesund	0.2	erkrankt
MH	21	RA	42.5	erkrankt	2.8	erkrankt	-0.9	gesund	0.8	gesund	0.1	erkrankt
MW	14	RA	-0.6	gesund	3.1	erkrankt	4.2	erkrankt	2.2	erkrankt	1.9	erkrankt
MW	15	RA	-0.5	gesund	5.4	erkrankt	10.0	erkrankt	2.1	erkrankt	3.8	erkrankt
RS	12	RA	5.9	erkrankt	-2.2	gesund	5.5	gesund	-0.4	gesund	-1.2	gesund
RS	26	RA	4.1	erkrankt	1.0	erkrankt	0.3	erkrankt	2.0	erkrankt	0.2	erkrankt
SB	8	RA	-2.7	gesund	0.1	erkrankt	0.3	erkrankt	1.7	erkrankt	0.0	erkrankt
SB	9	RA	-0.5	gesund	0.4	erkrankt	1.5	erkrankt	1.2	erkrankt	0.0	gesund
SG	29	RA	40.7	erkrankt	0.0	erkrankt	4.2	erkrankt	2.1	erkrankt	2.1	erkrankt
SG	30	RA	-1.7	gesund	0.6	erkrankt	0.7	erkrankt	0.9	erkrankt	0.5	erkrankt
UG	18	RA	-0.7	gesund	-2.1	gesund	1.9	gesund	-0.7	gesund	-2.0	gesund
UG	19	RA	59.5	erkrankt	-0.1	gesund	4.8	gesund	2.0	erkrankt	2.5	erkrankt
UH	10	RA	1.7	erkrankt	2.3	erkrankt	4.8	erkrankt	1.9	erkrankt	2.7	erkrankt
UH	16	RA	51.0	erkrankt	0.3	erkrankt	9.7	erkrankt	0.6	erkrankt	3.2	erkrankt

Zusammenfassung der Ergebnisse der dreidimensionalen Klassifikation nach Bayes.

		klinischer Befund	$s^{675}\_\overline{m}^{675}\_\mu_3^{675}$	Ergebnis	$s^{675}\_X_{p0}^{675}\_\mu_3^{675}$	Ergebnis	$s^{675}\_E_{ges}^{675}\_\mu_3^{675}$	Ergebnis
MH	20	gesund	-53.6	gesund	-46.3	gesund	-56.6	gesund
RS	13	gesund	-1.7	gesund	-2.8	gesund	-7.9	gesund
RS	27	gesund	-2.3	gesund	-2.1	gesund	-0.8	gesund
UH	11	gesund	-3.9	gesund	-1.9	gesund	-1.4	gesund
UH	17	gesund	-1.9	gesund	-1.7	gesund	0.4	erkrankt
AM	32	RA	783.4	erkrankt	928.5	erkrankt	220.1	erkrankt
AM	33	RA	15.3	erkrankt	39.4	erkrankt	17.4	erkrankt
DD	24	RA	4.5	erkrankt	106.5	erkrankt	7.6	erkrankt
DD	25	RA	339.0	erkrankt	1577.2	erkrankt	324.8	erkrankt
ES	35	RA	135.3	erkrankt	52.3	erkrankt	3.7	erkrankt
ES	36	RA	1.1	erkrankt	89.5	erkrankt	6.0	erkrankt
MH	21	RA	126.5	erkrankt	98.9	erkrankt	51.7	erkrankt
MW	14	RA	77.5	erkrankt	254.8	erkrankt	79.7	erkrankt
MW	15	RA	84.6	erkrankt	77.1	erkrankt	53.0	erkrankt
RS	12	RA	73.8	erkrankt	80.3	erkrankt	24.0	erkrankt
RS	26	RA	27.8	erkrankt	98.7	erkrankt	23.2	erkrankt
SB	8	RA	26.3	erkrankt	65.5	erkrankt	17.6	erkrankt
SB	9	RA	29.0	erkrankt	1.8	erkrankt	4.3	erkrankt
SG	29	RA	79.3	erkrankt	119.0	erkrankt	12.0	erkrankt
SG	30	RA	0.3	erkrankt	40.6	erkrankt	1.1	erkrankt
UG	18	RA	53.5	erkrankt	269.2	erkrankt	54.1	erkrankt
UG	19	RA	53.3	erkrankt	446.6	erkrankt	51.3	erkrankt
UH	10	RA	131.9	erkrankt	110.2	erkrankt	36.0	erkrankt
UH	16	RA	123.1	erkrankt	40.5	erkrankt	2.8	erkrankt

		klinischer Befund	$s^{675}\_m^{905}\_\mu_3^{675}$	Ergebnis	$s^{675}\_E_{ges}^{905}\_\mu_3^{675}$	Ergebnis
MH	20	gesund	-42.0	gesund	-47.0	gesund
RS	13	gesund	-2.6	gesund	-2.4	gesund
RS	27	gesund	-3.0	gesund	-0.3	gesund
UH	11	gesund	-4.2	gesund	-1.7	gesund
UH	17	gesund	-1.4	gesund	-0.5	gesund
AM	32	*RA*	1057.9	*erkrankt*	260.7	*erkrankt*
AM	33	*RA*	32.4	*erkrankt*	20.1	*erkrankt*
DD	24	*RA*	52.2	*erkrankt*	6.2	*erkrankt*
DD	25	*RA*	2347.3	*erkrankt*	366.4	*erkrankt*
ES	35	*RA*	7.8	*erkrankt*	3.0	*erkrankt*
ES	36	*RA*	35.4	*erkrankt*	7.5	*erkrankt*
MH	21	*RA*	276.1	*erkrankt*	60.7	*erkrankt*
MW	14	*RA*	285.3	*erkrankt*	87.0	*erkrankt*
MW	15	*RA*	113.7	*erkrankt*	57.7	*erkrankt*
RS	12	*RA*	47.7	*erkrankt*	30.5	*erkrankt*
RS	26	*RA*	143.2	*erkrankt*	24.9	*erkrankt*
SB	8	*RA*	66.4	*erkrankt*	21.2	*erkrankt*
SB	9	*RA*	6.6	*erkrankt*	4.4	*erkrankt*
SG	29	*RA*	16.6	*erkrankt*	11.5	*erkrankt*
SG	30	*RA*	29.3	*erkrankt*	1.2	*erkrankt*
UG	18	*RA*	226.7	*erkrankt*	69.9	*erkrankt*
UG	19	*RA*	147.1	*erkrankt*	56.0	*erkrankt*
UH	10	*RA*	87.2	*erkrankt*	38.2	*erkrankt*
UH	16	*RA*	164.4	*erkrankt*	6.0	*erkrankt*

Anhang E   Symbolverzeichnis

Lateinische Buchstaben

A	mm^{-2}	Fläche
A		Reflexionskonstante (extrapolierte Oberfläche)
c	ms^{-1}	Lichtgeschwindigkeit
c_a	mm^{-3}	Absorberkonzentration
c_n	ms^{-1}	Lichtgeschwindigkeit im Medium
c_s	mm^{-3}	Streuzentrenkonzentration
c_φ	ms^{-1}	Phasengeschwindigkeit
d	mm	Dicke, Fingerdicke
dA	mm^2	Flächenelement
$d\underline{s}$, $d\underline{s}'$	mm	Wegelement
dV	mm^3	Volumenelement
D	mm	Diffusionskonstante $\left[3(\mu_a + \mu_s')\right]^{-1}$
D_c	mm	Intervall (10% -90%)
E	cm^{-2}	normierte Bestrahlungsstärke
E_e, E_o	Wcm^{-2}	Bestrahlungsstärke
E_{opt}, E_{el}, $E_{verlust}$		Energieumsatz
E_{ges}	cm^{-2}	normierte Gesamtbestrahlungsstärke
E_{max}	cm^{-2}	normierte maximale Bestrahlungsstärke
f	s^{-1}	Frequenz
$\underline{f}_r$ (f_x, f_y, f_z)		Ortsfrequenzvektor und seine Koordinaten
f_t	s^{-1}	Zeitfrequenz
$\hat{F}$		Prüfgröße des F-Tests
F (u)		Fourier-Transformation der Funktion u
F^{-1} (U)		Fourier-Rücktransformation des Spektrums U
FP		falsch-positiver Befund
FN		falsch-negativer Befund
F(jω)		Frequenzgang
g		Anisotropiefaktor
g(t), g(x)		Sprungantwort, Übergangsfunktion
G(·)		Spektrum der Sprungantwort
h(r,t)		Punktimpulsantwort eines Ort-Zeit-Systems
h(t)		Impulsantwort, Gewichtsfunktion
h(r)		Punktantwort, Gewichtsfunktion
H_o		Nullhypothese
H($\underline{f}_r$, f_t), H(p), H(jω)		Übertragungsfunktion, totales Spektrum
$H^{xy}(f_x, f_y, z)$		Teilspektrum der Übergangsfunktion bzgl. x, y
j·		imaginäre Einheit $\sqrt{-1}$

Symbol	Einheit	Bedeutung
$\underline{J}(\underline{r},t)$	Wcm^2	Photonenstromdichte
$J_n(x)$		Besselfunktion n-ter Ordnung
k_u, k_w		Verstärkungsfaktoren
k'	mm^{-1}	komplexwertige Wellenzahl
k, k_{imag}	mm^{-1}	Wellenzahl der PDW
k_{real}	mm^{-1}	AC-Dämpfungskoeffizient μ_{AC}
K_p, K_d		Proportionalitätskonstante (Zeit oder Strecke)
$L(u)$		Laplace-Transformation der Funktion u
$L^{-1}(U)$		Laplace-Rücktransformation des Spektrums U
$L(\underline{r},t,\underline{s})$	$Wcm^{-2}sr^{-1}$	Strahldichte, spezifische Intensität
$\overline{m}$		Flächenschwerpunkt (x-Koordinate)
m_p		Momente p-ter Ordnung
$\underline{M}_D$		Merkmalsvektor der frühzeitigen RA-Diagnose
$M_e(\cdot)$	Wcm^{-2}	spezifische Ausstrahlung
M_s		Modulationstiefe
$\underline{M}_v$		Merkmalsvektor der Therapieverlaufskontrolle
n		Brechungsindex
n		Anzahl
n		Exponent: Anzahl der Übertragungsglieder
N		Probenanzahl
p		komplexe Variable der Laplace-Transformation $\sigma+2\pi f$
$p(\omega)$		a-priori Wahrscheinlichkeit für das Auftreten einer Klasse
$p(X)$		totale Wahrscheinlichkeit
$p(\underline{X}/\omega_i), P(\omega_i/\underline{X})$		bedingte Wahrscheinlichkeiten
$P(\omega_1), P(\omega_2),$		a-priori-Wahrscheinlichkeit
$p(s, s')$		Streuphasenfunktion, Wahrscheinlichkeitsdichte
P_n		Legendre-Polynom
$q(\underline{r},t), q_o, q_1, q_d$		Quellenfunktion, Quellterm, Lichtquelle
$R, R_c, R_d, R_{d,meß}$		relativer Reflexionsgrad
$\underline{r}(x, y, z)$		Ortsvektor und seine kartesischen Komponenten
$\underline{r}(\rho, \phi, z)$		Ortsvektor und seine Zylinderkoordinaten
$\underline{r}(r, \vartheta, \varphi)$		Ortsvektor und seine Kugelkoordinaten
s, s_x, s_y, s_1, s_2		Schätzwert der Standardabweichung σ
$s(\underline{r},t)$		Störfunktion
$\underline{s}, \underline{s}'$		Vektor der Strahlrichtung
$S(\underline{f}_r,f_t)$		allgemeine Systemfunktion
$S_{örtlich}, S_x$		Signalumsatz
t		Prüfgröße des t-Tests
t, t', t_1, t_{int}	s	Zeit
$T, T_c, T_d, T_{meß}$		relativer Transmissionsgrad

$u(\underline{r},t)$, u_o, u_{cw}^λ, u_{PDW}^λ		Ursachenfunktion, Eingangsfunktion
$U(p)$		Spektrum der Eingangsfunktion
V	mm^3	Volumen
$w(\underline{r},t)$, w_n, w_{cw}, w_{PDW}		Wirkungsfunktion, Ausgangsfunktion
$W(p)$		Spektrum der Ausgangsfunktion
$\overline{x}$		arithmetischer Mittelwert als Schätzwert des Erwartungswertes μ
$\underline{X}$		Beobachtungsvektor der Merkmale (Realisation, Symptom)
X_i		Verwaschungskonstante
$X_{\ddot{U}}$, $X_{d\ddot{U}}$, $X_{p\ddot{U}}$	mm	Übergangsbereich (proximal, distal)
X_R, X_{dR}, X_{pR}	mm	Randbereich (proximal, distal)
$y(\cdot)$		systembeschreibende Funktion
z, z_o, z_b, z_D, z_q		Koordinate, die in das Gelenk zeigt

Griechische Buchstaben

α	s^{-1}	Diffusionsfrequenz $c_n D$
α		Irrtumswahrscheinlichkeit
β	s^{-1}	Absorptionsfrequenz $c_n \mu_a$
δ		Diracfunktion
Δt, Δx		Differenz
Δ_{biol}		biologisch verursachte Abweichung; optische Änderung pathologisch *nicht* veränderlicher Gewebestrukturen
Δ_{path}		pathologisch verursachte Abweichung; optische Änderung pathologisch veränderlicher Gewebestrukturen
$\varepsilon(t)$, $\varepsilon(x)$		Sprungfunktion
Θ	°	Streuwinkel
λ, λ_{PDW}	nm	Wellenlänge
μ_n, μ_1, μ_2, μ_3		normierte Zentralmomente n-ter Ordnung
μ		Erwartungswert
μ_a	mm^{-1}	Absorptionskoeffizient
μ_{AC}	mm^{-1}	AC-Dämpfungskoeffizient $= k_{real}$
μ_{DC}	mm^{-1}	μ_{eff}
μ_{eff}	mm^{-1}	effektiver Schwächungskoeffizient
μ_G, μ_{RA}, μ_1, μ_2		Mittelwerte der Klassen ω_i (berechnet aus den Mittelwerte aus $\underline{M}_D$ und $\underline{M}_v$)
μ_s	mm^{-1}	Streukoeffizient
μ_s'	mm^{-1}	reduzierter Streukoeffizient $\mu_s' = (1-g)\mu_s$

μ_{tr}	mm^{-1}	Extinktionskoeffizient : $\mu_a + \mu_s'$
ν		Freiheitsgrade
$\rho(X, Y)$		Korrelationskoeffizient
$\rho(\underline{r},t)$	m^{-3}	Photonendichteverteilung
σ_a	mm^2	Absorptionswirkungsquerschnitt
σ_s	mm^2	Streuwirkungsquerschnitt
Σ_G, Σ_{RA}		Kovarianzmatrix von ω_i (berechnet aus den Standardabweichung $\underline{M}_D$ und $\underline{M}_v$)
Φ	°	Azimutalwinkel
φ	°	Phasenverschiebung
Φ, Φ_o, Φ_e	W	Strahlungsleistung, Strahlungsfluß
$\Psi(\underline{r},t), \Psi_{AC}$	Wcm^{-2}	Photonendichte
ω	s^{-1}	Kreisfrequenz $2\pi f$
ω	s^{-1}	Modulationsfrequenz
ω_G, ω_{RA}		Klassen für gesunden und erkrankten Zustand
$\omega_g, \omega_{RA}, \omega_1, \omega_2$		Zustandsklassen
Ω		Raumwinkel
$d\Omega, d\Omega'$	sr	Raumwinkel

Anhang F   Abkürzungsverzeichnis

Abkürzung	Bedeutung
$(\cdot)$	Funktion beliebiger Veränderlicher
○———●	Korrespondenzeichen der Spektraltransformation
*	Faltungsoperator
AC, AC_{an}, AC_{de}	moduliertes Licht
BMG	Bundesministerium für Gesundheit
cw	Continues Wave, Dauerstrich
DC, DC_{an}, DC_{de}	Gleichlicht
DGL	Differentialgleichungen
DIP	distales Interphalangealgelenk
d	Index für *distal*
distal	weiter vom Rumpf entfernt liegend
DN	Diffusionsnäherung
F	Forderungen
g	Index für gesund
GW	Grauwert
HR	(high reflectance) Reflexionsmaximum
HT	(high transmittance) Transmissionsmaximum
in vitro	Im Versuch außerhalb des Organismus -"im Reagenzglas"
in vivo	Im lebenden Organismus
IL_{10}	Intralipid® 10
IRD	Infrarot-Diaphanoskopie
KVF	Kantenverwaschungsfunktion
Lp	Linienpaar
LWL	Lichtwellenleiter
MCP	Metacarpalgelenke
MCS	Monte-Carlo Simulation
MRT	Magnetresonanztomographie
MTF	Modulationsübertragungsfunktion
NIR	Licht im nahen Infrarotbereich
proximal	auf den Rumpfansatz der Gliedmaße zu
pathologisch	krankhaft
p	Index für *proximal*
P-Element	Proportional-Element
PDW	Photon Density Wave, Photonen-Dichte-Wellen
PIP	proximales Interphalangealgelenk
PVF	Punktverwaschungsfunktion
R/L I - V	rechts/links Daumen (I) - kleiner Finger (V)
RA	Rheumatoide Arthritis, syn. chronische Polyarthritis

s.u.	siehe unten
SNR	Signal-Rausch-Verhältnis
TOF	time-of-flight (gepulste Systeme)
US	Ultraschallverfahren
W	Wünsche
WT	Wendetangente

Anhang G   Curriculum vitae

Viravuth Prapavat
Doktor der Ingenieurwissenschaften
* 05. Mai 1967 in Berlin

Schulausbildung

1973-1985   Grundschule und Gymnasium in Berlin
Abschluß: Hochschulreife

Studium

April 1986 - Jan. 1992   **Studium des Maschinenbau,** Technische Universität Berlin
Studienfachrichtung: Feinwerktechnik
Diplomarbeit: „Untersuchung der Wirkung verschiedener
Lasersysteme zur Bearbeitung von Gehörknöchelchen" am
Universitätsklinikum Benjamin Franklin, FU Berlin
Abschluß: Diplom-Ingenieur

Mai 1997   **Promotion,** Fachbereich Elektrotechnik, TU Berlin:
„Anwendung der experimentellen Systemanalyse zur Informationsgewinnung aus Streulicht im Frühstadium entzündlich-
rheumatischer Veränderungen"

Weiterbildung

April 1991 - Feb. 1993   **Studium der Physik,** TU Berlin
ohne Abschluß

Okt 1994 - Sept. 1997   Berufsbegleitendes **Weiterbildungsstudium „Medizinische
Physik",** Humboldt-Universität zu Berlin, FU Berlin

Berufserfahrung

Wissenschaftliche Tätigkeiten:

seit Februar 1992   **Wissenschaftlicher Mitarbeiter,** Institut für Medizinische Physik/
Lasermedizin, UKBF, FU Berlin
F&E-Projekte:
- NADH-Fluoreszenzspektroskopie
- Infrarot-Lichtwellenleiter in der Medizin
- Photon-Dichte-Wellen-Technik (Therapiemonitoring)
- Einsatz der IRD zur Rheuma-Frühdiagnose

Industrielle Tätigkeiten:

seit Februar 1992   **Projektleiter,** Laser- und Medizin-Technologie gGmbH, Berlin
F&E - Projekte:
- Einsatz unterschiedlicher Lasersysteme in der Stapedotomie
- Laser-induzierte Thermotherapie
- Infrarotdiaphanoskopie (IRD)
- Mikroskopisch kontrollierte Laserchirurgie in der HNO
- Technologieentwurf zur klinischen Nutzung der IRD
- Photon-Dichte-Wellen-Technik (Frühdiagnose)

Anhang H   Danksagung

Als erstes gilt mein Dank Herrn Prof. Dr. rer. nat. Jürgen Beuthan für seine Anregung zu dieser Arbeit, für seine umfassende Unterstützung und für seine wertvollen Ratschläge.

Herrn Prof. Dr. h.c. Dr.-Ing Gerhard Müller danke ich insbesondere für die vielen experimentellen und wissenschaftlichen Möglichkeiten, die mir in dieser Zeit durch sein Institut zur Verfügung gestellt wurden.

Bei Herrn Prof. Dr.-Ing. Irmfried Hartmann vom Institut für Regelungstechnik und Systemdynamik der Technischen Universität Berlin möchte ich mich für die Bereitschaft, die Aufgabe des Berichters zu übernehmen sowie für seinen freundlichen Rat, mit dem er mir während der Arbeit zur Seite stand, bedanken.

Den Kollegen Herrn Dr. Jürgen Helfmann, Herrn Dipl.-Ing. Rijk Schütz sowie Herrn Dr. André Roggan möchte ich für jede konstruktive Diskussion, Anregung und Unterstützung danken, die entscheidend zum Gelingen der Arbeit beigetragen haben.

Mein besonderer Dank gilt Herrn Dipl.-Ing. Jörg Mans und Dipl.-Ing. Wolfram Runge, die mir während ihrer Zeit am Institut eine wertvolle Hilfe waren und mich mit ihrem Engagement und ihren Arbeiten bei der Realisierung der experimentellen Systeme und der Durchführung der Messungen unterstützten.

An dieser Stelle möchte ich mich auch bei Herrn PD Dr. med. Andreas Krause und Frau Dr. med. Marina Backhaus von der Medizinischen Universitätsklinik und Poliklinik III für Rheumatologie und Klinische Immunologie des Universitätsklinikums Charité der Humboldt-Universität zu Berlin bedanken, die während und nach den klinischen Untersuchungen jede meiner vielen medizinischen Fragen geduldig beantworteten und mich bei allen Problemen unterstützten.

Für ihren Einsatz bei der Anfertigung der mechanischen und elektronischen Arbeiten möchte ich Herrn Jürgen Massuthe und Herrn Thomas Fricke danken sowie Frau Lesley Hirst und Frau Ulrike Zausch-Imm für ihre Unterstützung bei der Gewebepräparation.

Frau Diplom-Volkswirtin Nicole Jerke und Herrn Frank Schmitz gilt mein Dank für die ambitionierte Hilfe bei der orthographischen Korrektur der Arbeit.

Nicht zuletzt möchte ich ganz besonders meiner Familie und meiner Freundin Simone Jacob für ihre Geduld, Nachsicht und liebevolle Unterstützung während dieser Arbeit danken.